Henning Schmidt-Semisch

Die prekäre Grenze der Legalität

DrogenKulturGenuß

Impressum

1. Auflage 1994

Lektorat:	Dr. Sven Hanuschek, München
Umschlagentwurf:	Stephan von Borstel, Kassel
Satz:	Werner Lehne, Hamburg
Druck:	Erwin Lokay, Reinheim

Dieser Band erscheint als M 124 der Reihe
MATERIALIEN DER AG SPAK
(Arbeitsgemeinschaft sozialpolitischer Arbeitskreise; Träger: Verein zur Förderung der sozialpolitischen Arbeit e.V.)

Verlag:	AG SPAK Bücher Adlzreiterstr. 23 80337 München
Vertrieb für Deutschland:	Verlagsauslieferung Dr. Glas Tegernseer Landstr. 161 81539 München
sowie für:	Österreich: Herder, 1020 Wien Schweiz: Impressum AG, 8201 Schaffhausen

CIP-Titelaufnahme der Deutschen Bibliothek:

Schmidt-Semisch, Henning:
Die prekäre Grenze der Legalität : DrogenKulturGenuss /
Henning Schmidt-Semisch. - München : AG-SPAK-Publ., 1994
(Materialien der AG SPAK ; M 124)
Zugl.: Bremen, Univ., Diss., 1993
ISBN 3-923126-93-X
NE: Arbeitsgemeinschaft sozialpolitischer Arbeitskreise: Materialien der AG ...

INHALT

TEIL I

TEIL II

Vorbemerkung

Die vorliegende Arbeit ist als Dissertation an der Universität Bremen entstanden und gegenüber dem Dissertationsmanuskript nur geringfügig verändert worden.

Zu danken habe ich an dieser Stelle der Universität Bremen, die mir im Rahmen des Graduiertenprogramms Drogenpolitikforschung ein Stipendium gewährte, sowie der Johanna und Fritz Buch Gedächtnisstiftung, die diese Veröffentlichung mit einem großzügigen Druckkostenzuschuß unterstützte. Für zahlreiche modulative Diskussionen, Kritiken und Anregungen danke ich vor allem Michael Lindenberg, Birgit Locnikar und Annette Loh. Weiterhin gilt mein Dank meinen beiden Betreuern Stephan Quensel und Lorenz Böllinger, Sebastian Scheerer, der weiterhin unzufrieden ist, Sven Hanuschek, Werner Lehne, Heino Stöver, Stefan Theis und Wolfgang Ullrich. Zuletzt all' jenen, die es ertrugen, daß man selbst dann, wenn man über Genuß schreibt, zeitweise ungenießbar ist.

Bremen, im Januar 1994

Henning Schmidt-Semisch

Einleitung

> **"No doubt there are risks that we would rather not run but that we undertake in order to gain other benefits. People do live in Los Angeles, for example, not for the privilege of breathing smog but in order to take advantage of its natural beauty, warm climate, job opportunities, and so on. Life's choices (...) often come in bundles of goods and bads, which have to be taken whole."**
>
> **(Mary Douglas/Aaron Wildavsky 1983:18)**

Die Drogenpolitik nahezu aller Länder ist gespalten in die Legalität einiger und die Illegalität einiger anderer Substanzen. Diese Spaltung führt in der Regel dazu, daß mit legalen Drogen eher positive Wirkungen assoziert werden (Geselligkeit, Gemütlichkeit, Kultur etc.), während man den illegalen Drogen eher negative Eigenschaften zurechnet (Abhängigkeit, Sucht, Verelendung u.s.w.). Beide Blickwinkel haben gewiß einen wahren Kern, führen aber aufgrund ihrer Tendenz zur Generalisierung doch zu völlig falschen Interpretationen. Denn sowohl die legalen als auch die illegalen Drogen können - auf gesellschaftlicher, sozialer und/oder individueller Ebene - grundsätzlich beides entfalten: positive und negative Wirkungen. Ihre grundsätzlichste Verschiedenheit ist vor allem durch ihre (straf-) rechtliche Bewertung markiert, also durch die Grenze der Legalität, die Legales und Illegales trennt und damit Gutes von Bösem scheidet.

In jüngerer Zeit gibt es Überlegungen, diese Grenze der Legalität zu verschieben, sie in Teilbereichen abzuändern oder gar gänzlich abzuschaffen. Man beginnt zu erkennen, daß es neben den vielen negativen Effekten von Drogenkonsum auch zahlreiche positive Funktionen des Drogengebrauchs gibt, und man sucht - aufgrund des allseits konstatierten Scheiterns der herrschenden Drogenpolitik - nach Möglichkeiten, diese Drogenpolitik mit weniger repressiven Mitteln zu gestalten.

So verschieden und vielfältig sich die Vorschläge für eine repressionsverminderte Drogenpolitik darstellen, so verschieden sind auch die Motivationen und Argumentationen, die für eine so zu verändernde Drogenpolitik werben. Da gibt es Anwohnerinitiativen, denen es - aus ästhetischen Gründen - vor allem darum geht, die verelendeten, kranken und obdachlosen Junkies aus ihrem Stadtteil zu eliminieren. Wirtschaftsprofessoren ist der Strafverfolgungs- und Strafvollstreckungsapparat sowie die durch die Kriminalisierung der Drogen bedingte Beschaffungskriminalität aus Gründen der finanziellen Verhältnismäßigkeit schlicht zu teuer. Da gibt es rechtsstaatlich orientierte Argumentationen, die die grundgesetzlich garantierte Gleichbehandlung der legalen mit den illegalen Drogen einfordern. Drogenpraktikern geht es bei einer Repressionsverminderung häufig einfach um das Überleben ihrer Klientel.

Geeint ist die sehr unterschiedliche Schar derjenigen, die für die Entkriminalisierung, Freigabe und/oder Legalisierung illegaler Drogen plädieren, nur durch das Paradigma der Effektivität, d.h. es geht um Fragen wie etwa: "Wie kann man erreichen, daß möglichst wenig Menschen Drogen nehmen?", "Wie kann man der Verelendung der Drogenabhängigen Herr werden?", "Wie könnte eine gerechte bzw. eine unserem Rechtsstaat gerecht werdende Drogenpolitik aussehen?", zusammengefaßt: "Wie sieht eine Drogenpolitik aus, die möglichst wenig Probleme schafft und gleichzeitig möglichst viele Probleme verhindert oder löst?" D.h. es geht um Effektivität, sei sie nun ökonomisch, humanitär oder rechtsstaatlich definiert.

Mit der vorliegenden Abhandlung wird versucht, diesen Pfad der Effektivität und Nützlichkeit über weite Strecken zu verlassen, um die heute illegalen Drogen in einen weiteren gesellschaftlichen Rahmen einzuordnen. Dies, so ist die These dieser Abhandlung, sollte es ermöglichen, die Forderung nach einer veränderten Drogenpolitik nicht (ausschließlich) mit Aspekten kontrollökonomischer Effektivität zu begründen bzw. zu erklären, sondern vielmehr als eine Forderung zu begreifen, die sich aus der gesellschaftlichen Entwicklung selbst ergibt. Ein solcher Versuch ist in Ansätzen von Wolfgang Schivelbusch (1990) unternommen worden, der untersuchte, welche Zusammenhänge zwischen bestimmten Genußmitteln und den jeweiligen historischen, gesellschaftlichen und kulturellen Gegebenheiten und Entwicklungen bestehen. Sein Ergebnis war, grob formuliert, daß eine Wahlverwandtschaft zwischen den jeweiligen Genußmitteln und den kulturellen Hintergründen ihrer Konsumenten existiert. Jede Gesellschaft, so Schivelbusch (1990: 215), habe "die Genuß- und Rauschmittel, die sie verdient, die sie braucht und die sie verträgt."

Ich möchte in dieser Arbeit nun noch einen Schritt weitergehen und die - durch nahezu die gesamte Literatur durchscheinende - Exklusivität von Genußmitteln und/oder Drogen in Frage stellen, indem ich behaupte, daß diese sogenannten psychoaktiven Substanzen zentrale Gemeinsamkeiten mit anderen Substanzen aufweisen, die der Mensch zu sich nimmt, also mit Nahrungsmitteln, Arznei- oder Heilmitteln. Es wird sich bei der eingehenderen Betrachtung zeigen, daß alle diese Substanzen über mehr gemeinsame denn trennende Aspekte verfügen. So stammen z.B. fast alle Substanzen und Mittel aus der Natur, alle befriedigen sie, wie wir sehen werden, Grundbedürfnisse der Menschen, werden in bestimmten Situationen auf bestimmte Arten und Weisen konsumiert, sind Träger von zum Teil herausragenden Bedeutungen und scheinen darüber hinaus alle potentiell in der Gefahr zu stehen, gemieden oder gar verboten zu werden. Zudem scheint die oben angeführte These der Wahlverwandschaft von Schivelbusch durchaus auch auf Nahrungsmittel ausdehnbar. So konstatiert z.B. Kubelka (1981: 25):

> "Eine Zeit, die dekadent ist, muß auch dekadent essen. Es gibt tatsächlich gar keine Ernährung, die man allgemein der Menschheit empfehlen könnte, denn die Menschheit kann immer nur das essen, was sie zu erobern im Stande ist, d.h., wenn wir heute nur noch imstande sind, industriegefütterte Hühner zu erobern, dann müssen wir diese eben essen."

Es müßte daher möglich sein, den Umgang mit allen Substanzen und Mitteln mit einer einzigen Theorie zu erklären. Dabei bleibt die vorliegende Arbeit trotz des Auftauchens all' der Kartoffeln, des Kaviars, des Zuckers und ähnlichem in erster Linie eine Beschäftigung mit Drogen und Drogenpolitik, was auch in der Gewichtung der konkreten Beispiele zum Ausdruck kommt. Die hier vorgenommene theoretische Verallgemeinerung ist lediglich der Versuch, der oft geforderten Normalisierung im Drogenbereich bzw. in der Drogenforschung Rechnung zu tragen; hierzu sollen die Erkenntnisse z.B. der Ernährungswissenschaften, der Toxikologie und Pharmakologie für die sozialwissenschaftliche Drogenforschung - so weit möglich und nötig - fruchtbar gemacht werden.

Aus diesem Grund ist Teil I. meiner Ausführungen gerahmt von einer *Theorie der Substanzen und Mittel*, die ihre Thesen und Argumente vorwiegend, aber keineswegs ausschließlich, aus historischen und kulturvergleichenden Beispielen zu entwickeln versucht. In Teil II. der Arbeit soll diese Theorie an der aktuellen gesellschaftlichen Situation überprüft und die gemachten Erkenntnisse dann schließlich doch wieder der Politik angetragen werden[1].

---

1 Das Kapitel 6 in Teil II ist eine überarbeitete und gekürzte Fassung der Seiten 95-151 meines 1992 erschienenen Buches "Drogen als Genußmittel. Ein Modell zur Freigabe illegaler Drogen" (erschienen bei: AG SPAK, München).

TEIL I

"No society can hold back technological and social change. New substances, along with ideas about their use, are continually being introduced, and it takes time for society to find out which of them effect personality development and personal relationships."

(Norman E. Zinberg 1984: 191)

1. Theorie der Substanzen und Mittel I

Unter "Theorie der Substanzen und Mittel" verstehe ich einen Ansatz zur Erklärung des sozialen Umgangs mit Substanzen und Mitteln in einer Gesellschaft oder in bestimmten Gruppen einer Gesellschaft.

Die Begriffe Substanz und Mittel stehen hierbei für alle Stoffe, die der Mensch seinem Körper durch Einnahme zuführen kann, d.h. entweder die Zuführung durch natürliche Körperöffnungen, z.B. durch Mund oder Nase oder Haut(-Poren), oder die Zuführung durch künstliche Körperöffnungen, z.B. durch die Verabreichung mittels einer Injektionspritze. "Substanz" und "Mittel" wurden als zentrale Begriffe gewählt, weil sie die neutralsten Bezeichnungen der oben beschriebenen Dinge darstellen. Gleichwohl unterscheiden sich die Begriffe Substanz und Mittel in ihrer sozialen Dimension, so daß zwar alle Mittel Substanzen, aber nicht alle Substanzen gleichzeitig auch Mittel sind.

1.1. Die Neutralität der Substanzen und die Finalität der Mittel

Ein Blick in die etymologische Bedeutung der beiden Begriffe kann eine erste Klärung erbringen. So findet man im Duden (Etymologie, 1963: 693) unter dem Sichwort "Substanz" die Erklärung: "das Beharrende, Dauernde; Wesen einer Sache; Grundbestand". In unserem Zusammenhang kann diese Erklärung am besten dahingehend interpretiert werden, daß man unter Substanz den chemischen Grundbestand versteht, also die zum je aktuellen, historischen Zeitpunkt (natur-) wissenschaftlich begründete, zweckfreie Aussage über die chemische Zusammensetzung eines Stoffes.

Unter dem Stichwort "Mittel" wird dagegen im Lexikon (Duden 1963: 445) definiert:

> "Mittel (...) Das Substantiv hatte zunächst die Bed. 'Mitte, in der Mitte befindlicher Teil'. Dann wurde es im Sinne von 'das zwischen zwei Dingen Befindliche' gebräuchlich. An diesen Wortgebrauch schließt sich an die Verwendung des Wortes im Sinne von 'das, was zur Erreichung eines Zweckes dient'."

Der Unterschied zum Begriff "Substanz" wird deutlich. War Substanz die zweckfreie stoffliche Aussage über ein Ding (bzw. einen Stoff), so bezeichnet "Mittel" die soziale oder individuelle Interpretation des Zwecks der Substanz bzw. des Zwecks der Einnahme der Substanz. Schreibe ich also einer Substanz einen bestimmten Zweck zu, so wird die Substanz zum Mittel[2]. Dies impliziert gleichzeitig, daß eine Substanz verschiedenen Interpretationen zu einem Mittel unterliegen kann, da unterschiedliche Zwecke mit der Einnahme der Substanz verbunden sein können. Um ein Beispiel zu geben: Eine Person kann z.B. glauben, daß ein Rumgrog, nach einem kalten Winterspaziergang, dazu beiträgt, eine Erkältung zu vermeiden. Zu diesem Zweck eingenommen, wäre Rumgrog ein Vorbeuge-Mittel gegen Erkältungskrankheiten, also quasi ein Arzneimittel. Denselben Rumgrog kann man aber auch, in geselliger Runde und mit Lust am Geschmack

---

2 Ein ähnliches Verhältnis, wie das zwischen Substanz und Mittel, existiert in der Pharmakologie und Toxikologie zwischen den Begriffen "Stoff" und "Arzneimittel". Stoffe sind z.B. nach § 3 Arzneimittelgesetz (AMG) "1. chemische Elemente und chemische Verbindungen sowie deren natürlich vorkommende Gemische und Lösungen, 2. Pflanzen, Planzenteile und Pflanzenbestandteile in bearbeitetem und unbearbeitetem Zustand, 3. Tierkörper, auch lebende Tiere, sowie Körperteile, -bestandteile und Stoffwechselpropdukte von Mensch oder Tier in bearbeitetem oder unbearbeitetem Zustand, 4. Mikroorganismen einschließlich Viren sowie deren Bestandteile oder Stoffwechselprodukte." Die nächste Kategorie ist sodann der immer noch neutral definierte Begriff des "Wirkstoffes", der lediglich bestimmt, daß Stoffe nach ihrer Aufnahme in den Organismus Wirkungen entfalten, "unabhängig vom Typ der Wirkungen und von der Bedeutung für die Gesundheit." (Kurz u.a. 1987: 1; vgl. auch: Oberdisse 1983: 1) Mit dem Zusatz "Arznei" werden Stoffe zu Arzneistoffen, die dann "zur Anwendung in bzw. am Menschen oder Tier geeignet sind und durch das Werturteil: nützlich für Mensch und Tier, charakterisiert sind." (Oberdisse 1983: 1) Arzneistoffe werden zu Arzneimitteln dadurch, daß sie "dazu bestimmt sind, Krankheiten bei Mensch und Tier zu heilen, zu lindern, zu erkennen oder zu verhindern." (a.a.O.) Der Stoff wird durch seine konkrete Zweckbestimmung zum Mittel.

sowie der wohlig-wärmenden Wirkung dieses Getränkes genossen, als Genußmittel bezeichnen. Trinkt man den Rumgrog aber wegen des Alkohols und dessen berauschender Wirkung, so stellt die Substanz in diesem Zusammenhang und zu diesem Zweck genossen, wohl am ehesten ein Rauschmittel dar. Setzt nach etlichen Gläsern Rumgrog eine starke toxische Wirkung ein, so ließe sich das Rauschmittel auch als Rauschgift bezeichnen. U.s.w.

Ähnliches gilt auch für alle anderen Substanzen. Es gibt keinen chemischen Unterschied zwischen dem Morphium, das einem an Schmerzen leidenden Patienten von einem Arzt appliziert wird, und jenem Morphium, welches sich ein Opiat-Liebhaber aus anderen Gründen zuhause selbst injiziert. Die Bedeutung und der Zweck der Einnahme sind allerdings verschieden und damit auch die erhoffte und eintretende Wirkung des jeweiligen Konsums.

Diese Ausführungen zeigen, daß Substanzen nicht aus sich selbst heraus einen bestimmten Zweck erfüllen bzw. auf einen einzigen Zweck festgelegt sind, sondern daß vielmehr der jeweilige Konsument oder die jeweilige Gruppe von Konsumenten durch ihre Absichten den Zweck der Einnahme bestimmen. So kommt es, daß eine Substanz ganz unterschiedlich definiert werden kann, ebenso wie der Rumgrog als Vorbeugemittel gegen Erkältungskrankheiten, Genußmittel, Rauschmittel oder Rauschgift zu gebrauchen ist. Dieser Sachverhalt trifft auch auf so eine alltägliche Substanz wie etwa Wasser zu. Wasser kann Trink-Wasser sein, Nutz-Wasser (z.B. zur Kühlung von industriellen Anlagen), Tierfutter im Napf des Haushundes, Bade-Wasser und vieles mehr.

1.2. Die primäre Selektion der Substanzen und Mittel

In diesem idealtypischen Sinn von Substanz und Mittel kann man sagen, daß weder alle Substanzen als Mittel benutzt noch Substanzen generell zu allen Zwecken eingesetzt werden, denen sie prinzipiell dienen könnten, d.h. die Verwendung einer Substanz als Mittel beinhaltet ein selektives Moment. Die Kriterien dieser Selektion finden sich auf einer materiellen, empirischen Ebene. Es geht hierbei z.B. um die Giftigkeit von Substanzen, um

Zweckerfüllung bzw. Wirksamkeit, Verträglichkeit und/oder Verdaulichkeit, also um die Erkenntnis, ob eine Substanz grundsätzlich dazu geeignet ist, einen bestimmten Zweck zu erfüllen, ohne gleichzeitig zu schwerwiegenden unerwünschten Begleiterscheinungen zu führen. So ist etwa den Chinesen Kuhmilch in erster Linie deshalb verhaßt, weil ihre Körper die zur Verdauung der Milch notwendigen Enzyme nicht in ausreichender Menge aufweisen. Daher verabscheuen sie Milch

> "zutiefst und reagieren auf die Aussicht, ein Glas schöner, kalter Milch schlucken zu müssen, etwa so, wie wir im Westen auf die Aussicht eines Glases schönen kalten Kuhspeichels reagieren würden." (Harris 1991: 137)

Funktionen primärer Zweckerfüllung erhalten Substanzen also nur dann, wenn ein sinnvolles Verhältnis von positiven zu eventuellen negativen Wirkungen besteht. Ist die Substanz eher nicht geeignet, den beabsichtigten Zweck zu erfüllen, oder sind die negativen Auswirkungen der Einnahme zu gravierend, so besteht die Möglichkeit, daß die Substanz nicht (länger) als Mittel zur Erreichung eines bestimmten Zwecks eingesetzt wird. Die einzige Möglichkeit, die betreffende Substanz doch noch zum Mittel werden zu lassen, ist entweder die Zuordnung einer anderen Zweckbestimmung oder die Eliminierung der negativen Wirkung mittels Veränderungen in der Verarbeitung oder Zubereitung der Substanz, Mischung mit anderen Substanzen, Veränderung der einzunehmenden Menge u.s.w. Die Techniken und Praktiken zur Bestimmung und Bewertung der positiven und negativen Eigenschaften einer als Mittel verwendeten Substanz orientieren sich also an dem historisch je aktuellen Stand des Wissens und der Möglichkeiten bezüglich der Zubereitung und Bearbeitung der Substanz, der vergleichenden Erfahrung hinsichtlich anderer oder ähnlicher Substanzen etc. Dieser Selektionsprozess ist nicht immer unproblematisch. Mit Blick auf die Entdeckung von potentiell bewußtseinsverändernden Substanzen bemerken Römpp/Schurz (1972: 193):

> "Fast alle genußbringenden Naturstoffe wurden nicht von Chemikern, sondern von unbekannten 'Praktikern' der Vorzeit durch Probieren entdeckt. Sicher hat dieses Verfahren manches Todesopfer gefordert, denn die schlichten Menschen vergangener Jahrtausende, die an allen möglichen Kräutern, Früchten, Blättern, Wurzeln und Rinden herumknabberten, konnten nie von vornherein wissen, ob sie es mit Nähr-, Heil-, Genuß- oder Giftpflanzen zu tun hatten."

Auch wenn Römpp/Schurz noch an der starren Trennung zwischen Gift- und Genußpflanzen etc. festhalten, so lassen sich doch die Zwecke bzw. Bedürfnisse, die auf dieser Ebene der Selektion zum Tragen kommen, als jene primären menschlichen Bedürfnisse bezeichnen, die der Mensch mit der Einnahme von Substanzen zu befriedigen sucht, nämlich: 1. Ernährung, 2. Heilung, Linderung und Vorbeugung von Krankheiten sowie 3. Veränderung des Wachbewußtseins. Während allerdings die Bedürfnisse der Ernährung sowie der Heilung, Linderung und Vorbeugung von Krankheiten als primäre, existentielle Bedürfnisse keiner weiteren Erklärung bedürfen, ist die Bewertung der Veränderung des Wachbewußtseins als eines primären Bedürfnisses nicht unmittelbar einleuchtend und bedarf daher einer kurzen Erläuterung.

Zweifellos behalten Einwände Recht, die anführen, die Veränderung des Wachbewußseins sei kein Bedürfnis, dessen Befriedigung zum schieren Überleben eines Menschen unabdingbar wäre und insofern kein Grundbedürfnis im Sinne des Wortes, wie etwa die Befriedigung der Bedürfnisse Hunger und Durst. Gleichwohl zeigt ein Blick in jene Literatur, die sich mit den unterschiedlichsten Kulturen beschäfigt, daß es keine menschliche Gruppierung in Vergangenheit und Gegenwart gab und gibt, die nicht im Besitz von Wissen über Medien (neben Substanzen z.B. auch Musik oder Tanz) gewesen wäre, die in unterschiedlichster Weise das Wachbewußtsein ihre Mitglieder beeinflußten. Die Beispiele für die Ubiquität des Bedürfnisses nach dem Gebrauch bewußtseinsverändernder Medien sind so vielfältig, daß an dieser Stelle lediglich auf einige Facetten verwiesen werden kann: Man denke z.B. an die alte Tradition des Coca-Kauens in Südamerika, an die Betel kauenden Melanesier oder an das Qat-Kauen im Jemen. Andere Beispiele sind der Gebrauch von Cannabis in den tantrischen Ritualen, der Konsum von Opium im Nahen und Fernen Osten, die Einnahme von Mais- und Getreide-Bieren in den verschiedensten Teilen der Welt, der Einsatz des halluzinogenen Peyote in Südamerika, der Konsum von Kawa in Polynesien und nicht zuletzt der seit einigen Jahrhunderten auch in Europa praktizierte Gebrauch von Kaffee, Kola, Tabak und Tee, der Gebrauch von Drogen also, die schon lange vor dem Eindringen in die europäische Kultur von anderen Kulturen eingesetzt und gebraucht worden sind.

Bereits 1911 wies Hartwich darauf hin, daß alle Kulturen Substanzen kannten, die sie zur Veränderung ihres Wachbewußtseins einsetzten, mit Ausnahme allenfalls der Eskimos, was wiederum darauf zurückzuführen sei, daß sich unter den klimatischen Bedingungen jener arktischen Gegenden ein Artenreichtum an Pflanzen, wie er in anderen Gegenden der Welt die Regel ist, nicht entwickeln konnte. Und auch Louis Lewin erkannte schon 1927:

> "Seit Kunde von Menschen auf dieser Erde zu uns gelangt ist, so auch die, daß sie Stoffe aufnehmen, die nicht Nahrungs- oder Sättigungsstoffe waren, sondern bewußt dem Zwecke dienen sollten, für eine gewisse Zeit einen Zustand von Behagen, von erhöhtem, subjektiv angenehmen Wohlbefinden hervorzurufen." (Lewin 1927: 7)

Unter den Tausenden von Organismusarten, so Römpp/Schurz (1972: 193f.), sei der Mensch wohl das einzige Lebewesen, das bewußt und absichtlich Genußmittel anwende[3]. Dabei seien die Genußmittel keineswegs "ein Privileg unseres naturentfremdeten, atombombengeängstigten Jahrhunderts", sondern vielmehr seien diese Substanzen bereits "in der 'guten, alten Zeit' im Gebrauch" gewesen und erfreuten sich auch heute noch bei vielen naturverbundenen Völkern großer Beliebtheit.

Alles das deutet darauf hin, daß das Bedürfnis nach Veränderung des Wachbewußtseins nicht nur ein erlerntes (sekundäres) Bedürfnis darstellt, sondern tief im menschlichen Naturell angelegt ist, daß mithin die Veränderung des Wachbewußtseins als eines der Grundbedürfnisse im Zusam-

---

3 Bitsch (1987: 208) stellt diese Beschränkung der Berauschungslust auf die Menschen allerdings in Frage: "Wenn als Folge der exzessiven Aufnahme vergorener Produkte die so berauschten als 'ziemlich angeheitert' beschrieben werden, 'umhertaumeln, riesige Sprünge machen und so laut trompeten, daß sie meilenweit zu hören sind und nicht selten furchtbare Kämpfe ausfechten', so handelt es sich hierbei nicht etwa um die Schilderung der feuchtfröhlichen Feier eines Fanfarenzuges oder einer Feuerwehrkapelle, sondern um afrikanische Elefanten, bei denen der Genuß überreifer, tropischer Marulafrüchte oder vergorener Früchte des südostafrikanischen Mgongobaums diese Verhaltensänderungen verursacht hat. Überhaupt scheinen Elefanten in dieser Hinsicht eine besondere Schwäche zu haben und sollen gelegentlich sogar Dörfer und städtische Destillerien auf der Suche nach alkoholhaltigen und vergorenen Produkten überfallen haben (...)
Zum einen scheint das Phänomen der Berauschung keineswegs eine spezifische Eigenart des Menschen zu sein, andererseits keimt aber auch der Verdacht auf, daß der Mensch in der Frühzeit die berauschende Wirkung vergorener Nahrungsmittel in Wahrheit den Tieren abgeschaut habe, bevor er selbst probierte." (vgl. auch Siegel 1982: 74-84)

menhang mit der Einnahme von Substanzen durch den Menschen aufgefaßt werden muß.[4]

Substanzen, die diese Ebene der (primären) Selektion durchlaufen haben, erscheinen nach entsprechender empirischer Abwägung - im Sinne der historisch je aktuellen Maßstäbe - als Mittel funktional und können in die drei Kategorien 1. Nahrungs- bzw. Lebensmittel, 2. Heilmittel oder 3. Mittel zur Veränderung des Wachbewußtseins eingeordnet werden. Ob sie aber auch tatsächlich auf Dauer konsumiert werden, ist damit noch nicht entschieden. Ebenso unentschieden ist zu diesem Zeitpunkt der Selektion vor allem auch wie, warum und wann man diese Mittel zu sich nimmt.

1.3. Die sekundäre Selektion der Substanzen und Mitteln

Sind Substanzen mit einem von ihnen erfüllbaren Zweck und somit als den an sie herangetragenen Primärbedürfnissen gerechtwerdend assoziiert worden, so werden sie in den mehr oder weniger alltäglichen Konsum eingebunden. Durch diesen alltäglichen, aber auch durch einen auf bestimmte Anlässe (z.B. Feste) beschränkten, außeralltäglichen Konsum werden diese Mittel notgedrungen zu Gegenständen von Kommunikation und Interaktion, indem bzw. wodurch sie (aus geschmacklichen, Verträglichkeits- und/oder anderen Gründen) z.B. nur mit bestimmten anderen Substanzen und Mitteln kombiniert werden, nur zu bestimmten Zeiten (morgens, mittags, abends, bei Festen etc.) konsumiert werden, nur einer bestimmten gesellschaftlichen Gruppe (z.B. aufgrund des Preises oder aufgrund von Geschlechts- und Rollenzuweisungen) vorbehalten sind u.s.w. Aus allen diesen Gegebenheiten und Erfahrungen (oder eben den Nicht-Erfahrungen) mit dem Konsum der jeweiligen Substanzen und Mittel bilden sich in bezug auf diese Bedeutungen und Assoziationen, die an die bereits bestehenden Bedeutungs- und Sinnsysteme innerhalb einer Gesellschaft oder innerhalb gesellschaftlicher Gruppen anschließen.

---

4 In der aktuelleren Drogendiskussion wird diese Auffassung z.B. vertreten von: Josuttis 1982; Legnaro 1982a; Marzahn 1983; Duerr 1985; Scheerer 1986a; Ksir 1989; Henman 1989; Bülow 1989a sowie 1989b; Baratta 1990; Blätter 1990; Schmidt-Semisch 1990a sowie 1992a; Alexander/Wong 1990; Wehowsky 1990; Joset 1991; Kappeler 1991a sowie 1991b; Hess 1991 und 1992; Fromberg 1993

Die vorhandene sozialwissenschaftliche Literatur, die sich mit den wohl wichtigsten, weil existentiellsten "Mitteln", nämlich den Nahrungsmitteln, beschäftigt, belegt, daß der traditionsreiche Spruch, daß der Mensch nicht vom Brot allein, also der Substanz an sich, lebe, durchaus eine reale Basis besitzt. Die Aufnahme von Substanzen zum Zwecke der Ernährung (aber auch zu den Zwecken der Heilung, Vorbeugung oder Linderung von Krankheiten sowie der Veränderung des Wachbewußtseins) beschränkt sich keineswegs auf biologisch-physiologische Prozesse und kann demnach mit naturwissenschaftlichen Methoden nicht abschließend erklärt werden. Ein wichtiger Aspekt dieses Sachverhaltes ist die Selektion der grundsätzlich funktionalen Mittel. Murcott (1988: 3) stellt diesbezüglich fest, daß der Mensch ein Allesfresser sei, gleichzeitig aber nicht alles das esse, was für ihn verfügbar und potentiell eßbar wäre. Dieses Verhalten der Selektion könne lediglich teilweise biologisch erklärt werden, und daher, so die Schlußfolgerung, gebe es eine kulturelle Basis der Selektion.

Fischler (1980: 937f.) argumentiert ähnlich, wenn er feststellt, der Mensch sei nicht nur ein Allesfresser, sondern auch sehr anpassungsfähig und zudem abhängig von abwechslungsreicher Kost; daß er so selektiv mit seiner Nahrung umgehe, sei daher sehr merkwürdig. Er kommt zu dem Ergebnis, daß

> "man feeds not only on proteins, fats, carbohydrates, but also on symbols, myths, fantasies." (Fischler 1980: 937)

Die Selektion wird noch bedeutungsvoller, wenn wir beachten, daß nicht alle Menschen in derselben Art und Weise ihre Nahrung auswählen. Was z.B. in China - vor allem im Winter - als vitaminreiche Delikatesse gilt, nämlich Hundefleisch, verursacht dem europäischen Gaumen eher Übelkeit, der chinesische Hundeesser selber gerät ihm zum Schoßhund killenden Barbaren. Den Angehörigen des Islam sowie des Judentums ist Schweinefleisch zuwider, die Anhänger des hinduistischen Glaubens verabscheuen Rinderfleisch, die meisten Mitglieder europäischer Völker geraten in Aufregung beim Anblick einer Pferdewurst, und bei den Nordamerikanern stehen z.B. Schafe, Ziegen oder Hammel als Schlachttiere nicht hoch im Kurs. In totemistischen Religionen war der Verzehr des jeweiligen Totems (Tier oder Pflanze) beschränkt und nur unter ganz bestimmten Voraussetzungen (Fest, Alter, Status etc.) erlaubt (vgl. z.B. Durkheim 1984: 178ff.). Die Beispiele für Abneigungen oder Präferenzen im Bereich der Nahrungsmittel könnten wohl beliebig fortgesetzt werden (vgl. nur Harris 1991; Gofton 1986: 130f.).

Aber auch da, wo Substanzen zu anderen Zwecken als zur Ernährung eingenommen werden, treffen wir auf seltsame Selektionen, die biologisch-physiologisch kaum erklärt werden können. Apotheker z.B. können ein Lied davon singen, daß Menschen kaum bereit sind, ein einmal in Aussehen und Wirkung akzeptiertes Medikament gegen ein anderes auszutauschen. Selbst wenn der Apotheker dem betreffenden Kunden noch so plausibel erklären kann, daß das Ersatzmedikament chemisch mit dem Original absolut identisch ist und zudem auch noch billiger, fällt es Menschen häufig schwer, sich von dem gewohnten zu trennen. Auch hier also ist keineswegs die Substanz, nicht einmal der unmittelbare Mittelcharakter dieser Substanz entscheidend, sondern die Bedeutung, die das Mittel für den Betreffenden hat. Diese Bedeutung manifestiert sich im Namen des Medikaments, in der Verpackung und eventuell in der Person des Arztes, der das Medikament verschrieb und zu dem man ein Vertrauensverhältnis aufgebaut hat. Möglicherweise sind auch die Erfahrungen von Freunden, denen dasselbe Medikament geholfen hat, ausschlaggebend, das zwar von identischer Substanz, aber in Form, Farbe und Markennamen differierende Produkt abzulehnen.

Die individuelle oder kollektive Besetzung von Substanzen und Mitteln mit zentralen Bedeutungen findet man vor allem auch in religiösen Systemen, wodurch Substanzen oder Mittel völlig neue Konnotationen erhalten können.

> "Der Unterschied zwischen koscherem Wein und nicht koscherem Wein und zwischen geweihtem und gewöhnlichem Wasser liegt in deren ritueller Bedeutung, nicht in der chemischen Zusammensetzung. Obwohl es idiotisch wäre, im Wein nach dem Element des Koscheren zu suchen und im Wasser nach dem Element des Geweihten, bedeutet das nicht, daß es so etwas wie koscheren Wein oder Weihwasser nicht gibt. Koscherer Wein ist Wein, der nach den rituellen Gesetzen der Juden als rein gilt, Weihwasser ist Wasser, das von einem katholischen Priester gesegnet wurde. Dadurch entsteht eine gewisse Nachfrage seitens der Gläubigen nach solchem Wein und Wasser, während diese Dinge von all jenen abgelehnt werden, die nicht an ihre religiöse Bedeutung glauben." (Szasz 1978: 20)

Das vorstehende Zitat zeigt noch einmal deutlich, daß Substanzen und Mittel nicht nur verschiedenen, primären Zwecken dienen können, sondern über den konkreten Zweck der Einnahme hinaus auch Träger von Bedeutungen sind, wie z.B. eben der Bedeutungen des Koscheren oder des Heiligen, Geweihten. Sie können so zu Symbolen ganzer Glaubenssysteme und Weltanschauungen werden und die damit zusammenhängenden Formen und Stilisierungen des Konsums mehr oder weniger prägen und beeinflussen.

Warum aber sind gerade, wie ich behaupte, Substanzen und Mittel so prädestiniert, zu Bedeutungsträgern bzw. zu Symbolen zu werden?

Die wichtigste Gemeinsamkeit von Substanzen und Mitteln besteht darin, daß alle Substanzen und Mittel von Menschen durch natürliche (Mund, Nase) oder künstliche (mittels Injektionsnadel) Körperöffnungen eingenommen werden können, freilich zu sehr unterschiedlichen Zwecken und mit sehr unterschiedlichen Erwartungen. Das individuelle Erleben dieser Einnahme ist, wie es bereits von Simmel (1957: 243) beschrieben wurde, im Prinzip nicht teilbar.

> "Was ich denke, kann ich andere wissen lassen; was ich sehe, kann ich sie sehen lassen; was ich rede, können Hunderte hören - aber was der einzelne ißt (bzw. zu sich nimmt, H.S.-S.), kann unter keinen Umständen ein anderer essen (bzw. zu sich nehmen, H.S.-S.)."

Diese Gemeinsamkeit der einnehmbaren Substanzen und Mittel wird durch den psychologischen Gehalt der Handlung (Einnahme) noch deutlicher, da diese Handlung eine der intimsten Varianten menschlichen Verhaltens (neben z.B. Sexualität oder Religiosität) darstellt; denn mit diesem Verhalten nehmen wir Stoffe in uns bzw. unseren Körper auf. Im Bezug auf Ernährung stellt Ilmonen (1990: 30) fest:

> "It (food, H.S.-S.) produces pleasure and enjoyment, but it also includes a danger. One has to swallow food, ingest it and who knows what happens then (...) The mouth is that part of us which transfers food into us during moments of exceptional openness. These moments are allways risky ones. One can lose the borders of one's self both physically, psychologically and socially."

In der archaisch-magischen Vorstellung, so Schivelbusch (1990: 180f.), seien Essen und Trinken prinzipiell zwiespältige Vorgänge gewesen. Der Mensch, der sich Dinge einverleibte, beherrschte sie zwar einerseits, andererseits lieferte er sich ihnen damit aber auch aus. Die Dinge, also die Pflanzen und Tiere, die der Mensch zu sich nahm, führten in dieser Betrachtungsweise ein Eigenleben, das in ihm fortwirkte, "und zwar entweder *mit* ihm oder *gegen* ihn, je nachdem ob sie ihm freundlich oder feindlich gesinnt" waren (Schivelbusch 1990: 180). Dabei sei das Trinken stets angstbesetzter gewesen als beispielsweise das Essen, was nach Schivelbusch darauf zurückzuführen sein könnte, daß getrunkene Substanzen schneller ihre Wirkung im Organismus entfalten. (Möglicherweise ist hierauf ein Teil der starken Angstbesetzung der Injektion von Substanzen zurückzuführen, die ja bekanntlich noch weitaus schneller zur Entfaltung der Substanz-Wirkungen führt als das Trinken.) Dieser latenten Angst bei der Einnahme von Substanzen seien die zahlreichen Rituale, die für das gemeinschaftliche Essen und vor allem das Trinken entwickelt wurden, zu verdanken.

> "Die Rituale, die die Menschheit seit Urgedenken für das Trinken entwickelt hat, haben den Sinn, diese Bedrohlichkeit zu neutralisieren. Trinkrituale sind Rituale der Gemeinschaft. Man trinkt in Gemeinschaft, um sich voreinander sicher zu fühlen, um sich gegenseitig zu kontrollieren. Der Vortrinker des Königs, der jedes Getränk auf seinen etwaigen Gift-Gehalt zu testen hat, ist eine Form dieses Gemeinschaftstrinkens, die dies Kontrollmotiv am deutlichsten zeigt." (Schivelbusch 1990: 181)

Die Intimität, aber auch die latente Angst bei der Einnahmehandlung läßt sich zudem an Verhaltensweisen ablesen, die im Zusammenhang mit verschiedenen Hygienevorstellungen zum Ausdruck kommen. Wir erwarten, das Substanzen, die wir einnehmen wollen, nicht verschmutzt sind. Wir essen lediglich dann Essensreste, wenn sie von sehr vertrauten Personen oder Freunden übrig gelassen wurden. Weisen Nahrungsmittel "teeth marks of unknown origin" auf, so erleben wir dies als Verschmutzung (Gofton 1986: 132)[5].

Auch die Regeln, derer wir uns bedienen, um zu entscheiden, was wir uns einverleiben, wo, wie und mit wem, sind Indizien der Intimität der Einver-

---

5 Mary Douglas (1985: 49ff.) hat ausgeführt, daß gerade auch Schmutzvorstellungen stets symbolische Systeme seien. Die Vorstellungen von Verunreinigung ergäben "nur einen Sinn im Zusammenhang mit einer umfassenderen Denkstruktur, deren Hauptstützen, Grenzen, Randbereiche und innere Unterteilungen durch Trennungsrituale aufeinander bezogen sind." (Douglas 1985: 60)

leibungshandlung. Wir wollen entscheiden, mit wem wir Dinge zu uns nehmen, wir lassen uns nicht gerne von Fremden auf den Teller schauen und beim Essen zusehen. Ebenso empfinden wir es als unangenehm oder gar unangebracht, wenn Fremde uns für das Was oder Wie unseres Konsums kritisieren. Die Anwesenheit von unbekannten bzw. ungeliebten Personen oder auch das Führen von bestimmten Gesprächen kann leicht dazu führen, daß uns der Appetit vergeht. Zudem empfinden wir es häufig als unhöflich oder auch unangenehm, wenn Anwesende angebotene Nahrungsmittel ablehnen oder wenn nur ein Teil der Anwesenden Nahrungsmittel zu sich nimmt. Dieser letzte Aspekt ist im übrigen ein Phänomen, das man auch von Situationen kennt, in denen vorrangig Mittel zur Veränderung des Wachbewußtseins konsumiert werden. Derjenige, der es in einer Trinkrunde ablehnt, Alkohol zu trinken, schließt sich aus dem Kreis der Zecher gewissermaßen selber aus. Andererseits geht die mehr oder weniger unbewußte Verbundenheit der Trinkergruppe so weit, daß die jeweiligen Mitglieder ihre Gläser in nahezu gleicher Art und Weise leeren.

> "Ein eindruckvolles Beispiel für diese fast telepathische Gemeinsamkeit findet sich im Situationsprotokoll über eine aus vier Teilnehmern bestehende Trinkgruppe, von denen einer blind ist: 'Der Blinde und die drei anderen setzen sich an einen Tisch und bestellen ihr Bier. Sobald die Gläser gebracht sind, heben sie sie an die Lippen und trinken etwa vier Sekunden lang. Dann setzen sie sie gleichzeitig ab. Jeder, auch der Blinde, hat exakt ein Viertel des Glases geleert. Dann trinken sie in kürzeren Zügen, wobei manchmal der Blinde zuerst trinkt, manchmal die anderen drei, ohne irgendein erkennbares System. Dennoch leeren sie schließlich die Gläser mit einem Abstand von zwischen einem halben und einem Zentimeter Pegel-Unterschied.'" (Schivelbusch 1990: 184)

Anwari-Alhosseyni (1982: 831f.) berichtet von den Opium-Runden seines Heimatlandes Iran, daß der Konsum von Opium idealerweise nur im intimen Kreis von Freunden praktiziert werde. Auch Rudolf Gelpke (1982: 59) unterstreicht die Bedeutung des kleinen geschlossenen Freundeskreises als ideale Konsumsituation und betont ausdrücklich die Regel, daß man Opium nicht unter Fremden und nicht in der Gegenwart von Nicht-Opium-Rauchern konsumieren solle: "In gemischter Gesellschaft müssen Nichtraucher symbolisch 'wenigstens eine Pille' mitrauchen." (vgl. auch Schmidt-Semisch 1990a: 149ff.)

Die Bedeutung von Hygiene, Freundschaft, Gemeinschaft, mithin also eine gewisse Intimität, ließe sich wohl noch an zahlreichen anderen Beispielen aus verschiedenen Bereichen und Kulturen im Zusammenhang mit Situationen, in denen man die verschiedensten Substanzen und Mittel zu sich nimmt, belegen. Die skizziert vorgebrachten Beispiele sollen hier aber zunächst genügen.

Das Wie, Wo, Warum, Mit-Wem und Was des Konsums von Substanzen und Mitteln ist immer Ausdruck individueller, regionaler, nationaler und (sub-) kultureller Identität, und dies nicht zuletzt deswegen, weil die Einnahme von Substanzen alltäglich geschieht, den Alltag strukturiert und zudem auch fester, kennzeichnender und strukturierender Bestandteil von per definitionem außeralltäglichen, festlichen Begebenheiten und rituellen Handlungen ist.

Die Möglichkeiten, die sich aus dem allen hinsichtlich der Belegung von Substanzen und Mitteln mit Bedeutungen sowie der Stilisierung des Konsums dieser Stoffe bieten, ist nahezu unbegrenzt. Gleichzeitig erlangen aber nicht alle Substanzen und Mittel die gleiche Bedeutungsdichte. Vielmehr bleiben einige Mittel bzw. ihre Bedeutungen relativ nah an der Zweckerfüllung der primären Bedürfnisse, während andere eine Bedeutung erlangen, die weit über Ernährung sowie die Heilung, Linderung und Vorbeugung von Krankheiten oder die Veränderung des Wachbewußtseins hinausreicht. Häufig sind es dann auch nicht mehr die Substanzen und Mittel, die im Vordergrund der Bewertungen, Bedeutungen und Interpretationen stehen, sondern vielmehr die Konsumsituationen oder -gerätschaften, die jeweiligen Konsumentengruppen und ähnliches. Auch auf der Ebene der sekundären Bedeutungen findet also eine Selektion statt. Diese Selektion ist determiniert durch die Funktionen, die die Substanzen bzw. ihr Konsum innerhalb einer Gesellschaft, innerhalb einer bestimmten gesellschaftlichen Gruppierung oder für bestimmte Individuen erfüllen.

Aus der Erkenntnis, daß die Einnahme von Substanzen und Mitteln eine sehr intime, gleichzeitig aber in der Regel auch eine kollektive und zudem latent angstbesetzte Handlung darstellt, folgt zwangsläufig, daß die Aufnahme von Substanzen und deren individuelle und soziale Inszenierung die Ermöglichung, Schaffung und Darstellung von Identität auf verschiedenen gesellschaftlichen Ebenen bedeutet, daß sich mit Substanzen und Mitteln Politik machen und Herrschaft ausüben läßt, daß sie mithin Funktionen haben können, die weit über die Erfüllung der Grundbedürfnisse hinausreichen.

Ein Blick in die Geschichte der Ernährungs- und Genußgewohnheiten der vorindustriellen Zeit (Kapitel 2.) und ihres Wandels unter den Bedingungen der beginnenden Industrialisierung im 19. Jahrhundert (Kapitel 3.) soll die daran anknüpfende Typisierung von Funktionen des Substanzgebrauchs (Kapitel 4.) erleichtern und mit Leben füllen.

2. Nahrung und Genuß in der vorindustriellen Zeit

2.1. Die Ganzheitlichkeit der Diätetik in vorindustrieller Zeit

Die heutige Trennung der vom Menschen einnehmbaren Stoffe in die Kategorien Nahrungs-, Arznei-, Betäubungs-, Rausch- oder Genußmittel ist eine Erfindung der Moderne. Das Mittelalter und die Neuzeit bis ins 19. Jahrhundert hinein kannten diese Trennung nicht.

So galt bereits zur Zeit des griechischen Arztes Hippokrates die richtige Ernährung (Diät) als der Weg zu gesundem und langem Leben. Die hippokratischen Vorstellungen, durch rechte Lebensführung eine harmonische Abgestimmtheit von Körper und Seele zu finden, blieben bis Ende des 18. Jahrhunderts aktuell - Speise und Trank wurden als Teile einer höheren ganzheitlichen Lebensphilosophie verstanden (vgl. Teuteberg 1972: 26).

Mit Blick auf die sogenannte Hausväterliteratur, die sich z.B. in Deutschland zwischen dem Ende des 16. und der Mitte des 19. Jahrhunderts findet, resümiert Teuteberg (1972: 30f.), daß die Lehre von der Diätetik als die Lehre vom "ganzen Hause" betrachtet wurde:

> "Unter dem Oberbegriff des Haushaltens wurden hier Fragen der Land- und Hauswirtschaft zusammen mit Problemen der Human- und Tierheilkunde sowie der Religion und Ethik abgehandelt. Die Lehre umfaßte darüber hinaus die Gesamtheit der mitmenschlichen Beziehungen und Tätigkeiten in einem Haus: Beten, Kochen, Bienenzüchten und Feldarbeit waren gleichermaßen darin eingeschlossen." (vgl. auch Teuteberg 1979: 263f.)

Auch in der parallel zunehmend entstehenden Kochbuchliteratur seit dem Spätmittelalter ist die ganzheitliche Betrachtung von "Ernährung" stets gegenwärtig. Neben Köchen sind es vor allem Ärzte, die als Verfasser solcher Literatur in Erscheinung treten. Dabei waren in der vorindustriellen Zeit sowohl in der Kochkunst als auch in der Heilkunde magische Vorstellungen noch von großer Bedeutung.

> "So war der ursprüngliche Sinn des Wortes "kräftig", daß die verabreichten Speisen und Medikamente über bestimmte Kräfte verfügten, die beim Verzehr oder Einnehmen auf den Menschen übergingen. Die Nahrungszubereitung hatte unter anderem den Zweck, die vorhandenen Kräfte im menschlichen Körper auszugleichen und eine Art von Gleichgewicht herbeizuführen. Solche Kräfte waren seit der Antike

> z.B. das Feuchte und Trockene, das Dürre und das Fette, das Kalte und das Warme, das Süße und das Bittere. Voraussetzung für ein gesundes und langes Leben war es nach früher Ansicht, daß diese Elementpaare sich gegenseitig 'temperierten', d.h. ausglichen. In fast allen Kochbüchern vor dem 19. Jahrhundert finden sich mehr oder weniger starke Hinweise auf diese Diätetiklehren. Je nachdem ein Nahrungsmittel feucht oder trocken, dürr oder fett, warm oder kalt, süß oder bitter war, hatte es einen ganz bestimmten Platz in der Medizin wie in der Speisenfolge. Kochen und Heilen waren nur zwei Seiten derselben Münze. Es sei besser, so schrieb einer der frühen Kochbuchautoren, die Medizin aus der Küche als aus der Apotheke zu empfangen. Schon beim Zubereiten der Speisen kam es darauf an, sie richtig zu 'temperieren'. Unter anderem mußten auch die Jahreszeiten richtig beachtet werden. So ordnete man die Rezepte gelegentlich nach Monaten, da allerlei Krankheiten durch 'unzeitiges' Essen und Trinken entstehen konnten. Durch Färben, Würzen und Zerkleinern der Grundstoffe eines Gerichts konnte freilich die auf der Natur aufbauende magische Elementenlehre kasuistisch überlistet werden. Hans Wiswe bringt dafür ein plastisches Beispiel: Da der Hase nach altem Glauben als unkeusch galt und sein Genuß 'heißes Blut' erzeugte, wurde sein Fleisch stets zerkleinert und nur als sogenannter 'Hasenpfeffer' serviert. Auch bei heutigen Gerichten ist das alte Prinzip der 'Temperierung' teilweise noch erkennbar. So wird die 'starke Kälte' des Kopfsalats (früher Gartenlattich) mit Essig, Dill und Lauch und die des Fisches mit der 'feurigen' Milde des Weines temperiert. Manche Küchenrezepte dienten der Verhütung der großen Volkskrankheiten des Mittelalters: So wurden gegen die Schwarze Pest Walnüsse mit Feigen oder Ziegenmilch mit Wermut empfohlen. Alle Kräuter und Gewürze waren gleichzeitig auch Heilmittel. Möglichweise haben auch Zusammenhänge zwischen der oftmals festgestellten Überwürzung der Speisen und Getränke und der weit verbreiteten Angst vor Seuchen bestanden. Alle diese Kochbücher, die zugleich der Krankenfürsorge und der ärztlichen Therapie dienten, hatten noch wenig mit den modernen Naturwissenschaften zu tun, sondern waren aufgrund jahrhundertealter Alltagserfahrungen entstanden." (Teuteberg 1972: 29f.)

Neben den Ansichten über richtige Nahrung waren aber auch die übrigen Aspekte der Ernährung nahe an den ökonomischen und gesellschaftlichen Gegebenheiten der jeweiligen Menschen angesiedelt. Für die allermeisten Menschen der vorindustriellen Zeit waren Qualität und Quantität der Nahrung in erster Linie durch klimatische Bedingungen, den Wechsel der Jahreszeiten, aber auch religiöse Bräuche und Sitten bestimmt. Eingezwängt zwischen ökonomischen Bedingungen, Affekten (Lust und Ekel) und sozialen oder religiösen Normen habe sich, so Kleinspehn (1987: 35), die Nahrung für den Menschen über viele Jahrhunderte relativ wenig gewandelt. Das, was über Ernährung zu wissen nötig gewesen sei, sei mündlich oder durch Beobachtung von Generation zu Generation bzw. in aller Regel von Frau zu Frau überliefert worden; die Nahrung bestand aus dem, was man selber produzierte; der Erwerb von nicht selbst produzierten Waren erfolgte nahezu ausschließlich mittels Tausch von Naturalien und beschränkte sich aufgrund der noch wenig ausgebauten Infrastruktur weitestgehend auf in derselben Region produzierte Waren.

> "Bis 1870 hat die Mehrzahl der Deutschen, die ja noch auf dem Lande oder in Kleinstädten lebte, in der Regel nur das verzehrt, was in der eigenen Hauswirtschaft produziert wurde." (Teuteberg 1972: 74)

Bis ins 19.Jahrhundert hinein war die Landbevölkerung sowie die Bevölkerung der Kleinstädte (also die überwiegende Mehrheit der Gesamtpopulation) in ihrer Ernährung auf das Selbstproduzierte, das Einheimische und Bekannte festgelegt. So vermerkt auch Habermas (1990: 128), daß es bis zum Beginn des 19. Jahrhunderts jahrhundertelang keine nennenswerten qualitativen Veränderungen in der Ernährung vor allem der überwiegend in der Landwirtschaft arbeitenden Bevölkerung gegeben habe.

Dies beinhaltete auch, daß bis zur Neuzeit die Hungersnot ein allen drohendes Schicksal war. Die Gabe des "täglichen Brotes" habe, so Habermas (1990: 126ff.), höheren Gewalten, wie etwa dem Wetter, Seuchen und Kriegen, unterlegen. Je nach Ernteertrag und Jahreszeit habe die Ernährung zwischen überschwenglichen Festmahlen und langen Zeiten des Darbens oszilliert, von denen auch die Oberschichten nicht ausgenommen gewesen seien. Erst seit ca. Mitte des 18., vor allem aber seit dem 19. Jahrhundert hätten Hungersnöte weitgehend verhindert oder durch administrative Maßnahmen abgeschwächt werden können.

Gleichwohl gelang es den Oberschichten der damaligen Zeit, ihre Konsumgewohnheiten mit zahlreichen Neuerungen zu versehen und umzugestalten.

2.2. Die distinktive Innovationsfreudigkeit des Adels

Die kulinarischen und genußbesetzten Innovationen der vorindustriellen Zeit waren dominiert vom Adel und später zunehmend auch vom wohlhabender werdenden städtischen Bürgertum. Die gesellschaftlich und ökonomisch privilegierte Stellung dieser Schichten verschaffte ihnen Zugang zu den mit Beginn des zweiten Jahrtausends sich verstärkenden Handelsbeziehungen und damit die Möglichkeit, mit diversen kulinarischen und anderen Neuerungen zu experimentieren.

Eines der wichtigsten Handelsgüter der damaligen Zeit waren die Gewürze sowie die übrigen Luxusgegenstände der mittelalterlichen Gesellschaft.

> "Diese neuen Gegenstände bringen oft sogar ihre ursprünglichen arabischen Namen mit ins Abendland. Der *Teppich*, das *Sofa*, der *Baldachin*, mit denen die bis dahin ungemütlich-kahlen Wohngemächer ausgestattet werden, sind arabisch, ebenso wie die *Seide*, der *Samt*, der *Damast*, der *Taft*, mit denen sich die Oberschicht fortan - zur Unterscheidung vom groben Leinen der Untertanen - kleidet (...) Man kleidet sich in neue Stoffe, man verkleidet die Wohnräume auf neuartige Weise, und man 'verkleidet' auch die einheimischen Speisen, indem man sie orientalisch würzt." (Schivelbusch 1990: 19; vgl. auch Schröder 1991: 16f)

Aber nicht nur für die Kultur bzw. für die schicht-kulturelle Distinktion und Identifikation waren die neuen Luxusgüter bedeutsam, sondern ebenso für die Wirtschaft oder genauer: für den Fernhandel. Dieser Fernhandel war im wesentlichen Gewürzhandel, wobei unter den Gewürzen wiederum der Pfeffer den Hauptertrag einfuhr.

> "Venedig wird der Hauptumschlagplatz in Europa. Seine Blütezeit fällt exakt in die Periode des größten Pfefferverbrauchs in Europa, vom 12. bis zum 16. Jahrhundert. Mit den Gewinnen aus dem Gewürzhandel bauen sich die venezianischen Großkaufleute ihre Marmorpaläste. Die Prunkarchitektur Venedigs, die den orientalischen Einfluß alles andere als verleugnet, ist eine Art Denkmal für den Gewürzhandel geworden sowie für die Gewinnspannen, die mit ihm erzielt wurden." (Schivelbusch 1990: 20)

Der Grund für die große Beliebtheit der fremden, orientalischen Gewürze beim europäischen Adel läßt sich unter anderem in der häufig gemachten These finden, daß es diese Substanzen erlaubten, die aufgrund noch fehlender Konservierungstechniken schnell verderblichen Speisen länger schmackhaft zu halten, d.h. den unangenehmen Geschmack, etwa verdorbenen Fleisches, durch Gewürze zu übertünchen. Aber es ist wohl vor allem der oben bereits angedeutete Wunsch der Oberschichten, eben diese Oberschichtszugehörigkeit mittels unmäßigen Gebrauchs teurer Gewürze sowie durch exotische "Verkleidungen" zu inszenieren und sich somit vom übrigen Volk zu unterscheiden, den der entstandene Fernhandel zunehmend erfüllt. Gleichwohl bleibt diese Faszination des Fremden und Exotischen nicht lange auf die Adeligen beschränkt. Das an Wohlstand und Reichtum gewinnende städtische Bürgertum wird von der Faszination und der Stilisierung der Exotik angesteckt und beginnt mit dem ausgehenden Mittelalter, den exotischen Lebensstil des Adels zu imitieren.

"Immer mehr Menschen bekommen Lust auf prächtige exotische Kleider und scharfgewürzte Speisen, so kündigt sich der Herbst des Mittelalters und der Morgen der Neuzeit an. Die Pfeffersauce wird Bestandteil der bürgerlichen Küche."[6]

Die dadurch erhöhte Nachfrage nach den neuen Luxusgütern läßt die alten Handelswege an die Grenze ihre Kapazitäten stoßen. Der bis zur damaligen Zeit aktuelle Handelsweg von Indien durch den Isthmus von Suez nach Alexandria und dann nach Venedig, von wo die Waren noch über die Alpen nach Europa transportiert werden mußten, war der gestiegenen Nachfrage nicht mehr gewachsen. Zudem traten durch welt- und zollpolitische Veränderungen noch weitere Erschwernisse beim Fernhandel hinzu, die dazu führten, daß sich der Preis des Pfeffers auf dem Weg von Indien nach Venedig im 15. Jahrhundert um 3.000 % erhöhte (vgl. auch Schröder 1991: 19f.).

Der damals fieberhaft gesuchte Ausweg aus dieser krisenhaften Situation, im Bestreben einen billigeren Handelsweg zu finden, der überdies eine Umgehung der neu errichteten Zollschranken und den Transport größerer Warenmengen erlauben sollte, war der Seeweg nach Indien. Columbus und andere waren die ersten, die sich, von dieser Idee getrieben und begeistert, aufmachten, den neuen Weg des Pfeffers über die Ozeane zu suchen.

"Die großen Entdeckungsreisen, die Entdeckung der neuen Welt, der Beginn der Neuzeit, das alles ist eng gekoppelt mit dem europäischen Appetit auf Pfeffer. Dieser Appetit wird zur historischen Triebkraft in dem Augenblick, da sich seiner Befriedigung Hindernisse in den Weg stellen. Da zeigt dieser Geschmack Symptome von Süchtigkeit. Einmal an die Gewürze Indiens gewöhnt, unternimmt er alles, sich diesen Genuß zu erhalten. Bei diesen Unternehmungen, der Suche nach dem Seeweg ins Pfefferland Indien, fällt die Entdeckung der Neuen Welt gleichsam als Nebenprodukt ab." (Schivelbusch 1990: 22)

---

6 (Schivelbusch 1990: 21); ähnlich weitreichend formuliert auch Schröder (1991: 16), wenn er feststellt: "Kein Ereignis hat bisher die politische und kulturelle Vergangenheit der Menschen mehr verändert als der Gebrauch und Handel mit tropischen Gewürzen."

Die Süchtigkeit, der Appetit auf Pfeffer und andere exotische Gewürze muß vor allem verstanden werden als der Wunsch nach Anschluß an den Wohlstand der herrschenden und materiell starken Schichten, mit deren Luxus man sich in den materiell schwächeren Schichten gern identifizierte. Gleichzeitig waren diese Waren Symbole für eine Erweiterung des weitgehend auf die eigene Region beschränkten Horizonts. Sie symbolisierten Weltoffenheit und befriedigten den Reiz des Fremden, der gerade durch den entstehenden Fernhandel gefördert wurde.

Diese beginnende handelsökonomische Erschließung der außereuropäischen Welt und die damit einhergehende Kolonialisierung brachten seit dem 15. Jahrhundert eine weitere Ausdehnung der Angebotspalette der unterschiedlichsten Waren, die unter der Bezeichnung Kolonialwaren in den dafür betriebenen Läden zu kaufen waren. Bei diesen Kolonialwaren handelte es sich in erster Linie um zahlreiche der heute sogenannten Genußmittel: den Kaffee, den Tabak, die Schokolade bzw. den Kakao, den Tee, aber auch z.B. die Kartoffel. Der Handel konzentrierte sich wohl nicht zuletzt deshalb auf solche und ähnliche Substanzen, weil sie trotz der noch fehlenden Konservierungs- und Lagerungstechniken relativ unbeschadet die langen Schiffsreisen überstanden.

Es dauerte aber noch bis zur zweiten Hälfte des 17. Jahrhunderts, bis sich die neuen Genußmittel in Europa durchzusetzen begannen, dann allerdings mit einer bis dahin unbekannten Geschwindigkeit.

> "Für die Europäer bleibt der Kaffee bis zum 17. Jahrhundert Kuriosum in Reiseberichten aus der exotischen Welt des Ostens. Man kann sich von einem heißen, schwarzen, bitter schmeckenden Getränk nicht vorstellen, es - gar mit Genuß - sich einzuverleiben. Zu stark fühlt man sich erinnert ans heiße Pech, das Kampf- und Foltermittel des Mittelalters.
>
> Die Lage ändert sich um die Mitte des 17. Jahrhunderts. Da wird mit einemmal eine ganze Gruppe bis dahin unbekannter exotischer Stoffe Mode. Im Verein mit der Schokolade, dem Tee und dem Tabak betritt der Kaffee die Bühne der europäischen Genußkultur. Er erscheint an mehreren Stellen zugleich. In einer fast strategischen Umfassungsbewegung breitet er sich aus: im Süden tritt er zuerst in den Zentren des Levantehandels auf, Venedig und Marseille, im Norden in London und Amsterdam, den Umschlagplätzen des neuen Welthandels. Von diesen Brückenköpfen aus erobert er schnell das Hinterland. Um 1650 war der Kaffee in Europa weitgehend unbekannt, wurde höchstens als Medikament verwendet. Um 1700 ist er fest etabliertes Getränk, zwar

> nicht der gesamten Bevölkerung, wohl aber der tonangebenden Schichten." (Schivelbusch 1990: 26)

Die höfische Gesellschaft fügte den Kaffee bzw. das Kaffeetrinken als, wie Schivelbusch (1990: 26) es bezeichnet, weiteren Schnörkel ihrer Luxuskultur bei. Nicht das Getränk an sich oder das in ihm enthaltene, zur damaligen Zeit allerdings noch unentdeckte, stimulierende Koffein sei dieser Schicht wichtig gewesen, sondern die Möglichkeiten, die sich in seinem Zusammenhang zur Inszenierung von Luxus, Glanz und Grazie eröffneten. Das teure, kunstvolle Porzellangeschirr und der Mohrenjunge, der das Getränk servierte, waren dem aristokratischen Geschmack weitaus wichtiger als der Genußartikel selber, "so wie im Absolutismus alles von den Formen des Hofzeremoniells bestimmt wird. Die Form verdrängt den Inhalt."

Ähnliches gilt für die Schokolade bzw. den Kakao sowie den Tabak und die Inszenierung des jeweiligen Konsums. Ebenso wie beim Kaffee ließ sich beim Schokoladetrinken mit aufwendigem Geschirr und anderen Ausgestaltungen der Konsumsituation - "zum Frühstück im Boudoir, oft halb im Liegen, eingenommen" (Skrodzki 1990: 20) - Selbstdarstellung betreiben.

Dasselbe gilt auch für den Tabak in jener Periode des 18. Jahrhunderts, in der der Tabak in erster Linie geschnupft wird und dieses Tabak-Schnupfen zu einem kulturellen Phänomen ersten Ranges gerät, das weitaus mehr mit Selbstdarstellung als mit der Substanz Tabak bzw. Nikotin zu tun hat.

> "Wie der Gestus des Schnupfens wichtiger Ausdruck der Selbstdarstellung des Rokokomenschen ist, so ist die Tabatiere fester Bestandteil des Rokokokostüms, wie Zierdegen, Zierstock und Fächer; das Schnupftuch wird erst jetzt gleichfalls künstlerisch ausgestaltetes Dekorationsstück. Zu jedem Anzug hat der kultivierte Rokokomensch die dazugehörige Tabakdose. Im Nachlaß von Heinrich Graf Brühl, dem Direktor der Meißener Porzellanmanufaktur, registriert Boswell über 600 Kostüme mit der gleichen Anzahl dazugehöriger Tabatieren. Neben ihrem Gebrauchswert als Behälter des Schnupftabaks haben die Tabatieren einen hohen Juwelenwert. Sie gehören zu den wertvollsten Juwelen-Objekten des 18. Jahrhunderts und werden deshalb gern als Staatsgeschenke zwischen Fürstlichkeiten ausgetauscht. Eine Tabatiere, die der König von Spanien der Schwester Ludwig XIV. schenkte, soll einen Wert von eineinhalb Millionen Livres gehabt haben.
>
> Aufgrund dieser Bedeutungen ist die Tabatiere auf ähnliche Weise Abzeichen der Aristokratie des Ancien Régime geworden wie später die Zigarre für den Industriekapitalisten. Die Tabatiere im 18. Jahr-

> hundert repräsentiert die rein konsumtive Luxuskultur des höfischen Menschen." (Schivelbusch 1990: 144/157)

Erlangte in der höfisch-aristokratischen Kultur die Form der Konsumtion herausragende Bedeutung, so wird in der bürgerlichen Schicht der vorindustriellen Zeit das Gegenteil, also der Inhalt der neuen Substanzen, und unter ihnen vor allem des Kaffees, bedeutsam.

2.3. Die Ernüchterung des Bürgertums

Für das Europa bis zur Mitte des 17. Jahrhunderts ist der Alkohol eine der wichtigsten Substanzen und spielt eine zentrale Rolle in der vorindustriellen Zeit. Er hat die elementare Funktion eines Getränkes neben dem Wasser (vgl. Bitsch 1987: 209), er ist *das* Genuß- und Rauschmittel, mit dem sich die mittelalterlichen Menschen in Form von Wein und Bier berauschen (Legnaro 1982b: 157), aber gleichermaßen ist Bier auch *das* Nahrungsmittel - neben dem Brot als Hauptnahrungsmittel - der breiten Bevölkerung in Mittel- und Nordeuropa (vgl. Sandgruber 1986: 181f.). Eine englische Familie in England habe, so Schivelbusch (1990: 32), beispielsweise noch im 17. Jahrhundert einen täglichen Pro-Kopf-Verbrauch (die Kinder eingeschlossen) an Bier von drei Litern gehabt. Das Bier wurde getrunken oder in Form von Biersuppe mit Brot-Bei- oder Einlage gegessen. Neben der Nahrungsfunktion hat der Alkoholkonsum in der vorindustriellen Zeit bis in die Neuzeit hinein aber freilich auch Ritualfunktionen. Schivelbusch (1990: 38ff.) beschreibt die Vielfalt der Trinkrituale, die nicht selten mit der Bewußtlosigkeit der Teilnehmer geendet hätten (vgl. auch Bitsch 1987: 209f.).

Im 16. Jahrhundert beginnt sich dann allerdings zunehmend heftige Kritik gegen diese Sitten des Alkoholtrinkens zu regen. Die neuen Anschauungen werden vor allem von den führenden Vertretern der Reformation getragen, können aber, wie Schivelbusch (1990: 41) vermerkt, im 16. Jahrhundert noch keine bleibenden Erfolge aufweisen:

> "Die zahlreichen Zutrinkverbote, mit denen man dem Wetttrinken den Garaus machen wollte, mußten immer wieder erneuert werden, hatten also offenbar nicht die gewünschte Wirkung. Und die Mäßigkeitsapo-

stel selber waren noch nicht die konsequenten Puritaner, die die calvinistisch-reformierte Kirche seit dem 17. Jahrhundert in Holland und England hervorbringt. Mittelalterliche Lebensfreude und protestantische Ethik vermischen sich noch unlösbar im 16. Jahrhundert in einer Figur wie Luther, der nicht müde wird, gegen den 'Saufteufel' (die Bezeichnung des 16. Jahrhunderts für die Trunksucht) zu predigen, und der zugleich das Wort von Wein, Weib und Gesang prägt, ohne die man sein Leben lang ein Narr bleibe."

Eine wirkliche Änderung der Trinkgewohnheiten sollte erst möglich werden, als zur puritanischen Ideologie materielle Voraussetzungen traten, die die Gesellschaft reif für eine solche Veränderung machten. Diese materielle Basis der Veränderung sieht Schivelbusch einerseits in den Entwicklungen von Gesellschaft und Ökonomie, höheren Anforderungen an die Arbeitsdisziplin, also dem allgemeinen Rationalisierungsschub des 17. Jahrhunderts, andererseits vor allem aber auch in der neuen Gruppe von Getränken (Kaffee, Tee, Kakao), die die alten zu ersetzen in der Lage waren (vgl. auch Bitsch 1987: 211). Dieser Ersatz sei keineswegs nur ein funktionaler gewesen, im Sinne des Durst-Löschens, sondern habe darüber hinaus auch neue Bedürfnisse befriedigt, nämlich die nach Unterstützung von Vernunft und Rationalität, zwei Aspekte, die zu den maßgeblichen Ideologiedogmen des neuen Bürgertums zählten. Diese Funktion der Affinität von Ideologie und Substanz vermögen Kaffee und Tee, aber auch der Tabak zu erfüllen.

> "Die in alkoholischer Benebelung dahindämmernde Menschheit wird mit Hilfe des Kaffees zu bürgerlicher Vernunft und Geschäftigkeit erweckt - so etwa lautet der Tenor der Kaffee-Propaganda im 17. Jahrhundert." (Schivelbusch 1990: 45)

Der Kaffee wird als sinnvoll, hilfreich und nützlich für alle Aspekte des Lebens erachtet. Nicht nur, daß er im Gegensatz zum Alkohol tatsächlich eine stimulierende Wirkung aufweist, er wird auch als Ernüchterer nach Alkoholgenuß betrachtet; er gilt als antierotisierend, als eine Substanz, die die sexuellen Energien vermindere und die daher besonders auch für die zölibatären Priester geeignet sei. Schivelbusch (1990: 47) zitiert darüber hinaus eine von Frauen initiierte Flugschrift gegen den Kaffee, die belegt, wie ernst die damalige Zeit solcherlei, dem Kaffee zugeschriebene Eigenschaften nahm: Man solle bedenken, so der Text der Flugschrift, welche

Unannehmlichkeiten dem weiblichen Geschlecht aus dem unmäßigen Gebrauch "dieses austrocknenden und schwächenden Getränks" in sexueller Hinsicht erwachsen könnten und es wird unverhüllt die Befürchtung geäußert, daß der Kaffee die Männer "so unfruchtbar macht wie die Wüsteneien, aus denen diese unglücksselige Frucht kommt" (vgl. auch Sandgruber 1986).

Gleichwohl wird der Kaffee zu *dem* Getränk des puritanisch-asketischen bzw. protestantischen Bürgertums, kommt er mit seiner stimulierenden Wirkung doch dessen ideologischen Idealen von Nüchternheit und Enthaltsamkeit sehr entgegen. Wie Schivelbusch (1990: 50) ausführt, ist vor allem auch der Zeitpunkt der breiteren Aufnahme des Kaffees in die europäische bürgerliche Kultur ein weiteres Indiz für diesen Zusammenhang:

> "Das 17. Jahrhundert ist das Jahrhundert des Rationalismus, nicht nur in der Philosophie, sondern in wesentlichen Bereichen des materiellen Lebens. Nach rationalistischen Gesichtpunkten ist der absolutistische Staat aufgebaut, der in dieser Periode entsteht. Rationalistisch ist die Arbeit in den neuentstehenden Manufakturen organisiert. Rationalität und Rechenhaftigkeit charakterisieren den bürgerlichen Geist, der hinter all dem steht."

Zudem habe sich der Mensch des 17. Jahrhunderts sowohl in seiner geistigen als auch in seiner körperlichen Haltung vom mittelalterlichen Menschen unterschieden. Der Mensch im Mittelalter habe in aller Regel unter freiem Himmel und zudem körperlich gearbeitet. Der Bürger dagegen sei zunehmend Kopfarbeiter, sein Arbeitsplatz sei das Kontor, seine Körperhaltung das Sitzen. Im Kaffee, so die zentrale These von Schivelbusch, habe sich das alles durchdringende rationalistische Prinzip Eingang in die Physiologie des Menschen verschafft und diesen seinen Erfordernissen entsprechend umgestaltet. "Das Resultat ist ein Körper, der den neuen Anforderungen gemäß funktioniert, ein rationalistischer und ein bürgerlich-fortschrittlicher Körper." (Schivelbusch 1990: 52)

Ähnliche Funktionen für die bürgerliche Kultur übernimmt auch der Tabak bzw. das Tabakrauchen. Auch der Tabak gilt, wie der Kaffee, in der (oben beschrieben, ganzheitlichen) noch an der Säftelehre orientierten Medizin als *trockener* Stoff (im Gegensatz zum *feuchten* Alkohol), der es vermag, Gehirn und Nerven trockener, sprich: klarer und beständiger zu machen und gleichzeitig die erotischen Leidenschaften zu zügeln (vgl. Schivelbusch 1990: 115f.). Obwohl in seiner nervenlähmenden Wirkung (Nikotin ist ein Nervengift) eher dem Alkohol als dem Kaffee verwandt, erlangt der Tabak die Konnotationen von Anregung geistiger Arbeit, angenehmer Beruhigung, gemütlicher Geselligkeit und gesteigerter Konzentration. Schivelbusch (1990: 119) zitiert den holländischen Arzt Beintema von Palma mit den Worten:

> "Einer der studiert, muß notwenig viel Tabak rauchen, damit die Geister nicht verloren gehen, oder da sie anfangen zu langsam umzulaufen, weshalb der Verstand, sonderlich schwere Sachen nicht wohl faßt, wieder mögen erweckt werden, worauf alles klar und deutlich dem Geiste überliefert wird, und er wohl überlegen und beurteilen kann."

Schivelbusch (1990: 122) macht zudem darauf aufmerksam, daß sich die beruhigende Wirkung des Tabaks und die stimulierende des Kaffees im Grunde ausschlössen, daß sie sich aber im Bewußtsein der damaligen Zeit tatsächlich ergänzten. Denn das Ziel, zu dem die beiden Substanzen angewandt worden seien, sei die "Neueinrichtung des menschlichen Organismus unter dem Primat der geistigen Arbeit" gewesen. Dieser Aufgabe der Neueinrichtung hätten Kaffee und Tabak gleichermaßen, allerdings auf ihre je eigentümliche Weise, gedient.

> "Der Kaffee wirkt *positiv*, als Anregungsmittel und Nährstoff des Gehirns. Der Tabak wirkt *negativ*, indem er den Restkörper beruhigt, d.h. seine Motorik auf das Minimum reduziert, das bei geistiger, d.h. sitzender Tätigkeit gefragt und erforderlich ist. Im Rauchen reagiert der geistig arbeitende Mensch die funktionslos, ja dysfunktional gewordenen körperlichen Energien ab, die der vorbürgerliche Mensch in körperlicher Arbeit, auf der Jagd, bei Turnieren usw. los wurde. In diesem Sinne ist das Rauchen Ersatzhandlung. Daß es genußvoll ist, ändert nichts daran. Es sind die alten Lust- und Genuß-Instinkte, die sich hier wie in einem Reservat niederlassen."

Die aufgezeigten Entwicklungen im Bereich der neuen Genußmittel sind weitgehend auf die bürgerliche Schicht beschränkt. Vor allem sind sie auch zunächst noch überwiegend nur für Frankreich und England sowie in gewissem Maße auch für Holland gültig. Ablesen läßt sich dies vor allem an der Herausbildung der institutionellen Manifestation des Kaffees: dem sogenannten Kaffeehaus. Diese neuen Lokaltypen, in denen neben Kaffee auch Tee und Schokolade ausgeschenkt werden, was den nüchternen, nichtalkoholischen Charakter dieser Lokale noch einmal unterstreicht, werden zu den Nachrichtenbörsen und Geschäftszentren des neuen Bürgertums.

Das Ende der 80er Jahre des 17. Jahrhunderts in der Londoner Tower Street von Edward Lloyd eröffnete Kaffeehaus, Lloyd's Coffeehouse, entwickelte sich beispielsweise schnell zu einem Treffpunkt für Kapitäne, Schiffseigner, Kaufleute und Versicherungsagenten, bis es im Laufe des 18. Jahrhunderts zunehmend den Charakter eines Kaffeehauses verlor und sich schließlich zum größten Versicherungsunternehmen der Welt entwickelte, als das es ja auch heute noch bekannt ist (vgl. Schivelbusch 1990: 59ff.). Diese exemplarische Entwicklung von Lloyds zeigt nur, wie wichtig diese Institution, die sich um das mit der bürgerlichen Weltanschauung affine Getränk Kaffee herum entwickelte, für das Bürgertum des 17. und 18. Jahrhunderts und damit auch für die Entstehung des modernen Kapitalismus war. Schivelbusch (1990: 72f.) faßt zusammen:

> "Die Impulse, die seit dem 17. Jahrhundert vom Kaffeehaus ausgegangen sind auf die bürgerliche Kultur, sind so zahlreich und mannigfaltig, daß sie hier nicht annähernd erwähnt werden können. Diesen Einfluß übt das Kaffeehaus als *soziales* Zentrum aus. Es ist im 18. Jahrhundert *das* Lokal der bürgerlichen Öffentlichkeit, ein Ort, an dem das Bürgertum kommerziell wie kulturell neue Formen entwickelt (...) Das Kaffeehaus wirkt als sozialer Ort, als Ort der Kommunikation und der Diskussion, während der Kaffee, der serviert wird, dabei keine erkennbare Rolle mehr spielt. Auf der anderen Seite aber ist das Kaffeehaus seinem Ursprung nach eben dies: Kaffee-Ausschank. Es verdankt dem konkreten Getränk nicht nur den Namen, sondern auch die Existenz."

2.4. Der Merkantilismus und die ersten politischen Verbote

Seit ihrem Bekanntwerden in Europa im 15. und 16. Jahrhundert führten die neuen Genußmittel aber auch zu Kontroversen und Auseinandersetzungen. Wurden sie von einigen als Allheilmittel gegen jedes und alles gepriesen, so zogen andere den medizinischen Wert dieser Substanzen teilweise oder auch gänzlich in Zweifel (vgl. für Frankreich z.B. Maritsch/Uhl 1989: 166). Die neuen Substanzen standen zum Teil aber auch in der Kritik kirchlicher Moralvorstellungen. So vermerkt Hess (1989c: 126), daß z.B. hinter dem ersten Rauchverbot, welches 1575 für die Kirchen in Mexiko erlassen wurde, die moralische Empörung gegen diese heidnische Sitte stand, die die Kirchen zu entweihen drohte.

In Deutschland und Österreich allerdings waren die Verbote von Kaffee und Tabak durch ökonomische bzw. nationalökonomische Gründe, die sich aus der merkantilistischen Wirtschaftsweise ergaben, dominiert. In Deutschland waren hierbei vor allem Kaffee und Tee ins Visier dieser Wirtschaftspolitik geraten. Zwar hatte Deutschland eine den anderen europäischen Ländern vergleichbare Kaffeehauskultur lediglich ansatzweise in den Handels- und Kulturzentren Hamburg (ab 1679) und Leipzig (ab 1694) entwickelt, gleichwohl aber waren bereits Anfang des 18. Jahrhunderts Kaffee und Tee in Deutschland so weit verbreitet, daß sie zu einem gesamtwirtschaftlich relevanten Faktor wurden (vgl. Maritsch/Uhl 1989: 168). Dies war für die deutsche Wirtschaft insofern eine schwierige Entwicklung, als man keine eigenen Kolonien besaß, von denen man die Grundstoffe hätte beziehen können. Der relativ hohe Kaffee- und Teeimport bedeutete einen erheblichen Geldabfluß ins Ausland, und man versuchte daher zu Beginn des 18. Jahrhunderts - zunächst mittels medizinischen Kampagnen - den Konsum dieser Substanzen zu verringern.

> "Die allgemeine Kampagne gegen Kaffee und Tee erwies sich aber als erfolglos. Die Devisenverluste wuchsen weiter an, weshalb die Kampagnen in der 2. Hälfte des 18. Jahrhunderts gesteigert und vereinzelt sogar ausdrücklich Kaffee- und Teeverbote verfügt wurden. Beide Getränke wurden zu undeutschen Getränken erklärt, und der im 16. Jahrhundert so bitter bekämpfte Alkohol wurde wieder zum eigentlichen deutschen Getränk stilisiert." (Maritsch/Uhl 1989: 168)

Friedrich II. warb dafür, doch lieber wieder zur deutschen Biersuppe zurückzukehren, anstatt den für die Volksgesundheit und die Staatsfinanzen schädlichen Kaffee zu trinken. Friedrich Wilhelm, der Bischof von Hildesheim, ging 1768 gar soweit, neben dem Konsum von Kaffee auch den Besitz von Kaffeegeschirr zu verbieten. Wilhelm von Asseburg, Fürstbischof von Paderborn, beschränkte den Kaffeegenuß auf den Adel und die Geistlichkeit und Georg III., Kurfürst von Hannover, versuchte mittels der Verfügung, daß in den Städten nur größere Mengen Kaffees verkauft werden dürften, den Kaffeekonsum indirekt auf die wohlhabenderen Schichten zu begrenzen. Alle diese Maßnahmen führten allerdings nicht zu dem gewünschten Erfolg (vgl. ausführlicher Maritsch/Uhl 1989: 167-169).

Die Lösung des Problems brachte schließlich die Erfindung eines neuen

Getränks, nämlich des in Geschmack und Farbe dem Bohnenkaffee ähnlichen Ersatz-Kaffees, der aus Zichorie hergestellt wurde.

"Die Geschmacks- und Farbähnlichkeit zwischen der Zichorie und dem Kaffee ist seit Mitte des 18.Jahrhunderts bekannt. Zwanzig Jahre später, auf dem Höhepunkt der Agitation gegen den Kaffee, sieht der Hotelier Christian Gottlieb Förster eine Chance für den Ersatzkaffee. Er beantragt und erhält vom preußischen Staat Friedrichs II. ein auf sechs Jahre befristetes Privileg zu Anbau, Verarbeitung und Verkauf des Zichorienkaffees. Die Raison d'etre des Zichorienkaffees findet sich sinnbildlich dargestellt auf der Verpackung, in der er verkauft wird. Man sieht im Hintergrund eine exotische Landschaft und ein Segelschiff mit Kaffeesäcken, im Vordergrund einen einheimischen Bauern, der Zichorie sät bzw. das Schiff mit einer Handbewegung zurückweist. Dazu die Inschrift: 'Ohne Euch gesund und reich!'" (Schivelbusch 1990: 89; vgl. auch Blätter 1990: 221)

Trotz der Ähnlichkeit des neuen Getränks und seiner weiten Verbreitung bleibt sein Konsum zwiespältig, es bleibt Substitut. Der importierte *echte Bohnenkaffee* steht "als Kaffeearistokratie und Sonntagskaffee über dem Ersatzkaffee" (Schivelbusch 1990: 90). Der echte Bohnenkaffee wird zu einem Status- und Rangsymbol, welches bis in die Zeit nach dem Zweiten Weltkrieg wirksam bleiben sollte.

Aber nicht nur in Deutschland waren die neuen Genußartikel Gegenstand wirtschaftspolitischer Maßnahmen. Roman Sandgruber (1984) hat am Beispiel der Tabakpolitik in Österreich (in Österreich gab es, abgesehen von sehr geringfügigen Maßnahmen, keine nennenswerten Versuche, den Konsum von Kaffee zu unterbinden; vgl. Maritsch/Uhl 1989: 167) deutlich gemacht, daß neben Aspekten merkantilistischer Ökonomie vor allem auch herrschaftspolitische Intentionen bei der Politik mit Substanzen zu beachten sind. Bis zum Beginn des 19. Jahrhunderts, so Sandgruber, habe die ländlich-bäuerliche Bevölkerung Österreichs nahezu ausschließlich eine autarke, selbstgenügsame und "damit auch gegenüber den Gefahren einer kapitalistischen Wirtschaftsführung immunisierte Wirtschaftsweise" (Sandgruber 1984: 151) praktiziert. Seit dem 17. Jahrhundert nun drang der Tabak, also eine importierte Substanz, in das bis dahin autark funktionierende Wirtschaftssystem ein. Kaffee, Tabak und andere Genuß- und Luxusgüter der kolonialen und industriellen Zeit

"sind fast ausschließlich nur über den Markt zu erwerben, sie zwingen zur Geldwirtschaft. Sie befördern die kapitalistische Marktwirtschaft.

> Für die geldarme bäuerliche Wirtschaft waren die Ausgaben für Rauchzeug ein entscheidender Posten, ein Zwang. Im Mölltal bedeutete der Tabak neben der Grundsteuer und dem Salz den größten Posten innerhalb der aus dem Tal hinausfließenden Geldausgaben." (Sandgruber 1984: 151)

Die neuen Luxusgüter, allen voran der Tabak, bedeuteten, so Sandgruber (1984: 152), zum einen die Realisierungen der Sehnsüchte der bäuerlichen Bevölkerung und gleichzeitig den Abschied vom autarken, genügsamen, selbstversorgten Leben.

Dieser Entwicklung des Geldabflusses aufgrund des hohen Preises der importierten Güter und der zusätzlichen (Tabak-) Steuern versuchten die Bauern unter anderem dadurch zu begegnen, daß sie anfingen, selber Tabak zu produzieren, um ihn so in die bäuerliche Selbstversorgung einzugliedern. Der Staat seinerseits reagierte hierauf mit der Besteuerung des selbstproduzierten Tabaks und der Monopolisierung des Vertriebs. Dies wiederum empfanden (nicht nur) die Bauern als einen rechtswidrigen Zugriff auf ein Produkt, das sie selber anbauen konnten, und so führten die Besteuerung, das Monopol und die damit verbundenen Verbote des Tabakanbaus sowie die gelegentlich (seit 1651) erlassenen Rauchverbote zu zahlreichen Unruhen in verschiedenen Teilen Österreichs.

> "Der Widerstand richtete sich auf einer anderen Ebene aber auch gegen Bevormundung, Überwachung und Disziplinierung durch einen Staat, dessen Auftreten nicht nur in finanzieller Hinsicht, sondern auch in seiner ordnungspolitischen Funktion als ungerechtfertigte Einmischung empfunden wurde. Hier ging es um die Rauchverbote, die zeit 1651 immer wieder durch den Staat ausgesprochen wurden, zuerst in sehr genereller Art, dann eingeschränkt auf Scheunen, Brücken, Märkte und andere feuergefährliche Lokalitäten. Die sachliche Rechtfertigung dieser Rauchverbote verlor mit dem Rückgang der Holzbauten und mit der Erfindung und Verbesserung der Zündhölzer zunehmend ihren Sinn. Die Verbote wurden immer mehr zum Symbol politischer Unterdrückung. Umgekehrt galt Rauchen in der Öffentlichkeit für die Obrigkeit als Zeichen politischer Aufmüpfigkeit." (Sandgruber 1984: 155)

Wie bewußt die österreichische Regierung mit dem Disziplinierungs- und Herrschaftsfaktor Tabak operierte, zeigt sich daran, daß sie in Zeiten politischer Krisen die Tabakverbote häufig lockerte, um sie nach Beruhigung der jeweiligen Situation neuerlich in gleicher Schärfe in Geltung zu bringen[7] -

---

7 Ausführlichere Beispiele bei Sandgruber 1984: 154-156

ein klassisch anmutendes Beispiel für die Zuckerbrot-und-Peitsche-Politik, die mit Substanzen betrieben werden kann, die aber nur dann wirklich funktioniert, wenn die jeweiligen Substanzen und Mittel im wahrsten Sinne bedeutungsvoll geworden sind.

Wiegelmann (1976: 15f.) sieht die Verbotswellen in der zweiten Hälfte des 18. Jahrhunderts auch im Lichte des fortbestehenden Distinktionsinteresses der Oberschichten. Zwar sei den Mittel- und Unterschichten der oberschichtliche Lebenstil auch aus wirtschaftlichen Gründen verwehrt gewesen, andererseits sei es aber auch erklärtes Ziel der Oberschichten gewesen, die Kennzeichen der ständischen Gliederung zu zementieren. Mit Beginn des 19. Jahrhunderts sei dann die scharfe Ausprägung der ständischen Gliederung entfallen.

3. Der Wandel der Nahrungs- und Genußgewohnheiten im 19. Jahrhundert

Das 19. Jahrhundert gilt nach einhelliger Meinung als die Zeit, in der sich die wesentlichen Veränderungen im Bereich der Nahrungs- und Genußgewohnheiten ereignen, deren Ausläufer sich bis in die heutige Zeit fortsetzen. Die entscheidende Veränderung ist die, daß sich die Nahrungs- und Genußmittel zunehmend auch in den unteren Schichten auszubreiten und durchzusetzen beginnen, d.h. es kommt tendenziell zu einer Demokratisierung des Konsums von Nahrungs- und Genußmitteln. Diese Entwicklung ist begründet durch den zunehmenden Wunsch der finanziell schwächeren Schichten, die Gewohnheiten der Oberschichten zu imitieren. Möglich wird dies freilich erst durch die materielle Basis, die sich mit der sich beschleunigenden Industrialisierung ergibt: Der Beginn der Massenproduktion, die Erfindung neuer Produkte, neue Konservierungstechniken, die Verbesserung der Infrastruktur u.s.w. sind die materiellen Voraussetzungen eines konsequenzenreichen Wandels, der im 19. Jahrhundert zum Teil seinen Ausgang nimmt, zum Teil aber auch bereits vorhandene Entwicklungen fortsetzt.

Dabei ist davon auszugehen, daß das Streben und die Bedürfnisse der Unter-, Ober- oder Mittelschichten nicht zwangsläufig zu bestimmten industriellen oder technischen Innovationen führten, noch jene Innovationen zwangsläufig zu bestimmten neuen Bedürfnissen. Vielmehr ist anzunehmen, daß die jeweiligen kulturellen, ideellen und materiellen Entwicklungen in einem sich gegenseitig bedingenden affinen Verhältnis zueinander stehen.

3.1. Die produktionstechnischen Innovationen

Eine der wichtigsten Innovationen des 19. Jahrhunderts ist der weitreichende Ausbau der nationalen und internationalen Infrastruktur. Vor allem in den Bereichen der Eisenbahn und der Dampfschiffahrt kam es zu einer enormen Zunahme von Kapazitäten. Die Zahl der weltweiten Eisenbahnkilometer z.B. habe sich, so Eric J. Hobsbawm (1977: 387), von 322 im

Jahre 1831 über 8.591 (1841), 38.022 (1851) und 106.886 (1861) auf 235.375 im Jahre 1871 ausgeweitet; 1876 schließlich seien es gar 309.641 Eisenbahnkilometer gewesen. Hobsbawm (1977: 73) stellt daher wohl zu Recht fest, daß das dritte Viertel des 19. Jahrhunderts "in quantitativer Hinsicht den wirklichen Beginn des Eisenbahnzeitalters" markiert. Eine ähnliche Entwicklung nahmen die Kapazitäten der Dampfschiffe: sie stiegen von 32.000 t im Jahre 1831 auf 105.121 (1841), 263.679 (1851), 803.003 (1861), 1.939.072 (1871) und 3.293.072 (1876)[8].

Im Verein mit der neu entstehenden Massenproduktion und den - vor allem für den Nahrungsmittelbereich maßgeblichen - neuen Konservierungstechniken war damit der Grund für einen weltweiten Handel und Warenaustausch, gerade auch mit leicht verderblichen Stoffen, gelegt.

Zwar gab es Konservierung auch in vorindustrieller Zeit, sie beschränkte sich aber im wesentlichen auf Kochen, Einsalzen, Dörren, Räuchern, Bakken u.s.w. im eigenen und für den eigenen Haushalt. Die im Handel befindlichen, beschränkt haltbar gemachten Lebensmittel hätten aber, so Teuteberg (1972: 79), für die breite Volksernährung so gut wie keine Rolle gespielt.

> "Entweder dienten sie dem gehobenen Luxuskonsum kleiner privilegierter Schichten oder aber der Verpflegung von Schiffsbesatzungen, Expeditionen oder Streitkräften unter besonderen Verhältnissen."

Erst das 19. Jahrhundert sollte auf diesem Gebiet "umwälzend neue Methoden" bringen[9].

1681 hatte Denis Papin in London den Dampfdrucktopf erfunden, den sogenannten *Papinischen Topf*. Die erste praktische Anwendung dieser Er-

8 Vgl. ausführlicher Hobsbawm 1977: 71ff.; sowie allgemeiner Schivelbusch (1989: 9-20), der im weiteren Verlauf seines Buches zudem die kulturellen und sozialhistorischen Implikationen und Veränderungen der Eisenbahnentwicklung in Bezug auf den Eisenbahnreisenden anlysiert.

9 Dabei ist freilich der von Treue (1976: 99f.) gemachte Einwand richtig, der Teuteberg dahingehend berichtigt, er meine, wenn er vom Anbruch des Konservenzeitalters im 19. Jahrhundert spreche, "weder den getrockneten und gesalzenen Fisch des Mittelalters, noch die Kartoffel- und Rübenmiete, noch die Pflaumen, Birnen, Äpfel, Kirschen, die im abgekühlten bäuerlichen Ofen getrocknet wurden, nachdem das Brot darin gebacken worden war, noch die eingelegten Eier, noch das Schweinefleisch im eigenen Schmalz in Steintopf, noch die kalt oder warmgeräucherten Fische und so weiter. Sondern er meint im Grunde (...) das Zeitalter der Konserven*dose* oder *-büchse*."

findung zur Konservierung[10], nämlich in diesem Fall dem Erhitzen von Nahrungsmitteln unter Luftabschluß, gelang Nicolas-Francois Appert. Die neue Methode trug daher auch den Namen *Appertisieren* und wurde bereits 1809, so Teuteberg (1972: 80), als das Geheimnis, die Jahreszeiten festzuhalten, gefeiert. "Frühling, Sommer und Herbst würden gleichsam in Flaschen weiterleben."

Nahezu zeitgleich war es 1810 P. Durand gelungen, Nahrungsmittel in Weißblechdosen einzuschließen und haltbar zu machen. In Deutschland begann die Dosen-Konservierung zunehmend ab den 40er Jahren; die ersten Versuche unternahmen die Firmen Daniel Heinrich Carstens (1845) in Lübeck und die Gebrüder Bethmann in Frankfurt am Main. Es folgten die Klempnermeister Pillmann (1850) und Daubert (1860) in Braunschweig.

> "Obwohl Appert in seinen Flaschen und Gläsern schon nahezu alle Nahrungsmittel (Gemüse, Obst, Fleisch, Fisch, Butter, Milch, Bier, Kaffee, Fleischbrühen) bis hin zum 'Fertiggericht' konserviert hatte, beschränkte sich die industrielle Verwertung zunächst fast ausschließlich auf Gemüsekonserven." (Teuteberg 1972: 81)

Vor allem vom Militär wurde die Konserve als Truppenverpflegung im großen Stil eingeführt. In den 70er Jahren gründete man dann in Deutschland "von Reichs wegen eigene Fabriken, die auch unter anderem die berühmte 'Erbswurst' herstellten" (Teuteberg 1972: 81). Dieses aus Erbsenmehl, Speck und Gewürzen bestehende und in darmartige Hülsen aus Pergamentpapier gepreßte Nahrungsmittel wurde fester Bestandteil der berühmten *Eisernen Reserve* und lieferte in Wasser aufgekocht in kürzester Zeit eine stark sättigende Mahlzeit.

Auch der Suppenwürfel bzw. der Fleischextrakt ist ein Kind des 19. Jahrhunderts. Der Fleischextrakt wurde von den Franzosen Proust und Parmentier erfunden und seit ca. 1830 durch das Verdampfen von Fleischbrühe zu Mus produziert. Dieses Mus diente zunächst vor allem als Schiffsproviant

---

10 "Dieser Topf bestand aus Kupferblech und war mit einem Deckel fest verschlossen. Er hatte ein Sicherheitsventil, ein Druckmeßgerät und ein Thermometer, wurde mit Wasser gefüllt und dann erhitzt. Papin entdeckte dabei das physikalische Gesetz, daß bestimmten Drücken auch bestimmte Temperaturen entsprechen. Der "Papinische Topf", in dem auch schon Speisen konserviert worden sein sollen, war damit nicht nur die Grundlage späterer Dampfkessel und Dampfmaschinen, sondern auch der modernen Konserve." (Teuteberg 1972: 79)

und fand interessanterweise ansonsten vor allem in Apotheken als Heil- und Kräftigungsmittel für Rekonvaleszenten Verwendung (Ruf 1987: 178).

> "Als aber Liebig 1857 eine rationelle Darstellung des 'Extractum carnis' im Rahmen seiner Untersuchungen über die Bestandteile des Muskelfleisches lehrte und sein Schüler, der Münchner Arzt und Apotheker Max Pettenkofer (1818-1901), diesen Gedanken in die Tat umsetzte, war eine Fabrikation im Großen möglich." (Teuteberg 1972: 81)

Mit dieser Entwicklung wurden nun die großen Viehherden Südamerikas, Nordamerikas, Neuseelands und Australiens auch für den europäischen Markt interessant und zur potentiellen Nahrungsquelle. Bereits 1864 baute man in Fray Bentos in Uruguay die ersten großen Fleischfabriken, die jährlich bis zu 200.000 Rinder zu Fleischextrakt verarbeiteten. *Liebig's Fleischextrakt*, aus dem die nachfolgenen Fleischbrühen- und Suppenwürfelindustrien hervorgehen sollten, wurde zu einem bekannten Genuß-, Nahrungs- und Würzmittel sowie, wie Ruf (1987: 178f.) hervorhebt, zum ersten *convenience food*[11], das in die Kost der bürgerlichen Küche aufgenommen wurde. Die Entwicklung verlief so rasant, daß es bereits 1870 das erste spezielle Kochbuch zur neuen industriellen Fleischbrühe gab (vgl. Teuteberg 1972: 82)[12]. Carl Heinrich Knorr begann Anfang der 70er Jahre, fabrikmäßig abgepackte und präparierte Mehle aus Grünkern, Erbsen, Linsen u.s.w., die zur Suppenzubereitung im Haushalt gedacht waren, unter der Schutzmarke *Bienenkorb* in den Handel zu bringen.

> "Seit 1875 gab es dann Hülsenfruchtmehle mit getrockneten, gemahlenen Gemüsen und Gewürzen, und seit 1882 standen - in Beuteln - 'gekochte Hülsenfruchtmehle, Erbsen-Linsen-Bohnenmehl sowie Patent-Sparsuppen unter der Marke Victoria..., dann Grünkernextrakt und Topioca-Julienne', letztere eine vorpräparierte, industriell vorgefertigte Suppe nach französischem Geschmack, zur Verfügung." (Ruf 1987: 180)

Aber noch eine weitere Erfindung trug zum ökonomischen Anschluß der fleischreichen Überseegebiete bei: die Kältemaschine. 1877 gelang erstmals der Schiffstransport von Gefrierfleisch: Die Besatzung des Schiffs

---

11 Convenience food ist die Bezeichnung für zuhause oder unterwegs schnell zuzubereitende Gerichte oder Teile von Gerichten, also für Fertiggerichte im weiteren Sinne.

12 Nach Ruf (1987: 179) werden in einem von Johann Rottendörfer publizierten Kochbuch bereits 1866 Fleischsuppen mit Liebig's Fleischextract zubreitet.

'Paraguay', ausgerüstet mit Carréschen Ammoniak-Absorptions-Kältemaschinen, fror in Argentinien 5500 Hammel mit einem Gewicht von 80 t an Bord ein und landete sie in einwandfreiem Zustand nach sieben Monaten in Le Havre an. Immer größere Mengen von Gefrierfleisch erreichten nun über die Ozeane Europa (vgl. ausführlicher Strahlmann 1976: 199f.).

Weitere konsequenzenreiche Neuerungen brachte die ebenfalls im 19. Jahrhundert sich etablierende (Lebensmittel-) Chemie und -Technologie: Lebensmittel-Zusatzstoffe zur Konservierung von Lebensmitteln (z.B. Benzoesäure, Zimtsäure, Salicylsäure etc.), zur Färbung (von Wein, Konfitüren, Limonaden u.s.w.) und zur Bleichung (von Mehl, Zucker). Zahlreiche künstliche Aromastoffe, wie etwa das Vanillin, wurden erfunden. 1878 entdeckte Konstantin Fahlberg den künstlichen Süßstoff Saccharin, der industriell in solchen Mengen produziert werden konnte und auch produziert wurde, daß man seine Gewinnung 1898 zum Schutz der Rübenzuckerherstellung, im übrigen auch eine der entscheidenden Innovationen des 19. Jahrhunderts, in Deutschland zeitweise verbot (vgl. Strahlmann 1976: 200ff.).

Die Reihe der neuen Nahrungs- und Genußmittel sowie neuer Verarbeitungstechniken ließe sich noch beliebig fortsetzen. Es wäre zu sprechen von der Erfindung des löslichen Kaffees, der industriell produzierten Schokolade, der Margarine, des Kunstweins, des Kunsthonigs, der Verbesserung der Branntweinherstellung u.s.w. Ich will diese Reihe aber hier zunächst beenden und mich stattdessen etwas eingehender der Entwicklung zweier Substanzen zuwenden, die in der vorliegenden Arbeit besonders interessieren: Heroin und Kokain.

Denn die durch neue technische und chemische Verfahren möglich gewordenen Extraktionen, Konzentrationen, aber auch die künstliche und synthetische Nachstellung und Herstellung von Substanzen sind nicht nur auf Nahrungs- und Konservierungsmittel sowie auf Zusatzstoffe beschränkt, sondern interessieren vor allem auch in bezug auf die heute illegalen Genuß- und Heilmittel.

So fällt z.B. sowohl die Entdeckung des Morphins als auch die Erfindung des Heroins, die beide mehr oder weniger aus Opium gewonnen werden, ins 19. Jahrhundert. Opium hat eine lange Geschichte als Heil-, aber auch als Genußmittel. Nach Selling (1989b: 276f.) reicht seine Anwendung zurück bis ins 4. Jahrtausend v.Chr.; sowohl bei den Sumerern als auch etwas später in der assyrisch-babylonischen Kultur kannte man die Wirkungen des Mohnsaftes. Um das Jahr 1000 n.Chr. genoß das Opium bereits im ganzen islamischen Raum allgemeine Wertschätzung. Nach Zentraleuropa sollte es allerdings erst gegen Ende des Mittelalters gelangen, erlangte aber nun recht schnell - in den unterschiedlichsten Zusammensetzungen und Mischungen - einen überragenden Ruf als Medizin (vgl. ausführlich z.B. Selling 1989a: 3ff. und 1989b: 276ff.; Seefelder 1990: 7-131; Schmitz 1982). Das 19. Jahrhundert schließlich brachte die Isolierung der wirksamen Alkaloide des Opiums: 1804 entdeckte Friedrich Wilhelm Sertürner als erster die Mekonsäure, aus der er im Anschluß das Opiumalkaloid Morphin extrahierte und in den folgenden Jahren noch weitere Alkaloide. Erst mit einer weiteren Erfindung allerdings, nämlich der der Injektionsspritze durch Pravaz im Jahre 1864, sollten diese Alkaloide - und allen voran freilich das Morphin - entscheidende Beachtung in der europäischen Heilkunde finden, wurde doch durch diese Applikationsform die Wirkung des "konzentrierten Opiums" noch einmal intensiviert und beschleunigt.

> "Subkutan gespritztes Morphium entfaltete eben viel schneller die gewünschte Wirkung - insbesondere bei der Schmerzeindämmung - als Opiumtinkturen, die oral eingenommen oder auf die Haut aufgetragen werden." (Selling 1989b: 276)

1874 schließlich gelang dem Engländer C.R.A. Wright, im Rahmen einer Konstitutionsaufklärung des Morphinmoleküls, erstmals die Acetylierung des Morphins und damit die Erfindung des Diacetylmorphins. Noch im Jahre 1874 war von F.M Pierce, 1890 dann von Dott und Stockman, die Substanz an Kleintieren untersucht worden; sie wurde allerdings nicht zur Anwendung am Menschen empfohlen. Die weiteren Entwicklungen beschreibt der wohl kompetenteste Kenner der Heroingeschichte, der Biologe und Arzt Michael de Ridder (1991: 19), folgendermaßen:

> "Für die Re-Synthese der Verbindung (Diacetylmorphin, H.S.-S.) und erfolgreiche Vermarktung unter dem gesetzlich geschützten Warenzeichen HEROIN durch die Farbenfabriken vorm. FRIEDR.BAYER & CO. waren zwei Umstände von überragender Bedeutung. Einerseits wollte das Unternehmen, das seit 1889 auch Arzneimittel (z.B. Phenacetin) herstellte, an dem von KNOLL, MERCK und C.H.BOERINGER SOHN beherrschten lukrativen Alkaloidgeschäft partizipieren.

Andererseits arbeiteten damals in Deutschland zahlreiche Chemiker an der Herstellung billigerer und besser verträglicher Ersatzmittel für schon bekannte, jedoch zu teure oder nebenwirkungsreiche Arzneimittel, besonders aus der Gruppe der Alkaloide (z.B. Chinin, Morphin). Bei der Suche nach solchen Mitteln hatte sich das von dem BAYER-Chemiker Hoffmann ausgearbeitete Verfahren der Acetylierung, das die Farbenfabriken als 'Veredelung' bezeichneten und H. Merck eine Methode der 'Entgiftung' vieler Naturstoffe nannte, so sehr bewährt, daß unter deutschen Chemikern der Jahrhundertwende eine regelrechte 'Acetylierungs-Manie' grassierte. Ihre bedeutendsten Erfolge bestanden in der Synthese von Aspirin und Heroin."

1898 wurde Diacetylmorphin unter dem Handelsnamen Heroin auf den Markt gebracht, zunächst für Erkankungen der Atemwege und der Lunge, wenig später für über 30 weitere Indikationen, wie etwa zur Behandlung von Schluckbeschwerden, gynäkologische Erkrankungen, Magenkrebs, Depressionen, multiplen Sklerose u.s.w. (vgl. ausführlicher de Ridder 1991: 20ff.).

Ein anderes Beispiel für die im 19. Jahrhundert aufkommende Potenz der Chemie- und Pharmaindustrie ist die Entdeckung des Kokains. Die Coca-Pflanze ist spätestens seit dem 17. Jahrhundert in Europa bekannt und ihre stimulierende Wirkung, die man bei den südamerikanischen Indios beobachtet hatte, wurde auch den Europäern empfohlen (vgl. z.B. Joel/Fränkel 1924: 9ff.). 1787 riet DaAntonio, ein Jesuit, dazu, statt Tabak und Tee vermehrt Coca einzuführen, und der Arzt Da Pedro plädierte dafür, Coca zum festen Bestandteil von Schiffsvorräten zu machen. Allerdings führten solche und ähnliche Empfehlungen noch zu keinem nennenswerten Interesse. Dies sollte sich in der zweiten Hälfte des 19. Jahrhunderts ändern, als Gaedecke ein Extrakt der Coca-Pflanze gelang, "vermutlich eine Alkaloidmischung" (Gunkelmann 1989b: 359; vgl. ausführlich auch Reinarman 1979: 226f.). Albert Niemann isolierte dann 1860 das Hauptalkaloid der Coca-Pflanze und gab ihm den Namen Kokain (vgl. Schmidbauer/vom Scheidt 1987: 189). In den folgenden Jahren begann der Siegeszug des Kokains als Heil- und Genußmittel. 1863 ließ sich der korsische Chemiker Angelo Mariani seinen *Vin Mariani* patentieren, eine Zubereitung aus Cocablätterextrakt und Wein, "die nicht nur zu einem beliebten Getränk, sondern auch zu einer häufig benutzten Medizin wurde" (Gunkelmann 1989b: 359; vgl. Reinarman 1979: 227; Cohen 1985: 2). 1878 verkündete W.H. Bentley die erfolgreiche Anwendung von Kokain bei Morphiumsucht, eine

Therapie, bei der Morphium schrittweise durch Kokain ersetzt wurde. 1884 wurde Kokain, nach tierexperimentellen Untersuchungen, erstmals als Lokalanästhetikum am Menschen angewendet. Es sollte vor allem in der Augenheilkunde zu einem der wichtigsten Lokalanästhetika werden (vgl. Büch/Rummel 1987: 490)[13]. Seit 1884 experimentierte auch Sigmund Freud mit dem neuen Alkaloid (vgl. Reinarman 1979: 227f. sowie ausführlich Schmidbauer/vom Scheidt 1987: 663-714), und 1886 stellte J.S. Pemperton, ein Pharmazeut aus Georgia, einen Sirup bzw. Extrakt her, "der die Bestandteile Kokain, Koffein und Kola-Nuß enthielt und mit Sodawasser gemischt getrunken wurde. Coca Cola, so hieß das neue Getränk, wurde als soft-drink mit heilenden Qualitäten angepriesen" (Gunkelmann 1989b: 360; vgl. auch Voigt 1985: 22; Hafner/Taylan 1988: 33ff.). Neben diesem wohl bekanntesten Getränk und dem oben genannten Vin Mariani produzierte man auch andere kokainhaltige Tonika, Softdrinks, Weine sowie Nasensprays, Pastillen, Zigaretten u.s.w.

Allerdings sollte das Kokain als Lebens- und Genußmittelzusatz mit Beginn des 20. Jahrhunderts nach und nach verschwinden, und wurde schließlich, wie auch das Heroin, weltweit verboten[14].

Wie deutlich geworden sein dürfte, ist das 19. Jahrhundert und vor allem die zweite Hälfte dieses Jahrhunderts die Zeit der wegbereitenden materiellen, d.h. chemischen, technologischen, infrastrukturellen Innovationen und Entwicklungen im Nahrungs- und Genuß-, aber auch im Arzneimittelbereich. Die Entwicklungen im Bereich psychoaktiver Substanzen, also der heute sogenannten (illegalen) Drogen, nehmen hierbei keineswegs eine Sonderstellung ein, sondern sind eingebunden in den gesamten Bereich der Entwicklung der Be- und Verarbeitung, der Konzentration und der Extraktion von Substanzen und Mitteln.

---

13 Aber auch die verschiedensten anderen Leiden glaubte man mit Kokain kurieren zu können. Gunkelmann (1989b: 360) faßt zusammen: "Es wurde angepriesen zur Linderung von Wehenschmerzen, bei Keuchhusten, Angina, Syphilis, Schnupfen, Heiserkeit, Asthma und Zahnextraktionen, bei Kindern zur Behebung von Magen- und Darmkrankheiten. Auch alle Arten von Erschöpfungszuständen und nervösen Beschwerden, Menstruationsschmerzen, Magenstörungen, Seekrankheit, Schwangerschaftserbrechen wurden mit Kokain behandelt und immer wieder wurde seine Wirksamkeit bei der Entwöhnung von Morphium und Alkohol gelobt."

14 Wir werden unten noch ausführlicher hierauf zu sprechen kommen.

3.2. Konsumgewohnheiten und Sozialstruktur

Das 19. Jahrhundert brachte tendenziell eine Demokratisierung der Nahrungs- und Genußgewohnheiten. So richtig diese Aussage ist, so sehr muß sie allerdings dahingehend relativiert werden, daß es sich während des 19. Jahrhunderts tatsächlich nur um eine Tendenz handelte. Zum einen waren die Unterschiede zwischen den einzelnen Sozialschichten immer noch beträchtlich, andererseits aber auch die Unterschiede zwischen den einzelnen Familienmitgliedern. So bekam z.B. der Mann als Haupternährer immer den Löwenanteil der Kalorien zugeteilt, während Frauen und Kinder in der Regel wesentlich schlechter lebten (vgl. hierzu Teuteberg 1976: 287). Neben Schichtzugehörigkeit und Familienstatus spiegelten sich in den Nahrungs- und Genußgewohnheiten vor allem auch regionale und nationale Unterschiede. Es ist in dieser Arbeit nicht möglich, auf alle diese variierenden Aspekte von Ernährung und Genuß einzugehen, es muß genügen, die groben Entwicklungen zu skizzieren.

3.2.1. Nahrungsgewohnheiten

Die wichtigste Veränderung des 19. Jahrhunderts liegt nach übereinstimmender Meinung der Ernährungswissenschaftler in der Überwindung der Hungersnöte in Europa. Auch wenn die Lebensmittelkonserve erst im 20. Jahrhundert zu einem Volksnahrungsmittel und damit auch für die finanziell schwachen Schichten in breitem Umfang erschwinglich und verfügbar wurde (Treue 1976: 112f.), so ist doch nicht zu leugnen, daß die produktionstechnischen und -wissenschaftlichen Innovationen des 19. Jahrhunderts die Versorgung mit Nahrungs- und Genußmitteln entscheidend verbesserten. Wesentlich für die Sicherstellung der Ernährung sind drei Faktoren, die von Teuteberg (1972: 72f.) folgendermaßen zusammengefaßt werden:

> "a) durch die 'Agrarrevolution', d.h. durch eine in der Geschichte der Landwirtschaft einmalige Produktivitätssteigerung infolge des Übergangs zur Fruchtwechselwirtschaft, zu künstlicher Düngung und Mechanisierung sowie neuer Bodenverteilung infolge der Agrarreformgesetzgebung,
>
> b) durch die 'Transportrevolution', d.h. in diesem Fall durch die Erschließung des Übersee- und Eisenbahnverkehrs für den Nahrungs-

> transport im großen (seit 1850 etwa waren die überseeischen und osteuropäischen Agrarstaaten zunehmend in der Lage, mit Getreide- und Fleischüberschüssen jederzeit Nahrungslücken zu schließen, bis dann das billige amerikanische Getreide sogar einen Preissturz in Deutschland veranlaßte und zu Agrarkrise und Schutzzoll führte!),
>
> c) durch die Revolutionierung der vorindustriellen Konservierungsmethoden, die erstmals in der Geschichte Lebensmittel länger haltbar und transportfähig machte, ohne das diese an Geschmack oder Bekömmlichkeit verloren."

Durch die zunehmende Industrialisierung und die produktionstechnischen Innovationen im Bereich der Nahrungs- und Genußmittel wurde aber nicht nur die Ernährung sichergestellt, sondern diese Entwicklungen ließen gleichzeitig auch neue Bedürfnisse entstehen. Dabei war die expandierende Nahrungs- und Genußmittelindustrie beides: Motor und Profiteur dieser Entwicklungen.

Die sich im 19. Jahrhundert zunehmend beschleunigende Verstädterung und Industrialisierung führte zu der Situation, daß immer mehr Menschen ihre Nahrung nicht mehr selbst produzierten, sondern sich diese Nahrungs- und Genußmittel mit Geld, also über den Markt, beschaffen mußten. Diese Entwicklung bereitete den Boden für eine industrielle Massenernährung.

> "Der Mensch entglitt immer mehr den traditionellen diätetischen Regeln und damit philosophisch-religiös-ständisch motivierten Normen für die Nahrungsaufnahme und wurde ein prinzipiell frei seine Kost wählendes Individuum, das seinen Geschmack bei der Nahrungsauswahl ausschließlich nach Einkommenslage, regionaler Umgebung, sozialem Prestige und kommerzieller Werbung auszurichten begann." (Teuteberg 1972: 27)

Die zunehmende Kommerzialisierung der Ernährung und die Versorgung über den Markt, das Abwandern ländlicher Bevölkerung in die Städte, die industrielle Massenernährung u.s.w. führte zu einem Diffusionsprozeß der Konsumgewohnheiten zwischen den oberen und unteren Schichten, freilich aber auch zwischen Stadt und Land. Bei den Diffusionsprozessen zwischen Stadt und Land spielten wohl vor allem die sogenannten Arbeiterbauern eine entscheidende Rolle. Zwar waren sie noch der traditionalen Kost verbunden, weil ihnen die Landwirtschaft zur Selbstversorgung diente, aber das aus der Lohnarbeit anfallende Geld bot ihnen doch die Möglichkeit zum Einkauf von Luxusgütern, und dazu gehörten, wie Wiegelmann (1976:

14) ausführt, vor allem Kaffee, Zucker, Frischfleisch und bürgerliches Tischgeschirr.

> "Die eintönige Arbeit, denen die Männer Tag für Tag nachgingen, ließ ein spezielles Abwechslungsbedürfnis entstehen, jene Leckerhaftigkeit, die R.Braun für die Textilarbeiter so einprägsam schilderte.
>
> Daher standen die Mahlzeiten der Arbeiterbauern in einer echten Spannung zwischen traditioneller, langfristiger Planung und den Möglichkeiten und Reizen raschen Wechsels. Die Anstöße zur Übernahme von Novationen wurden durch das ihnen eigene Kontaktfeld vermehrt. Sie hatten täglich Kontakt mit städtischen Arbeitskollegen, Besuchskontakte zu ihren städtischen Verwandten, anderseits hatten die Ehefrauen vielfach durch das 'Dienen' in bürgerlichen Haushalten einen festen Begriff von der bürgerlichen Küche bekommen." (Wiegelmann 1976: 14f.)

Diese Diffusionsprozesse spielten sich auch in der Schicht der besitzlosen Arbeiter ab. Man versuchte die Gewohnheiten der Oberschichten zu imitieren, war aber aus finanziellen Gründen hierzu meist nicht in der Lage. Die Nahrungs- und Genußmittelindustrie ermöglichte diesen Schichten eine Imitation anderer Art, und zwar durch Surrogate. Diese Stoffe erlaubten es, die Kolonialwaren, die sich zwar im Zuge der 'Transportrevolution' verbilligt hatten, aber für die Unterschichten häufig immer noch viel zu teuer waren, zu ersetzen. Das 19. Jahrhundert sei, so Wiegelmann (1976: 16), wie sonst keines eine Zeit der Surrogate gewesen. Zichorienkaffee und andere Kaffee-Ersatzstoffe hätten es den finanziell schwachen Schichten erlaubt, die von den Oberschichten betriebene Sitte des Kaffeetrinkens auf billige Art nachzuahmen. Ein anderes industriell gefertigtes Surrogat war z.B. der Buttetersatz Margarine, "der den Haushalten der Arbeiter gegen Ende des 19. Jahrhunderts Fett lieferte" (Wiegelmann 1976: 16).

Alles in allem bleibt es im 19. Jahrhundert also noch bei einer schichtspezifischen Ernährung. Während die Oberschichten von den konservierungs-, produktions- und transporttechnischen Neuerungen in Form von Differenzierung und Verfeinerung der Lebensmittel sowie der Unabhängigkeit von der Jahreszeit durch konservierte Lebensmittel u.s.w. qualitativ und quantitativ profitierten, erfuhren die Unterschichten zwar in quantitativer Hinsicht eine Verbesserung und Sicherstellung ihrer Ernährung, in qualitativer Hinsicht zeichnete sich diese aber zunächst noch durch eine heute kaum vorstellbare Monotonie aus. Ihre Speise war dominiert durch eine geringe

Anzahl von Surrogaten und vor allem durch die 'Notspeise' Kartoffel. Diese Situation wird zutreffend auch als die Dreiheit des Pauperismus *Kartoffeln, Brot und (Zichorien-)Kaffeebrühe* bezeichnet. Wiegelmann (1976: 17) resümiert daher zurecht für weite Teile des 19. Jahrhunderts, daß die Nachahmung eines oberschichtlichen Lebensstils durch die eintönige Not- und Surrogatkost eher zu einer Vertiefung der sozialen Gegensätze geführt hätte. Erst gegen Ende des 19. Jahrhunderts sei es schließlich "durch die Übernahme zentraler Kulturzüge zu einer Annäherung von Arbeiter- und Bürgerkost" gekommen. Die schichtspezifische Partizipation an den lebensmitteltechnischen Innovationen im 19. Jahrhundert veranlaßt Teuteberg (1972: 92) zu einer Differenzierung in fünf Kosttypen:

" a) Die frei gewählte Kost der Oberschichten.

b) Die Kost des städtischen Handwerkers, kleinen Angestellten und Beamten sowie besser gestellten Facharbeiters.

c) Die Kost des selbstständigen Bauern, Fischers, Tagelöhners und Gesindes.

d) Die Kost des ländlichen Heimarbeiters und Handwerkers mit Nahrungsmittelproduktion

e) Die Kost des von der Naturalwirtschaft völlig losgelösten großstädtischen einfachen Lohnarbeiters."

Diese Lebens-, Arbeits- und Ernährungsverhältnisse stehen auch in engem Zusammenhang zu den Genußgewohnheiten, vor allem der unteren Schichten, die sich ihr Leben buchstäblich zu versüßen suchten.

3.2.2. Genußgewohnheiten

Die Industrialisierung des 19. Jahrhunderts brachte neben dem Wandel der Nahrungsgewohnheiten auch Veränderungen der Genußgewohnheiten mit sich, wobei sich allerdings diese beiden elementaren Funktionen häufig gegenseitig ergänzten. Das eindringlichste Beispiel in diesem Zusammenhang ist der Zucker. Bis zu Beginn des 19. Jahrhunderts war der Zucker in Europa eine importierte Kolonialware und damit ein ausgesprochenes Luxus- und Prestigeprodukt der obersten Schichten. Selbst die Geschmackserfahrung *süß* war den meisten Menschen unbekannt.

"Auch der einzige heimische Süßstoff, der Honig, war für die meisten Menschen zu teuer, während der Zucker, der aus dem indisch-arabischen Raum importiert werden mußte, mit der Apothekerwaage abgewogen wurde." (Sandgruber 1986: 175; vgl. auch Teuteberg 1976: 274)

Dies änderte sich, als zu Beginn des 19. Jahrhunderts die Experimente mit Zuckerrüben, die von Andreas S. Marggraf und seinem Schüler Franz C. Achard unternommen wurden, zu ersten wirtschaftlichen Erfolgen führten und schließlich der europäische Rübenzucker zu einem langfristigen und beträchtlichen, aber erst in der zweiten Hälfte des Jahrhunderts durchschlagenden Verfall des Zuckerpreises führte, so daß er nun auch für die finanziell schwächeren Schichten erschwinglich wurde. Bis dahin hatte man in den Unterschichten zu einer Art Zuckerersatz gegriffen bzw. zu einem Abfallprodukt der Zuckerherstellung: dem nicht mehr kristallisierungsfähigen Sirup, "der sowohl bei der Rohr- wie bei der Rübenzuckerproduktion als 'lästiges Nebenprodukt' anfiel" (Teuteberg 1976: 274).[15]

Der Zucker war in zweierlei Hinsicht eine Substanz der Industrialisierung. Zum einen eigneten sich Süßigkeiten besonders gut für eine industrielle Massenproduktion, zum anderen erlangten diese in der zweiten Hälfte des 19. Jahrhunderts eine herausragende Funktion für die Arbeiter, die in eben dieser, immer mehr Bereiche erfassenden industriellen Massenproduktion tätig waren:

"Während Zucker im bäuerlichen Haushalt noch lange ein sparsam verwendetes Gut blieb, gewann er für die Arbeiterschaft in mehrfacher Hinsicht Bedeutung, als Nahrungsmittel, als Statussymbol, wenn auch innerhalb eines höchst beschränkten Warenkorbs, und als stimulierendes Genußmittel, das im langen, monotonen Arbeitstag willkommene Unterbrechung brachte: das Zuckernaschen, von Außenstehenden vielfach als Verschwendung mißverstanden, wurde zur zeittötenden Droge des Industriealltags." (Sandgruber 1986: 181)

Diese Zeittöterfunktion, die gelegentlich auch als die *Leckerhaftigkeit* (Wiegelmann 1972: 249) der Arbeiter beschrieben wird, wird z.B. auch von

---

15 "Der Sirup ist, überspitzt formuliert, der erste Schritt ins Zeitalter des Zuckers gewesen. Im linksrheinischen Gebiet, wo sich unter Förderung Napoleons I. der Zukkerrübenanbau besonders breitgemacht hatte, spielte das 'Rübenkraut' als Zuckerersatz eine beträchtliche Rolle, da es bis zu 60 v.H. billiger als der Zucker war. Im Bericht der Kölner Handelskammer von 1863 wurde der Sirup in Verbindung mit dem Brot als ein Hauptnahrungsmittel der ärmeren Bevölkerung bezeichnet." (Teuteberg 1976: 274)

Teuteberg (1976: 276) bestätigt[16], der aber gleichzeitig ausführt, daß dem Zucker vor allem auch die Rolle eines Ersatznahrungsmittels zukam, da der wünschenswerten Kalorienzufuhr in Form von Eiweiß und Fetten durch die Preise bestimmte Grenzen gesetzt gewesen seien. "Auf eine ökonomische Weise konnte hier das Nahrungsdefizit ausgeglichen werden", denn der Zucker gehörte zu den sehr wenigen Lebensmitteln, die zwischen 1792 und 1913 immer billiger wurden. Der Zucker wurde so mehr und mehr von einem Luxusartikel zu einem alltäglichen Nahrungs- und vor allem auch Genußmittel (vgl. auch Habermas 1990: 128). Um 1900, so Teuteberg (1976: 276), entsprach der Konsum einer vierköpfigen Arbeiterfamilie bereits ziemlich genau dem durchschnittlichen Pro-Kopf-Konsum. Dieser wiederum hatte sich von 2,1 kg im Jahre 1850 über 3,1 kg 1860 auf 12,6 kg im Jahre 1900 vervielfacht[17].

Ein weiteres Nahrungsmittel, daß im 19. Jahrhundert an herausragender Bedeutung gewann, sollte auch für die Genußgewohnheiten - vor allem der Arbeiter - bedeutsam werden: die Kartoffel. Bereits gegen Ende des Mittelalters nach Europa gelangt, gewann diese quasi-exotische Frucht erst seit 1771 an Popularität. Bis zu diesem Datum galt sie als Armen- und Notkost und wurde von den reichen Bauerngegenden mit hinreichendem Kornanbau verschmäht und daher auch kaum produziert. Dies änderte sich, als 1771 die Getreideernte durch ein nasses Jahr mißriet und "vielfach nur die Kartoffel eine Hungersnot abzuwehren vermochte" (Wiegelmann 1972: 236). Die Popularität der neuen Anbaufrucht wuchs so schnell, daß man bereits 1782 darüber diskutierte, ob der übermäßige Kartoffelanbau nicht gar den Verfall des Kornanbaus und einen Ruin der Getreidemühlen nach sich zöge. Bis 1840, so Wiegelmann (1972: 237), hätte sich dann der Kartoffelanbau so allgemein eingebürgert, daß die schlechten Kartoffelernten der vierziger Jahre des 19. Jahrhunderts bereits zu nennenswerten Lebensmit-

16 Ich werde hierauf unten noch ausführlicher eingehen.

17 Für den weiteren Verlauf sei eine Tabelle von Teuteberg (1976: 277) angeführt. Sie enthält den jährlichen Prokopfverbrauch (in kg) an Zucker (ohne Sirup und Melasse) von 1850 bis 1965 in Deutschland:

1850	1860	1900	1910	1938	1950	1955	1959	1962	1965
2,1	3,1	12,6	17,8	25,0	30,8	29,7	30,7	30,7	32,2

telverknappungen führten. Gleichwohl bleibt die Kartoffel eine bzw. die zentrale Speise der Unterschichten. Wiegelmann (1972: 237) faßt zusammen:

> "Obwohl die Kartoffel damals auch in die Mahlzeiten der Wohlhabenden kam, gewann sie entscheidende Bedeutung doch nur bei den ärmeren Schichten. Die in den Gärten und auf den kleinen Akkerstükken leicht zu ziehende und als Speise fast universell zu verwendende Frucht bildet vielfach den Grundbestand ihrer Mahlzeiten, meist mit nur geringen Zugaben (Salz, Fett oder Quark)."

Aber keineswegs nur im Bereich der eigentlichen Ernährung gewann die Kartoffel Bedeutung für die Unterschichten, sondern vor allem im Bereich des Genusses, dies in Form des Kartoffelschnapses. Neben der Verbesserung der Kornbrennerei war es vor allem die allgemeine Verbreitung der Kartoffelbrennerei, die es im ersten Drittel des 19. Jahrhunderts erlaubte, Branntwein erheblich billiger zu produzieren (vgl. Wiegelmann 1972: 237). Es ist eine in der Literatur unbestrittene Erkenntnis, daß diese Verbilligung des Branntweins seit der Mitte des 19. Jahrhunderts einen erheblichen Anstieg des Alkoholgebrauchs in den unteren Schichten ermöglichte (vgl. z.B. Schivelbusch 1990: 160ff.; Roberts 1980: 224ff.; Wiegelmann 1972: 249f.). Während die finanziell besser gestellten Schichten eher edlere und teurere Spirituosen sowie Wein tranken, war der Alkohol-Konsum der Unter-Schichten schon aus finanziellen Gründen auf den billigen Kartoffelschnaps beschränkt (selbst das Bier war in Bayern z.B. für den einfachen Mann zu teuer geworden und zudem von schlechter Qualität; vgl. ausführlicher Roberts 1980: 230).

In der Regel wird dieser steigende Branntweinkonsum der Arbeiter mit der Monotonie ihres Arbeitstages, der Enge ihrer Wohnungen und ihrer schlechten sonstigen sozialen Lage begründet und somit in erster Linie als Eskapismus gedeutet. Der vermehrte Konsum von Branntwein wird daher auch als die *Industrialisierung des Trinkens* (z.B. Sandgruber 1986: 28ff.) bezeichnet, die allerdings verschiedene Ebenen betrifft. Zum einen die eben angesprochene, schlechte Arbeits- und Lebenslage, zum anderen aber freilich auch die Beschleunigung der Berauschung.

> "Der Branntwein brachte die Industrialisierung des Trinkens. Das Phänomen der Beschleunigung (...) war nun auch für diesen Bereich gegeben: eine Berauschung war innerhalb weniger Minuten möglich.

> Die Branntweinerzeugung erfuhr durch die Industrialisierung eine radikale Umgestaltung, seit der Kreis der Rohstoffe (...) erweitert wurde und die Brennereien, die zu Beginn des 19. Jahrhunderts noch durchgehend als Kleinbetriebe geführt wurden, sich zu großen Fabriken entwickelten." (Sandgruber 1986: 29; vgl. auch Roberts 1980: 230)

Auch Schivelbusch (1990: 161/164) sieht die neue Qualität des Branntweins: Der Branntwein sei auf dem Gebiet der alkoholischen Getränke ein ebenso neuzeitliches Produkt wie der Kaffee im Bereich der nüchternen Getränke. Dabei stelle der Branntwein die pharmakologische und soziale Inversion des Kaffees dar.

> "Er schafft in dem Maße neue Qualitäten des Alkoholrauschs, wie der Kaffee neue Qualitäten der Nüchternheit schafft. In der Polarität dieser Wirkungen spiegelt sich wider die Polarität der beiden Klassen, die diese Getränke zu sich nehmen. Der Kaffee ist bürgerlich, der Branntwein proletarisch." (Schivelbusch 1990: 164)

Das Branntwein-Trinken der Arbeiter wies also in mehrfacher Hinsicht eine Verbindung zur Industrialisierung des 19. Jahrhunderts auf. Der vielbeschriebene und sprichwörtlich schnellste Weg, um aus Manchester hinauszukommen, stellte aber nur einen Aspekt bzw. eine Funktion des Branntweintrinkens dar. So diente er z.B., ebenso wie der (Zichorien-) Kaffee, als Mahlzeitengetränk (vgl. Wiegelmann 1972: 330; Roberts 1980: 229), aber auch als Pausengetränk, d.h. als Unterbrechung des monotonen Arbeitstages (vgl. Teuteberg 1972: 75) sowie als Festtagsgetränk, d.h. zur Unterbrechung monotoner Alltagsroutine (vgl. Wiegelmann 1972: 250). Zudem ist der Branntwein in gewissem Umfang - aufgrund des hohen Kaloriengehalts - als Nahrungsersatzmittel gebraucht worden (vgl. z.B. Roberts 1980: 222), aber auch zur bewußten Unterdrückung von Hungergefühlen. Darüber hinaus wurde der Alkoholkonsum (im weitesten Sinne) für die Arbeiterbewegung bedeutungsvoll, als deren politische Treffen zumeist in Wirtshäusern stattfanden bzw. aufgrund der Enge der Arbeiterwohnungen stattfinden mußten. Sandgruber schildert diese Situation eindrücklich für Österreich:

> "Auch wenn auf die Dauer die politische Organisation nicht an die Wirtshausgeselligkeit und den Bierausschank gebunden bleiben konnte, hat doch die Tradition des mit Biergenuß verbundenen Zahlabends sich in der Arbeiterbewegung lange erhalten. Für die machtvollen Demonstrationen der paar liberalen Jahre um 1870 genügten die kleinen Eckbeiseln nicht. Die größten Gasthäuser Wiens, das 'Uni-

versum' am Tabor nahe dem Prater und Schwenders 'Collosseum' im Vorort Fünfhaus, konnten in ihren weiträumigen Sälen und Gartenanlagen kaum die Tausende von Arbeitern aufnehmen, die zu den Versammlungen des 1867 gegründeten Arbeiterbildungsvereins erschienen. Häufig zogen die Versammlungsteilnehmer in geschlossener Ordnung von einem Gasthaus zum anderen. Nach der größten dieser frühen Arbeiterdemonstrationen im Dezember 1869, an der sich rund zwanzigtausend Menschen beteiligten, wurde in militärischer Formation in Achterreihen durch die Mariahilfstraße nach Fünfhaus zum Schwender marschiert. An den Sonntagnachmittagen traf man sich zu organisierten Ausflügen des Arbeiterbildungsvereins in die nähere Wiener Umgebung, die in der Wiener Arbeiterzeitung etwa in folgender Form avisiert wurden: 'Der Arbeiterbildungsverein veranstaltet heute einen Ausflug nach Nußdorf zum Bockkeller (..).' Wenn bei so einem Ausflug über dem Gasthaus das Transparent 'Restauration zur politischen Reife' oder 'Kaffeehaus zum Kommunist' angebracht wurde, so konnte die Polizei das wohl entfernen lassen, war aber gegen die proletarische Demonstration als solche wehrlos." (Sandgruber 1986: 47f.)

Auch Schivelbusch (1990: 177) erklärt, daß das Wirtshaus für die Arbeiterklasse im 19.Jahrhundert ein ebenso wichtiges Lokal gewesen sei, wie es das Kaffeehaus im 17. und 18. Jahrhundert für das Bürgertum war.

Roberts (1980: 222ff.) hat daher den Alkoholkonsum der deutschen Arbeiter im 19. Jahrhundert in drei Kategorien des Konsums bzw. der Konsummotivation oder auch -funktion unterschieden: *instrumentales*, *soziales* und *narkotisches Trinken*. Unter instrumentalem Trinken versteht er hierbei z.B. die Funktionen des Durstlöschens, der Unterdrückung von Hungergefühlen und des Nahrungsersatzes. Lustiges, geselliges und feierliches Trinken, "das an herausgehobenen Punkten des individuellen und familiären Lebenszyklus stattfindet" bezeichnet Roberts (1980: 223) als soziales Trinken, das auf die psychosozialen Wirkungen abzielt.

> "Wenn Alkohol auf diese Weise benutzt wurde, erleichterte er den geselligen Umgang und förderte Solidarität, jedoch hauptsächlich weil der Trinker unter solchen Umständen diese Wirkungen erwartete."

Roberts' dritte Kategorie des narkotischen Trinkens beschreibt den Alkoholkonsum als "psychologische Selbstbetäubung" (Roberts 1980: 223). Hier dominiert das eskapistische Moment im Sinne einer Verarbeitungsstrategie bei Problemen, die mit konventionelleren Mitteln nicht mehr lösbar erscheinen.

Den drei Kategorien des Alkoholkonsums von Roberts können zwei weitere hinzugefügt werden, die in seiner Arbeit zwar durchscheinen, die er aber so nicht benennt: den selbstdisziplinierenden und den disziplinierenden Konsum. Unter Konsum, mit dem man sich selbst diszipliniert, wäre z.B. ein Gebrauch zu verstehen, der es dem Konsumenten erlaubt, sich selbst, z.B. im monotonen Arbeitsalltag, bei Laune zu halten oder sich mittels des Alkohols arbeitsfähiger zu machen, z.B. durch die substanzbewirkte Unterdrückung des Hungergefühls oder ähnliches. Ebenso könnte man den Gebrauch von Alkohol zur Reproduktion der Arbeitskraft bei abendlichem oder geselligem Trinken sowie zur Kompensation von z.B. emotionalen Spannungen unter der Kategorie des selbstdisziplinierenden Konsums anführen. (Ich werde hierauf unten noch ausführlicher zu sprechen kommen.)

Anders gelagert ist die Kategorie des disziplinierenden Konsums. Hier wird der Gebrauch des Alkohols von Dritten (z.B. den Arbeitgebern) initiiert. Wie u.a. Roberts (1980: 230f.) ausführt,

> "fand der Schnaps bei den Unterschichten durch das Trucksystem Verbreitung, als Bestandteil der Verpflegung der Landarbeiter und durch die zweifelhafte Großzügigkeit jener Arbeitgeber, die ihren Arbeitern Schnaps anboten, damit sie lange Arbeitszeiten und schlechte Arbeitsbedingungen leichter ertrügen. Auf diese Weise verdeckte der Branntwein die Lücken in der Ernährung der Armen und gab ihnen ein Gefühl von Wärme, Kraft und Vielfalt, wie ihre kargen und eintönigen Mahlzeiten dies sonst nicht vermochten. Auf dem Arbeitsplatz diente der Schnaps als die Peitsche, die erschöpfte Männer zu neuen Anstrengungen trieb, wenn ihre schlecht ernährten Körper zu versagen drohten. Er wurde deshalb sehr schnell ein zentrales Element in den Arbeitsrhythmen und Nahrungsgewohnheiten ländlicher und städtischer Unterschichten."

Die angenehmen Wirkungen eines solchen Konsums blieben wohl häufig Illusion. Dies bedarf keiner weiteren Ausführungen, ebenso wie die Tatsache, daß sich die Arbeit für einige der Arbeitenden wohl wirklich subjektiv angenehmer darstellte. Freilich aber hatte ein solcher Konsum von Alkohol auch negative Folgen. Nach Roberts (1980: 231) führte er "die Arbeiter in einen Teufelskreis von hohem Alkoholkonsum und unzureichender Ernährung, der häufig seinerseits zu körperlicher Zerrüttung führte."

Die hier aufgeführten Konsumformen sind nun keineswegs nur beim Alkohol wirksam, sondern vielmehr auch bei einer ganzen Reihe anderer Genuß- und Nahrungsmittel. So wurde im 19. Jahrhundert in England (aber ebenso in anderen Teilen Europas und vor allem auch in Amerika[18]) z.B. Opium einerseits als Heil- und Genußmittel konsumiert, anderseits aber auch als billiges Ersatznahrungsmittel. Zudem kam ihm eine nicht zu unterschätzende Funktion als "Disziplinierungsmittel" zu. Scheerer (1982: 19ff.) beschreibt, wie während der industriellen Revolution in England die traditionelle Lebensform der Arbeiter einschließlich des Familienlebens und insbesondere der Kinderaufzucht unter den Bedingungen eines bis zu 16stündigen Arbeitstages nicht mehr aufrecht zu erhalten war.

> "Der häuslichen Reproduktionssphäre beraubt, war es nicht gerade selten, daß die Eltern ihre neugeborenen Kinder töten mußten, da sie sie nicht aufziehen konnten, ohne ihre eigene Existenz zu gefährden. Wo kindliche Bedürfnisse sich mit den Funktionsnotwendigkeiten des Arbeitstages nicht vertrugen, wurden die Kinder mit Opiaten ruhiggestellt." (Scheerer 1982: 20)

Und Berridge/Edwards (1987: 98f.) führen bezüglich der gängigen Opium-Präparate aus:

> "There were local preferences - Atkinson's Infants Preservative, the product of an old-established Manchester firm, was more popular than Godfrey's in the 1840s in Midland towns like Dudley and Sedgley. Claiming a sale of 70,000 bottles a year, it declared itself free of 'pernicious stupefactives, whose basis is laudanum or other opiates', but was in fact a mixture of chalk and laudanum. 'Children's Draught', 'Infants' Quietness', 'Soothing Syrup', 'Nurses' Drops', 'Mothers' Quietness' - the names were legion, but opium the one invariable ingredient of these many different preparations (...) Babies could soon develop tolerance of the drug, and mothers were then tempted to use stronger preparations, including laudanum itself."

Auch in Deutschland war der sogenannte *Mohnschnuller* als "Erziehungshilfe" und Kinderbetreuung nicht unbekannt (vgl. ausführlich Behr 1984: 68ff.).

Sandgruber (1986: 99f.) berichtet, daß z.B. das in den Alpen sehr beliebte Arsen ebenfalls den unterschiedlichsten Zwecken diente. Es war ein von Frauen geschätztes Aphrodisiakum, galt als Kräftigungs- und Verjüngungsmittel ("in kurzen Abständen eingenommene Dosen dieses sehr starken und ätzend metallischen Giftes konnten eine kräftigende Wirkung aus-

---

18 Wir werden hierauf unten noch ausführlicher - im Zusammenhang mit den ersten Opium-Verboten - zu sprechen kommen.

üben und ein blühendes Aussehen verleihen", Sandgruber 1986: 99), es wurde den Pferden zur Leistungssteigerung unters Futter gemischt u.s.w. Sandgruber (1986: 100) beschreibt aber auch jenen Gebrauch, der oben als disziplinierender und selbstdisziplinierender Konsum bezeichnet wurde.

> "Schwerarbeiter konnten die ihnen kurzfristig abverlangten Leistungen oft nur erbringen, wenn sie Reizmittel genossen. Die meisten Arsenesser gab es in der Landwirtschaft, wo es nicht selten vorgekommen sein soll, daß man den Dienstleuten heimlich etwas Arsen in das Essen schüttete, um sie sonderlich in der Erntezeit zu größeren Leistungen zu befähigen. Eisenarbeiter in Donawitz aßen noch nach dem Ersten Weltkrieg Arsen, das sie sich von den Hüttenwänden abkratzten. Fuhrknechte der Fürstenfelder Brauerei übten das Kauen noch nach dem Zweiten Weltkrieg. Aus Wien wurde berichtet, daß Männer, deren Beruf ein blühendes Aussehen notwendig machte (Schauspieler, Artisten und so fort), Arsen zu sich nahmen, ebenso wie die Halbweltlerinnen und Prostituierten, um sich einen üppigen Busen und rote Wangen zu erhalten." (Sandgruber 1986: 100)

Dazu kamen Anwendungen des Arsens als Arzneimittel sowie als Abtreibungshilfe. Der Giftigkeit und Gefährlichkeit des Arsens, über die man sich sehr wohl bewußt war, begegnete man mit Alltagsregeln zur Dosierung, wie etwa der folgenden: "Ein Weizenkorngroß macht rot/ ein Erbsengroß macht tot."

Zusammenfassend kann man sagen, daß sich die Nahrungs- und Genußgewohnheiten der Menschen im 19. Jahrhundert - deren Betrachtung noch um zahlreiche Varianten fortzusetzen wäre - in ihren Funktionen noch sehr stark durchdrangen. Die schlechte Ernährungssituation und die schlechte allgemeine soziale Lage - vor allem der finanziell schwächeren Schichten - führte einerseits dazu, Genußmittel als Ersatznahrungsmittel einzusetzen, anderseits aber auch zur Selbstdisziplinierung (Leistungssteigerung, Kompensation etc.) und zur Disziplinierung.

3.2.3. Die Situationen des Konsums

Es ist herausgearbeitet worden, daß die Nahrungs- und Genußgewohnheiten mit den unterschiedlichsten gesellschaftlichen und sozialen Variablen in Verbindung stehen. Was allerdings bisher noch nicht zur Sprache gekommen ist, sind die Situationen, in denen Substanzen und Mittel konsumiert werden.

Ein entscheidender Aspekt der Situationen des Konsums von Nahrungs- und Genußmitteln ist die Kollektivität dieser Handlung. Diese Kollektivität spiegelt sich in bezug auf Ernährung in Begriffen wie Mahlzeit oder Tischgemeinschaft, in bezug auf den Konsum von bewußtseinsverändernden Substanzen in Ausdrücken wie etwa Trinkgelage oder Symposion (vgl. Marzahn 1983: 115ff.). Diese kollektiven Handlungen sind Teil des alltäglichen und sozialen Lebensrhythmus' der jeweiligen Konsumenten. Bei den Nahrungsmitteln kann dies recht unzweideutig durch beschreibende Zusätze ausgedrückt werden, wie etwa: Frühstück, Mittagessen oder Mittagsmahlzeit, Abendessen oder Abendmahlzeit, Nachtmahl oder Mitternachtsimbiß, Gastmahl, Hochzeitsmahl, Ehrenmahl, Freudenmahl, Trauermahl oder Leichenschmaus, Henkersmahlzeit, Opfermahl etc. (vgl. auch Rath 1984: 131ff.). Aber auch die bewußtseinsverändernden Substanzen und Mittel haben ihre Zeit und ihren sozialen Ort. Nicht nur für unsere heutige, westliche Kultur denke man z.B. an den Aperitif, das Sektfrühstück, den Frühschoppen, den Jubiläums- oder Geburtstagsumtrunk, die Feuerzangenbowle oder den Grog an Winterabenden, den Begrüßungsschnaps, den Morgen- oder Pausenkaffee bzw. die jeweilige Zigarette, den Fünf-Uhr-Tee u.s.w.

Ulrich Tolksdorf (1976) hat ein Schaubild entworfen, welches diese kollektiven Konsumsituationen (in diesem Fall die Ernährungssituation: Mahlzeit) schematisch folgendermaßen beschreibt:

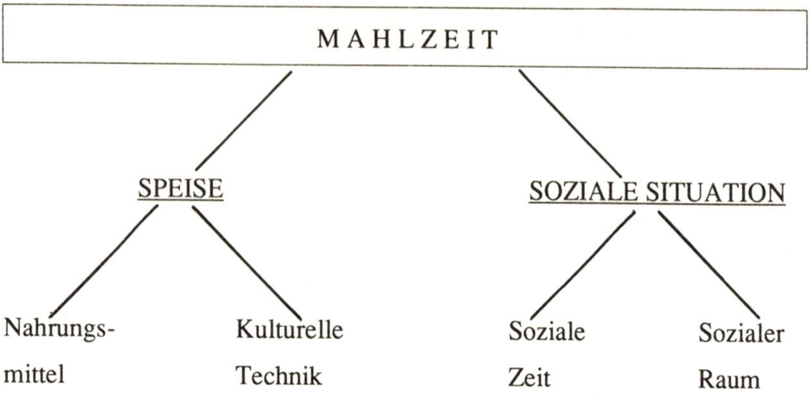

Dabei versteht er unter *Speise* den (Kost-)Komplex, der sich zusammensetzt aus dem jeweiligen pflanzlichen, tierischen oder mineralischen Produkt, welches von der jeweiligen Population als Nahrungs- bzw. Lebensmittel angesehen wird, sowie der jeweiligen kulturellen Technik, mit der es für den menschlichen Verzehr verändert und bearbeitet bzw. zubereitet wird (vgl. Tolksdorf 1976: 76).

Die *soziale Situation*, in der die Speise konsumiert wird, hat eine Zeit- und eine Raumdimension.

> "Unter 'soziale Zeit' (Z) verstehen wir u.a. lebensgeschichtliche Situationen wie z.B. Kindheit, Krankheit, Schwangerschaft, Alter (denen z.B. bei 'Nahrungsmitteln' bzw. 'Speise' Kinder- und Krankenkost entspricht), aber auch z.B. Hunger- und Notzeiten oder bestimmte jahreszeitliche Termine wie z.B. Frühling und Herbst oder Weihnachten und Ostern. Dazu gehören natürlich auch Tages-, Wochen- und Jahresrhythmus, ebenso wie die Zeiten der Arbeit und der Freizeit (...) Dasselbe gilt für den 'sozialen Raum', wo wir den Verzehrsort (...), also z.B. Haus - außer Haus, Gute Stube, Küche, Gastwirtschaft, auf der Straße (Imbiß-Situation), Tischordnung usw. bestimmen. So mag es z.B. bei der Kategorisierung von Situationen wichtig sein, ob der soziale Ort 'Tisch' vorhanden ist oder nicht. Das Fehlen eines Tisches (bei Parties, Picknicks, Stehhallen, Mahlzeiten auf dem Feld usw.) bedeutet einen weitreichenden Verlust von dem, was wir traditioneller-

> weise mit Eßkultur verbinden, da es keine feste Sitz- und Tischordnung, keine Tafelsitten, keine festen Tischpartner und Tischgespräche usw. mehr gibt. Weiterhin hat diese Verzehr-Situation bestimmte Auswirkungen auf Auswahl und Zubereitung der Nahrungsmittel." (Tolksdorf 1976: 80f.; vgl. auch Rath 1984: 135f.)

Die Mahlzeit ist also ein Komplex aus Nahrungsmitteln und kulturellen Techniken sowie vor allem aus (sozialen) Zeiten und Räumen des Konsums. Die Mahlzeit ist also keineswegs nur 'Essen' oder 'Sich-Ernähren', sondern sie ist umwoben und eingebettet in den Lebensrhythmus der Menschen, sie ist Ort von Kommunikation, Interaktion sowie der Entwicklung, Weiterentwicklung und Stabilisierung von Bedeutungen, die die verzehrten Substanzen und Mittel oder die Konsumsituationen als solche betreffen (hierzu auch Douglas 1975: 256ff.). Insofern ist sie immer auch Ausdruck einer bestimmten historischen Situation.

Ebenso ein Schema, wie es von Tolksdorf für Ernährungssituationen konzipiert wurde, läßt sich auch für Situationen, in denen bewußtseinsverändernde Drogen konsumiert werden, entwickeln. Exemplarisch ließe sich dies für die Einnahme von Cannabis folgendermaßen beschreiben:

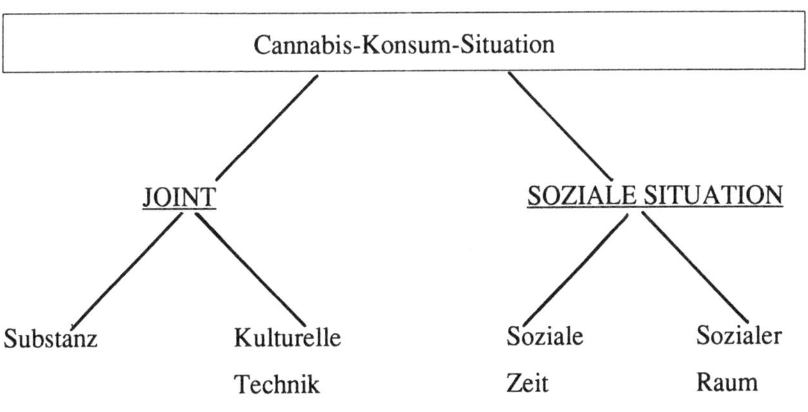

Danach setzt sich die Cannabis-Konsum-Situation zusammen aus dem Joint und der sozialen Situation, in der der Konsum erfolgt.

Der Joint ist dabei jener Komplex, der sich zusammensetzt aus der Substanz (also Cannabisprodukten: dem Harz der weiblichen Hanfpflanze oder ihren Blättern) und der kulturellen Technik, mit der sie für den Rauchvorgang[19] bearbeitet und zubereitet wird.

Die soziale Situation enthält auch beim Komsum von Cannabis eine Raum- und eine Zeitdimension. Dabei müssen diese beiden Aspekte beim Cannabis-Konsum ähnlich gefüllt werden, wie es Tolksdorf für die Ernährungs-Situation konkretisierte. Auch hier spielt die lebensgeschichtliche Situation eine entscheidende Rolle, aber auch die Tatsache, ob es sich um Arbeits- oder Freizeit handelt und ob der Konsum in einem alltäglichen oder festlichen Rahmen stattfindet. Und natürlich interessieren auch der soziale Ort des Konsums und seine Umgebung sowie die am Konsum Beteiligten (also die Konsumgemeinschaft). Diese so beschriebene soziale Situation wird in der Drogenforschung mit den Begriffen *set* und *setting* bezeichnet.

> "Das bedeutet, daß die Wirkung des Konsums sehr stark davon abhängt, was der Konsument hiervon erwartet, in welcher Gemütslage er sich befindet (Set) und was von ihm erwartet wird, wie seine äußere Situation zur Zeit des Konsums gestaltet ist (Setting)." (Quensel 1985: 70; vgl. auch Legnaro 1982a: 98 sowie ausführlich Zinberg 1984))

Auch diese Konsum-Situation bezüglich Cannabis ist ein Ort der Kommunikation und Interaktion, ein Ort, an dem Regeln gelten (vgl. Zinberg 1984: 135ff.), wie sie vor allem früher auch bei der Mahlzeit galten.

Rath (1984: 133) konkretisiert diesen rituellen Rahmen einer Mahlzeit mit einer festgelegten Zeit, der alltäglichen Wiederkehr oder eines bestimmten Anlasses, dem festgelegten Ort, einem festgelegten Personenkreis, bestimmten Vorbereitungen und einem bestimmten Ablauf. Vor allem in früheren Zeiten, aber auch noch heute, gab und gibt es darüber hinaus Regeln für bestimmte Musik, bestimmte Gesprächsthemen, bestimmtes Eßgeschirr sowie seine Handhabung u.s.w.

---

19 Der Cannabisjoint wird geraucht. Andere Einnahmeformen des Cannabis sind Essen (z.B. Cannabisplätzchen) oder Trinken (z.B. Cannabis-Tee). (vgl. zu ausführlicheren Gebrauchsmöglichkeiten des Cannabis: Hai (o.J.): 45ff. und 55ff.)

Neben den je aktuellen, variablen sozialen Gegebenheiten unterliegt das System der Konsumgewohnheiten auch gesamtgesellschaftlichen und kulturellen Wandlungen, die historisch begründet sind. Die Industrialisierung des 19. Jahrhunderts führte zu entscheidenden Veränderungen in diesem System der Konsumsituationen.

Bei der Betrachtung der Veränderungen im Mahlzeitensystem seit dem Spätmittelalter bis zum Beginn des 20. Jahrhunderts müssen drei Aspekte beachtet werden: die Verfeinerung der Tischsitten im weitesten Sinne, die Gemeinschaftlichkeit der Konsumsituation und die Zeitdimension der Mahlzeit.

Die Verfeinerung der Tischsitten seit dem Spätmittelalter (Elias 1976) ist eine unbestrittene Tatsache, zumindest was die Zeit bis zum Beginn des 20. Jahrhunderts betrifft. Diese Verfeinerung der Tischsitten ist Teil der allgemeinen Entwicklung von Verhaltensstandards, die von einem Trend zu größerer Affektkontrolle gekennzeichnet sind. Elias belegt dies neben den Tischsitten auch an der Entwicklung der Toilettenregeln, den Formen der statthaften Sexualität, an der Zulässigkeit des Spuckens und Schneuzens u.s.w. (vgl. auch Habermas 1990: 123f.). Die zunächst vor allem von den Oberschichten getragene Entwicklung der Verfeinerung der Tischsitten war freilich vor allem auch ein Instrument der Distinktion, was zudem durch die zunehmend pompöse Ausgestaltung des Tafelzubehörs (Tischdecken, Servietten, Eßgeräte, Tafelservice), der Speisen sowie die Länge der Mahlzeiten ausgedrückt werden konnte. Teuteberg (1972: 35) veranschaulicht diese Aspekte für das 15. und 16. Jahrhundert:

> "Essen und Trinken standen anders als in der modernen industriellen Gesellschaft nicht unter Zeitdruck, sondern wurden in den Oberschichten prinzipiell gemächlich genossen. Ein Bankett dehnte sich (...) über Stunden aus und umfaßte leicht einen halben Tag. An den häufigen kirchlichen Festtagen und besonders bei Familienfeiern konnten sich die Tafeleien sogar über Tage erstrecken. Das hatte allerdings auch praktische Gründe: die Zahl und der Umfang der Gerichte machte längere Verdauungspausen notwendig; vieles war auch nicht so gut verdaulich wie heute. Die große Schar der Gäste kam manchmal aus einer weiteren Entfernung und konnte bei der Art des mühseligen Verkehrs nicht gleich wieder nach Hause gehen. Die Pausen zwischen den Mahlzeiten und Gängen wurden mit allerlei musikalischen, pantomimisch-theatralischen oder ähnlich unterhaltsamen Darbietungen überbrückt. Die ganz andere gesellschaftliche Wertschätzung eines Gastmahls geht auch daraus hervor, daß an den Ta-

> feleien die Öffentlichkeit als Zuschauer teilnahm. Zwar war man interessiert, auch einige Reste von der Tafel zu erhalten, daneben übte das Essen aber auch als Veranstaltung eine eigene Anziehungskraft aus. Das Essen wurde meist von einer Empore aus beobachtet, wo auch die Musik saß."

Seit dem 17. Jahrhundert wird die neue, vor allem von Frankreich ausgehende Eßkunst zur allgemein gültigen Form des Speisens, die langsam aber stetig in anderen europäischen Ländern übernommen wird sowie in die unteren Schichten diffundiert und von diesen imitiert wird. Die Oberschichten begegnen dieser Nachahmung mit einer fortgesetzen Modifizierung ihrer Mahlzeitensitten sowie mit einer weiteren Variabilität der Speisenzubereitung, um, wie es Teuteberg (1972: 41) darstellt, die Mahlzeit als gesellschaftliches Distinktionsmerkmal zu wahren (vgl. hierzu auch ausführlich Kleinspehn 1987: 153ff.). Die ständige Fortentwicklung der Eßkultur in diesen Jahrhunderten vor der Industrialisierung habe daher ihren eigentlichen Antrieb nicht etwa vordringlich von außen erhalten, sondern vielmehr aus sich selbst heraus. Hierzu gehört auch, daß die Disziplinierung des Körpers, die sich zunächst durch die neuen Tischsitten ausdrückt, zunehmend auch auf die Quantität der Speisen ausgedehnt wird. Viele der Kochbücher, die nun, im 18. Jahrhundert, entstanden, warnten vor Überessen und Völlerei. "As correctives they recommended total abstinence from some foods and new dietary habits in general. These can be interpreted as a new approach towards the body, discipline of the body." (Ilmonen 1990: 34) Auch hierbei ging die Entwicklung von Frankreich aus.

> "Völlerei und Saufen, an kleinen deutschen Fürstenhöfen noch durchaus üblich, galten im Paris Ludwig XIV. als höchst unfein. Der Geist sollte über die Genüsse des Essens und Trinkens triumphieren. An die Stelle des maßlosen Essens und Trinkens trat das fein ausgeklügelte 'Menue'." (Teuteberg 1972: 38)

Die Kontrolle der Affekte und Begierden ergriff also immer mehr Bereiche, bis sich schließlich, wie es Elias herausgearbeitet hat, die zunächst als Fremdzwänge erlebten Kontrollen in Selbstzwänge des Individuums verwandeln und "in immer differenzierterer Form menschliche Verrichtungen hinter die Kulisse des gesellschaftlichen Lebens verdrängt" werden (Elias 1976(II): 313)

Dies alles bedeutet allerdings nicht, daß das Gros der Bevölkerung diese neuen Verhaltensstandards rasch übernehmen konnte. Zwar war in den unteren und untersten Schichten ein zunehmendes Nachahmungsbedürfnis wohl vorhanden, aber schon die finanziellen Mittel verhinderten bereits in Ansätzen eine Imitation der oberschichtlichen Sitten und Rituale. Die beginnende Übernahme verfeinerter Tischsitten, aber auch verfeinerter Speisenzubereitung ist für diese Schichten erst gegen Ende des 18. und zu Beginn des 19. Jahrhunderts festzustellen.

> "Die Ernährung des Einfachen Volkes ist (...) erst ganz langsam und am Schluß der Entwicklung von diesen verfeinerten Wandlungen berührt worden. Zwar erschien schon 1772 in Paris anläßlich einer großen Hungersnot ein spezielles Kochbuch für die Armen von Varenne de Béost unter dem Titel 'La cuisine des pauvres', worin Kartoffeln als Notspeise empfohlen wurden (...) Gesammelte Kochanweisungen für die 'gewöhnliche Küche' oder die 'kleinen Haushaltungen' sind aber doch anscheinend erst in den dreißiger und vierziger Jahren des 19. Jahrhunderts verfaßt worden. Spezielle Kochbücher für die Fabrikarbeiterfrau gehören sogar erst dem Ende des 19. Jahrhunderts an.
>
> Aus dem vorhandenen Küchenschrifttum läßt sich vermuten, daß die verfeinerten Nahrungsgewohnheiten der höfischen Gesellschaft erst im späten 18. und frühen 19. Jahrhundert in das Bürgertum eingedrungen sind." (Teuteberg 1972: 43)

Diese Verzögerung, so Ilmonen (1990: 34), sei keineswegs verwunderlich, denn schließlich habe die sich ausdehnende Arbeiterklasse bis ins 19. Jahrhundert hinein in absoluter Armut gelebt. Unter solchen Bedingungen über Tafelsitten zu philosophieren oder gar vor dem Überfressen zu warnen, sei geradezu absurd.

Gleichwohl frönten bei Festen und Feiern auch die unteren Schichten einer gewissen Völlerei, die sich aber auf diese außeralltäglichen Anlässe beschränkte. Bei diesen Anlässen galt dann allerdings das Gegenteil der Affektkontrolle und die Völlerei wurde gleichsam zum Zwang (vgl. Ilmonen 1990: 35). Mit diesem Verhalten ließ man den ärmlichen Alltag hinter sich, vertauschte die Rolle des Hungrigen mit der des "Fressers". Ilmonen (1990: 39) analysiert diesen Sachverhalt als symbolische Befreiung von ökonomischen Zwängen und Ungerechtigkeiten.

> "This is easy to understand. The quantity of food and the easiness of enjoying it has been pleasurable in periods of scarcity. The possibility of eating more food than is necessary has been the defining feature of

> the feast. Breaking the rules of necessity have been then taken the form of gorging. Gorging was not a very rational way to act when famine always lurked behind the door. Gorging must therefore be understood as a typical way to disengage from the compulsion of nature and society."

Während dieses quantitativ-kompensatorische Bedürfnis für die Oberschichten mit der Sicherstellung ihrer Ernährung bereits ab dem 17. Jahrhundert zunehmend verschwand, war es in den ärmeren Schichten durchaus noch bis weit ins 19. Jahrhundert präsent (vgl. Kleinspehn 1987: 202ff.). Für die Oberschichten gewann zunehmend die Qualität des Essens an Bedeutung. Diese drückte sich aus in außeralltäglichen Prestige-Nahrungsmitteln, besonderem und teurem Tischzubehör, außeralltäglichen Essenszeiten, -formen und -ordnungen. Ilmonen (1990: 39) faßt diese Entwicklungen seit dem 17. Jahrhundert folgendermaßen zusammen:

> "Change took place after the 17th century which destroyed tradition as the only regulator of the ordinary way of life of the people. The way of life of the nobility diverged from that of the peasantry. This could be seen best in the dietary habits of the rich. As Margaret Mead remarks, 'the poor ate to live, while in too many cases the rich lived to eat'. The differences in diet between the rich and the poor were, however, no longer only quantitatively, but qualitive. While the everyday diet of the peasants was very monotonous and based almost exclusively on bread and soup, the rich man's quotidian table bore many types of food items."

Alle bisher geschilderten Entwicklungen haben noch eines gemeinsam: das Essen ist in den allermeisten Fällen eine Mahlzeit. Egal ob an der Tafel der Reichen oder am bäuerlichen Herd[20], das Essen wird gemeinsam einge-

---

20 Die bäuerliche Tischgemeinschaft wird von Rath (1984: 139) folgendermaßen beschrieben (Rath zitiert u.a. einen Text von K. Baumgarten: Die Tischordnung im alten mecklenburgischen Bauernhaus. In: Deutsches Jahrbuch für Volkskunde, Bd.11, Berlin 1965):
"'1. Männer und Frauen saßen getrennt am Tisch, die Männer auf einer wandfesten Bank hinter dem Tisch entlang der Fensterwand, die Frauen auf einer beweglichen, oft lehnenlosen Bank vor dem Tisch.
2. Der Bauer nahm am Tisch einen Sonderplatz ein. Er saß, meist ebenfalls auf einer wandfesten Bank, am Kopfende des Tisches. Fast immer wird dies (...) durch die Feststellung: 'Tins (=vorne) set de Buer' gekennzeichnet.' Der Großknecht saß ihm meist zur Seite, daneben der Mittelknecht (auf großen Höfen) und schließlich der Junge. Arbeitsdifferenzierung legte auch die Anordnung auf der Frauenbank fest: Neben der Bäuerin die 'Grotdiern', dann die 'Lüttdiern', erwachsene Kinder wurden allgemein entsprechend ihrer Tätigkeit in diese Ordnung eingegliedert bzw. hatten Anspruch auf einen ihrer Arbeit entsprechenden Platz. 'Die tradierte Tischordnung im alten Bauernhaus Mecklenburgs war gleichzeitig Abbild der hier in

nommen und ist auf bestimmte, zum Teil regional spezifische Zeiten festgelegt. In den Oberschichten erfreut man sich (nicht nur) bei Festessen an der zunehmenden Qualität und Differenzierung der Mahlzeiten, in den Unterschichten "berauscht" man sich noch längere Zeit in erster Linie an der Quantität des Festmahls, das aber im 18. Jahrhundert allmählich auch Elemente in den Ernährungsplan aufnimmt, die nicht regional gebunden sind (vgl. Kleinspehn 1987: 204).

Wie man hier bereits sieht, vollzieht sich in der Mahlzeit eine Einheit von Hungerstillung, äußerer sozialer Funktion und innerer Dynamik des Eßvorgangs (Rath 1984: 142). Die Eß-Situation ist bestimmt durch soziale Verhältnisse, Anlässe und Interessen. Dieser Komplex des Mahlzeitensystems unterliegt nun im 19. Jahrhundert einem immensen Wandel, begründet durch die neue und allgemeinere Verfügbarkeit der Nahrung, die Abhängigkeit zunehmend größer werdender Bevölkerungsgruppen vom Markt (durch den Abschied vom Landleben und damit auch von der Selbstversorgung), durch neue Arbeitssituationen und Arbeitszeiten aufgrund der Industrialisierung und der damit verbundenen, weitergehenden Trennung von Produktion und Reproduktion u.s.w.

Teuteberg (1972: 27) konstatiert daher, der Mensch sei den traditionellen diätetischen Regeln und damit "philosophisch-religiös-ständisch motivierten Normen für die Nahrungsaufnahme" immer mehr entglitten und ein seine Kost frei wählendes Individuum geworden, "das seinen Geschmack bei der Nahrungsauswahl ausschließlich nach Einkommenslage, regionaler Umgebung, sozialem Prestige und kommerzieller Werbung auszurichten begann."

Diese im 19. Jahrhundert beginnende Individualisierung der Nahrungsauswahl war verbunden mit den ebenfalls beginnenden Auflösungserscheinun-

---

Relikten bis ins 19. Jahrhundert hinaufreichenden patriachalischen Ordnung bäuerlichen Lebens. In ihr gebührte dem Bauern als 'pater familias' - er schnitt und verteilte das Brot - der bevorrechtete Platz. Nach dem Bauern erscheint am gemeinsamen Eßtisch die Männerseite der Frauenseite gegenüber bevorrechtet. Auch das entsprach einer ursprünglichen Ordnung im patriachalischen Sinne. Dabei zählte zur 'familia' nach altbäuerlichem Begriff neben Frau und Kindern auch das Gesinde. Sinnfälliger Ausdruck dafür war - außer der am gleichen Tisch gemeinsam eingenommen Mahlzeit - die für Bauer und Bäuerin übliche Anrede. Beide waren für alle, ob Sohn oder Knecht, ob Tochter oder Magd, ursprünglich *Vadder* und *Mudder*, erst später *Bur* und *Fru*."

gen der Mahlzeit als fester bzw. starrer sozialer Konstante. Vor allem die bereits angesprochene, sich ausweitende Trennung von Arbeiten und Wohnen führte sowohl in den bürgerlichen Schichten als auch in der Arbeiterschaft zu neuen Rhythmen der Einnahme von Speisen. Die Menschen paßten sich diesen neuen Arbeitsrythmen an, indem sie z.B. die warme Mahlzeit in den Nachmittag hinein oder auf den Abend verlegten. In der zweiten Hälfte und vor allem gegen Ende des Jahrhunderts sollte sich - vor allem in Deutschland - diese Verschiebung wiederum wandeln, denn nun wurde auch bei den Arbeitern wieder verstärkt Wert darauf gelegt, die warme Mahlzeit mittags und in der Gemeinschaft der Familie einzunehmen[21]. Da das gemeinschaftlich-familiäre Essen häufig nicht möglich war, z.B. weil die Wege zur Arbeit zu weit waren, entstanden seit der Mitte des 19. Jahrhunderts die ersten Volksküchen und Werkskantinen.

> "Die erste deutsche Volksküche mit städtischer Unterstützung entstand 1849 in Leipzig, 1852 folgte Dresden und dann in rascher Folge andere Städte (...) Dem traten von großen Werken sehr bald eigene Kantinen zur Bereitung warmer Mahlzeiten an die Seite. 1860 schrieb die Gußstahl-Fabrik Friedr. Krupp in Essen z.B. einen großen Bedarf 'an Verpflegungsgegenständen für die Arbeiter-Menage' aus." (Wiegelmann 1972: 286; vgl. auch Rath 1984: 192ff.; Tolksdorf 1987: 9f.)

Zur Bereitsstellung einer Mittagsmahlzeit diente den Arbeitern auch der sogenannte "Henkelmann". Den bürgerlichen Lebensstil prägte dagegen das mittägliche Einnehmen von Speisen in den teueren und für die Arbeiter nicht bezahlbaren Wirtschaften.

Der gesamte Bereich der Ernährung wird von den neuen Bedingungen des Lebens und des Arbeitens erfaßt; Teuteberg (1972: 75) geht gar soweit zu behaupten, die Arbeit in den Fabriken habe die größte Umstellung in der

21 "Wen die Umstände daran hinderten, der fühlte sich degradiert, vor den Arbeitskollegen, aber auch vor der eigenen Familie, denn diese hielt ihre warme Mittagsmahlzeit ohne den Mann (...) Wie sehr damals das warme und möglichst gemeinsame Mittagessen als Forderung bestand, zeigen die Überlegungen und Forderungen, die P.Göhre an die Beobachtungen anschließt. Er klagt die 'ganzen wirtschaftlichen Verhältnisse' an, 'die es den Arbeiterfamilien unmöglich machen, gemeinsam ihre Morgen- und Mittagsmahlzeiten einzunehmen, ... denn auch die letzte Gelegenheit eines gemütlichen gemeinsamen Beisammenseins, die Morgen- und Mittagsmahlzeit, wird ... vielfach vereitelt durch die Arbeitsbedingungen, die den Vater, den Sohn und die Tochter abhalten, zu Tische nach Hause zu gehn.' Wo es aber geschieht, da müsse alles in Hast und Eile ablaufen, 'ohne richtiges behagliches Sichzeitlassen'." (Wiegelmann 1972: 285)

Ernährung der Unterschichten gebracht. Die Zeiten des Essens wurden den Takten der Maschinen angepaßt. Alltägliches Essen und Trinken war fortan nicht mehr nur das Stillen von Durst- und Hungergefühlen, sondern erhielt, wie oben bereits erwähnt, auch die Funktionen der Arbeitsunterbrechung sowie, im Falle der mehr oder weniger stimulierenden Genußmittel, der Zeittötung. Arbeitete auch die Frau, so hatte dies entweder zur Folge, daß das Essen in der Fabrik eingenommen oder aber, aufgrund der geringen Zeit, halbgar und schlecht zubereitet genossen werden mußte.

> "Die Maschine gestattete nicht mehr den 'Luxus' langer Pausen zur Nahrungsaufnahme. Konnte man bis zum Beginn der Industrialisierung in Deutschland (...) noch (...) bis zu zwei Stunden und mehr tafeln, so mußten nun die Zeiten der Mahlzeitaufnahme aufs Strengste rationalisiert und gleichsam an das neue Maschinenwesen adaptiert werden. Das Wurstende, das Stück Speck und der Schluck aus der flachen Branntweinflasche (gelegentlich auch 'Flachmann' genannt, weil man die Flasche so besser in der Rocktasche tragen konnte) haben nach übereinstimmenden Aussagen der Fabrikinspektoren oft genug dem städtischen Industriearbeiter Frühstück und Mittagessen ersetzen müssen, weshalb die intensive Beschäftigung mit der Alkoholfrage (...) mit einem Schlage verständlich wird." (Teuteberg 1972: 75f.)

Die nur noch knappe Zeit, die zur Bereitung von Mahlzeiten zur Verfügung stand, wurde auch von der entstehenden Nahrungsmittelindustrie erkannt. Durch Fabrikarbeiterinnen in seiner Heimat Kemptal aufmerksam geworden, entwickelte Julius Maggi ein aus Gemüse, Küchenkräutern und anderen Zutaten hergestelltes und kochfertig abgepacktes Suppenmehl. Neben dem Maggiwürfel waren es auch Trockenkartoffeln, die bereits erwähnte Erbswurst, die Suppentafel und vieles mehr, deren Erfindung zu einem guten Teil auf der Erkenntnis beruhte, daß Frauen, die so lange arbeiteten, eben schneller kochen können müßten (vgl. Teuteberg 1972: 84). Die zweite Hälfte des 19. Jahrhunderts ist also der Beginn des Fertiggerichts, und Teuteberg (1972: 88) hat wohl recht, wenn er für diese Zeit behauptet, daß individuelle Lust- oder Unlustgefühle bei der Nahrungswahl der meisten Menschen keine große Rolle gespielt haben dürften, sondern daß der Konsum zum überwiegenden Teil von Einkommensunterschieden, dem Symbolcharakter einiger Speisen und Getränke, Gewohnheiten und den veränderten Arbeitsbedingungen bestimmt worden sei.

Die Veränderung und Beschleunigung der Arbeits- und Lebenszusammenhänge hatte auch Auswirkungen auf den Genußmittelkonsum. Auf die

Funktionen, die Kaffee, Branntwein oder auch Zucker als Ersatznahrungsmittel, als Pausensysmbol, als Zeittöter und Kompensationsmittel erlangten, ist oben bereits eingegangen worden. Einen etwas anderen Aspekt z.B. des Branntweintrinkens streicht Schivelbusch (1990: 205ff.) heraus, nämlich daß der sich mit Beginn des 19. Jahrhunderts - vor allem in Nordamerika und England - entwickelnde Tresen in den Gaststätten Ausdruck des jeweiligen Standes der Industrialisierung bzw. der Kommerzialisierung ist. Der Tresen tritt zuerst in den englischen Großstadtkneipen auf, in den sogenannten *Gin Palaces*, was für Schivelbusch (1990: 206) belegt, daß es sich beim Tresen um ein echtes Kind der Industriellen Revolution handelt. Ebenso wie der Branntwein ist auch der Tresen Symbol für die Industrialisierung des Trinkens, welches in jeder Hinsicht das Moment der Beschleunigung enthält. Beschleunige der Branntwein aufgrund seines hohen Alkoholgehaltes den Vorgang der Berauschung, so beschleunige bzw. verkürze der Tresen den Aufenthalt des Trinkers in der jeweiligen Kneipe.

> "Branntwein-Trinken ist nicht langsamer Genuß in Zügen, sondern kurz angebundenes Kippen. Der Vorgang ist so kurz, daß er im Stehen vorgenommen wird. Die Gin Palaces, die zu Beginn des 19. Jahrhunderts in Manchester und anderen englischen Industriestädten wie Pilze aus dem Boden schießen, werden aufgrund des Tresens zu fließbandähnlichen Trinkfabriken (...) Der Tresen ermöglicht ein qualitativ neues Verkehrsaufkommen in der Kneipe. Er beschleunigt das Trinken, wie die Eisenbahn das Reisen und wie der mechanische Webstuhl das Produzieren von Textilien beschleunigt." (Schivelbusch 1990: 206/212)

Allerdings bleibt die Dominanz des Tresens innerhalb der Wirtschaft auf den anglo-amerikanischen Raum beschränkt. Im übrigen Europa und vor allem in Deutschland setzt man sich zum Trinken weiterhin an den Tisch. Diesen Unterschied interpretiert Schivelbusch (1990: 214) so: Die kommerzielle Durchdringung einer Gesellschaft läßt sich an der Länge des Tresens ablesen.

Eine andere Form der Industrialisierung erlebt der Tabak, wobei gerade hier das Moment der Beschleunigung noch deutlicher zu Tage tritt. Hatte man bis zu Beginn des 19. Jahrhunderts nahezu ausschließlich Tabak in Form von Pfeifentabak konsumiert, so kommt mit Beginn des 19. Jahrhunderts die Zigarre hinzu und nur ein halbes Jahrhundert später schließlich die Zigarette (Hess 1989c: 128). Die Pfeife hatte noch ein ganzes Arsenal von

Handlungen vor und während dem Rauchen impliziert: Schneiden des Tabaks, Stopfen, Nachstopfen, Pfeifenreinigung u.s.w. Die Zigarre wurde fertig geliefert und brauchte nur noch angezündet zu werden - der gesamte Vorgang des Rauchens wurde also erheblich beschleunigt, verkürzt und vor allem auch vereinfacht. Auch die Zigarette wird gebrauchsfertig aus der Packung genommen, weist aber den entscheidenden Aspekt auf, daß sie in weitaus kürzerer Zeit zuende geraucht werden kann. Die Zigarette ist leichter und kürzer als die Zigarre und dies sowohl im physischen wie im pharmakologischen Sinne. Die (neue) *Zigarettenlänge*, so Schivelbusch (1990: 123/127), unterscheide sich von der Zigarrenlänge wie die Geschwindigkeit der Postkutsche von der des Automobils.

Die Zigarette wird zum Symbol für Tempo und Schnellebigkeit der modernen Zeit. Zugleich symbolisiert sie aber auch "Weltläufigkeit und elegante Lebenskunst, verbunden mit einem Hauch von Verruchtheit" (Hess 1989: 128). Sie wird auch zum Symbol eines neuen Körperideals, "zum Symbol des Femininen, der Leichtigkeit, der Schlankheit, der weiblichen Emanzipation" (Sandgruber 1984: 149). Zum Symbol der Emanzipation wird die Zigarette, weil rauchende Frauen im 19. Jahrhundert zunehmend verpönt sind und das Rauchen somit für viele Frauen gleichzeitig zu einem Signal für das Ausbrechen aus der traditionalen Rollenzuweisung wird.

> "Die scharfe Diskriminierung der rauchenden Frau entsprang der bürgerlichen Differenzierung der Geschlechtscharaktere. Gerade weil und als das Rauchen eine ausgesprochen geschlechtsspezifische Zuordnung erhalten hatte, wurde es zunehmend dazu benutzt, ein Signal für das Ausbrechen aus dieser abhängigen Stellung zu setzen, von den Emanzipationsvorkämpferinnen des 19. Jahrhunderts und den Sympathisantinnen der 1848er Revolution. Rauchende Frauen galten, wenn schon nicht als politisch verdächtig, so doch als sozial gefährlich. Beides, kurzes Haar und Zigarette, verbreitete sich zu Beginn des 20. Jahrhunderts als Zeichen der neuen Vamps, kräftig unterstützt von der Tabakindustrie, die den sich eröffnenden chancenreichen Markt schnell erkannte." (Sandgruber 1984: 150)

Die Zigarette vereinigt in sich also, wie kaum ein anderes Nahrungs- oder Genußmittel, zahlreiche Symbolisierungen der Moderne, ebenso wie sie gleichzeitig ein Produkt jener Zeit ist. Sie ist Produkt und Symbol der Industrialisierung, sie ist Massenprodukt und gleichzeitig eine Möglichkeit, den monotonen Arbeitsrhythmus der Massenherstellung kurz zu unterbrechen, während der lange Rauchvorgang bei Zigarre oder Pfeife diese Funktion nicht mehr erfüllen kann. Die Ruhe und die Konzentration, auch die "Gemütlichkeit", die das Rauchen von Pfeife oder Zigarre noch ausstrahlte, weicht der Nervosität der Zigarette zwischendurch[22]. Sie verallgemeinert das Rauchen in sozialer und räumlicher Hinsicht (Schivelbusch 1990: 137) ebenso, wie sie Symbol der neu entstehenden Emanzipations- und Demokratisierungsbewegungen ist, und freilich gleichzeitig, für die Obrigkeit, Zeichen der Aufmüpfigkeit (vgl. ausführlicher Sandgruber 1984: 154ff.; Schivelbusch 1990: 128ff.).

Wie dieser historische Überblick deutlich macht, sind Substanzen und Mittel sowie die Situationen und Motivationen ihres alltäglichen und ausseralltäglichen Konsums zum einen abhängig von den jeweiligen sozialhistorischen Bedingungen, zum anderen aber auch von Symbolisierungen, Bedeutungen und Interpretationen, die den verschiedenen Substanzen und ihrem Konsum angetragen werden. Daher soll im weiteren die Rede sein von den Funktionen des Konsums von Substanzen und Mitteln. Diese Funktionen werden im folgenden Kapitel einer systematisierenden und typologisierenden Betrachtung unterzogen.

---

22 Oder wie es Schivelbusch (1990: 127) mit einem Zitat darstellt: "So erscheint die Zigarette noch zu Beginn des 20. Jahrhunderts als ausgesprochenes Symbol der Schnellebigkeit der Moderne, weil die 'langsamere' Zigarre noch überall präsent ist. Für den Kulturhistoriker Alexander von Gleichen-Russwurm ist 1914 die Zigarette 'ein Symbol des modernen Lebens..., die kein Ausruhen bringt, kein Vertiefen und Nachdenken im ernsten Gespräch begleiten will. Sie regt an, aber sie verglimmt, sobald der angeregte Gedanke selbst Feuer gefangen hat. Eine leichte Beschäftigung müßiger Hände, gibt sie kurzem Besuch den Schein der Gemütlichkeit und wirkt als Symbol eines gastlichen Hauses, wenn Zeit und Stunde nicht erlauben, daß etwas anderes angeboten wird.'"

4. Theorie der Substanzen und Mittel II - Die Funktionen des Konsums

Wie in Kapitel 1. gezeigt, unterliegen Substanzen und Mittel einer primären Selektion, die sich in ihrer Finalität an der Erfüllung der drei genannten Grundbedürfnisse orientiert. Zudem können Substanzen und Mittel auch Bedürfnisse befriedigen, die sich jenseits dieser primären Bedürfnisse ansiedeln und damit als sekundäre Bedürfnisse bezeichnet werden können. Dabei handelt es sich um Bedürfnisse bzw. Funktionen, die außer mit Substanzen und Mitteln auch mit einer Vielzahl anderer Dinge und Methoden befriedigt bzw. erfüllt werden (können) und die den Handelnden mehr oder weniger bewußt oder unbewußt sind. Unter der Funktion einer Handlung/eines Kulturelements - in diesem Fall: der Einnahme von und dem Umgang mit Substanzen und Mitteln - werden hierbei, in Anlehnug an Blätter (1990: 135), die Konsequenzen und Auswirkungen ihrer/seiner Ausübung bzw. Nichtausübung verstanden. Die Funktionen der Einnahme von Substanzen und Mitteln sind also in den Wirkungen und Effekten ihrer Ausübung in einem gegebenen (sub-) kulturellen und gesellschaftlichen Rahmen zu finden. Dieser Rahmen bestimmt wesentlich, welche Substanzen und Mittel "verwendet und welche Funktionen mit ihnen realisiert werden können."[23] Dabei ist zu berücksichtigen, daß die im folgenden aufgeführten Funktionen idealtypisch differenziert werden, d.h. daß sie sich nicht gegenseitig ausschließen, sondern vielmehr in unterschiedlichen Kombinationen und je verschiedener Gewichtung zum Tragen kommen.

Diese Funktionen manifestieren sich auf einer makro- und auf einer mikrosozialen Ebene, die hier, so weit dies möglich ist (und möglich ist es freilich nur begrenzt, da die Grenzen mehr oder weniger fließend sind), getrennt abgehandelt werden sollen. Unter den Funktionen der makrosozialen Ebene verstehe ich jene gesellschaftlichen, sekundären Funktionen und Bedürfnisse im Zusammenhang mit Substanzen und Mitteln, die den Staat, seine Institutionen oder gesellschaftliche Großgruppen, wie etwa Klassen,

---

23 Blätter 1990: 135; Blätter (1990) konzentriert sich zwar nahezu ausschließlich auf Substanzen und Mittel, die zur Veränderung des Wachbewußtseins eingesetzt werden, gleichwohl erscheint der Bezug auf sie dadurch legitim, als sie an anderer Stelle (Blätter 1990: 163) explizit ausführt, daß der Konsum anderer Substanzen durchaus ähnlich beschrieben und erklärt werden könne.

Schichten, Stände etc. betreffen bzw. von diesen Institutionen und Gruppierungen ausgehen. Auf der mikrosozialen Ebene sind Funktionen wirksam, die von kleinen und kleinsten gesellschaftlichen Einheiten an Substanzen und Mittel herangetragen werden.

Dieses Kapitel wird einerseits bereits angeführte Beispiele wieder aufgreifen, andererseits aber auch neue Beispiele hinzufügen und darüber hinaus die bisher weitgehend auf Europa konzentrierten Ausführungen um Beispiele aus anderen Gegenden der Welt erweitern.

4.1. Identitätsstiftende und integrative Funktionen

Die mikrosoziale Ebene

Wenn wir überlegen, warum wir bestimmte Mittel bevorzugt zu uns nehmen und andere weniger gerne konsumieren, dann können wir feststellen, daß wir wahrscheinlich an den wenigsten dieser Substanzen und Mittel spontan Gefallen gefunden haben. Dabei ist es gleichgütig, ob es sich um Nahrungs- oder Heilmittel oder um Mittel zur Veränderung des Wachbewußtseins handelt. Die Autoren des Ernährungsberichts (1988: 209) konstatieren z.B.,

> "daß die Bevorzugung sozialer Prestige-Lebensmittel, z.B. Schalen- und Krustentiere, Spargel oder gar Kaviar, selten auf eine spontane Präferenz zurückgeht, sondern über Beobachtungslernen im sozialen Kontext erst später 'erworben' wird."

Die Formulierung 'ich habe Geschmack gefunden an...' ist also keineswegs zufällig so entstanden. Aber ebenso wie man im Laufe seines Lebens Geschmack findet an bestimmten Nahrungsmitteln, so kann man diesen Geschmack auch aus den unterschiedlichsten Gründen wieder verlieren, sei es, weil man bestimmte Mittel mit einer Lebenssituation assoziert, die man glücklich hinter sich gelassen zu haben glaubt, oder weil einem andere, neue Mittel mehr zusagen, weil sie neuen Bedürfnissen eher entsprechen.

Dieser Prozeß gilt in gleicher Weise auch für Mittel, die den primären Zweck der Veränderung des Wachbewußtseins erfüllen. Oft hört man von

Rauchern, daß die ersten Zigaretten gleichsam widerlich schmeckten, daß aber der soziale Druck, d.h. beispielsweise der Anpassungsdruck in der sogenannten peer-group, der Wunsch zur Nachahmung bestimmter Idole oder schlicht die Assoziation des Erwachsenwerdens so groß waren, daß man sich über die ersten Abwehrreaktionen hinwegsetzte. Dasselbe hört man von der anfänglichen Abwehr gegen die Bitternis des Bieres und des Kaffees, die die meisten Westeuropäer später allabendlich bzw. allmorgendlich als nahezu unverzichtbaren Genuß und als notwendigen Teil gesellschaftlichen Dazugehörens bezeichnen.

Auch die Benutzer von Substanzen wie etwa Cannabis, Heroin, LSD oder Kokain durchlaufen einen mehrschrittigen Lernweg. Howard S. Becker (1981: 39ff.) war einer der ersten, die im Zusammenhang mit Cannabis darauf hingewiesen haben, daß verschiedene soziale Vorausetzungen erfüllt sein müssen, damit eine Person eine Präferenz für diese Substanz entwikkelt: Zunächst weiß die Person lediglich, daß es so etwas wie Cannabis überhaupt gibt.

> "Der Betreffende weiß, daß andere Marihuana benutzen, um 'high' (Slang: 'berauscht') zu werden, doch er weiß nicht, was das konkret bedeutet." (Becker 1981: 40)

Hat er nun die Bereitschaft und die Gelegenheit, die Substanz zu probieren, so wird die Wirkung bei den ersten Malen recht gering sein, da er kein Wissen über die Technik des Konsums, die Dosierung sowie die Art der eintretenden Wirkung hat. Er muß also lernen, richtig zu konsumieren, richtig zu dosieren und die Wirkungen als solche zu erkennen.

> "Ein weiterer Schritt ist notwendig, wenn der Benutzer, der inzwischen gelernt hat, 'high' zu werden, mit dem Drogengebrauch fortfahren soll. Er muß die Wirkungen genießen lernen, die er gerade zu erfahren gelernt hat. Von Marihuana hervorgerufene Empfindungen sind nicht automatisch oder notwendig angenehm. Der Geschmack für solche Erfahrungen wird sozial erworben, nicht anders als der für Austern oder Martini trocken erworbene Geschmack." (Becker 1981: 46)

Auf der Mikro-Ebene orientiert sich das Individuum bei der Selektion der Mittel und Substanzen also in erster Linie an dem, was durch seine Sozialisation von elterlicher, (sub-)kultureller und gesellschaftlicher Seite und den je dazugehörenden Bedeutungen und Bedeutungssystemen vorgegeben und möglich ist. Während dieses Prozesses lernt und übernimmt das Individuum aber nicht nur die bereits vorhandenen Bedeutungen, sondern kombiniert sie gleichzeitig mit jenen Erfahrungen, die es selber macht, zu einem je individuellen System von Bedeutungen bezüglich der jeweiligen Substanzen und Mittel.

Diese Prozesse der Übernahme (sub-) kultureller Regelungen und der Entwicklung eines individuellen Umgangs mit Substanzen und Mitteln geschehen vor allem bei jenen kollektiven Ereignissen, bei denen Substanzen und Mittel konsumiert werden. Ebenso wie die oben definierten Grundbedürfnisse der Menschen ubiquitär sind, so sind auch die dazugehörigen Konsumsituationen ubiquitär und zudem alltäglich. Zahlreiche Ernährungswissenschaftler bezeichnen daher, wie wir weiter oben gesehen haben, die *Mahlzeit* als eine kulturelle Grundeinheit, die zugleich ein sehr komplexes Phänomen darstellt, da sie durch ihre Nähe zum Lebensrhythmus zahlreiche Querbezüge zu den meisten anderen Bereichen des Lebens aufweist.

Solche kollektiven Konsumsituationen zeichnen sich stets durch die Geltung, aber auch Entwicklung, Abänderung oder Stabilisierung bestimmter Regeln und Rituale aus. Hierbei ist es relativ gleichgültig, ob wir eine Qat-Sitzung im Jemen der Betrachtung unterziehen (vgl.z.B. Schopen 1982) oder die Opium-Runden im Iran (vgl. z.B. Anwari-Alhosseyni), ob wir die Teezeremonie in Japan untersuchen (vgl. z.B. Staufenbiel 1982; Neuberger 1989: 39ff.) oder den Betel-Konsum in Melanesien (vgl.z.B. Seyfarth 1982), ob wir uns auf einer "feucht-fröhlichen" Feier in einer westlichen Industrienation umtun oder im Kreis einiger Haschisch-Freunde, ob wir einer High-Society-Kokain-Party beiwohnen oder dem Konsum von Heroin-Konsumenten: Überall werden wir Gebraucher bzw. Teilnehmer an solchen Konsumereignissen antreffen, die nicht blind oder willkürlich vor sich hin konsumieren, sondern bewußt oder unbewußt bestimmten Normen bzw. einem bestimmten Regelwerk folgen, das sich wiederum durch den kollektiven, gemeinschaftlichen und kommunikativen Gebrauch herausgebildet, weiterentwickelt und stabilisiert hat.

> "In jedem Fall steht (...) der Drogenkonsum unter dem Einfluß von gesellschaftlichen Gruppierungen. Die Vorstellung von bestimmten Drogen, ihr Image und damit set und setting des Konsums sind sozial und kulturell geprägt." (Blätter 1990: 158)

Durch den kollektiven Charakter der Situationen, in denen Substanzen und Mittel konsumiert werden, gewinnen die Einnahmesituation sowie die konsumierten Substanzen und Mittel symbolische Bedeutungen, die der jeweiligen Gruppe die Möglichkeit zur Kollektividentität und zur Gruppenintegration eröffnen. Aufgrund des jeweiligen gruppenspezifischen oder gesamtgesellschaftlichen Symbolgehalts und Images der Substanzen und Mittel beinhaltet ihr Konsum immer eine Darstellung der Identität der Benutzer und kennzeichnet ihre gesellschaftliche Position. Geschlecht, Alter, Nationalität, Gruppenzugehörigkeit, sozialer oder finanzieller Status, alle diese Identitätsaspekte drücken sich durch die jeweiligen Substanzen und Mittel, aber auch in der Inszenierung der Konsumsituation aus und können dementsprechend vom Individuum oder der Konsumentengemeinschaft zur Darstellung von (Gruppen-) Identität bewußt genutzt werden. Auch die Wahl verbotener Substanzen und Mittel kann somit Ausdruck von Identität sein, indem beispielsweise bestimmte Individuen, Randgruppen oder Subkulturen durch den Gebrauch illegaler Substanzen ihre gesellschaftliche Ausgrenzung gleichsam inszenieren. Der Konsum von Substanzen und Mitteln ist somit eine Funktion sozialer Differenzierung (vgl. Gofton 1986: 129f.; Bourdieu 1991), der von Individuen oder Gruppen bewußt oder unbewußt auch in dieser Funktion wahrgenommen werden kann.

Darüber hinaus lassen sich mit einer bestimmten Inszenierung der Konsumhandlung auch bestimmte soziale Situationen kennzeichnen und erzeugen, wie andererseits soziale Situationen Einfluß auf die Entwicklung und den Charakter der Konsumhandlung ausüben können (vgl. Rath 1984: 142; Blätter 1990: 159).

Der Konsum von Substanzen und Mitteln schafft gerade auch deshalb Gemeinschaft und Gruppenintegration, indem er innerhalb der Konsumgemeinschaft Berührungspunkte, gemeinsames Erlebnispotential und gemeinsamen Gesprächsstoff liefert. Diese Funktion kann beim Gebrauch bewußtseinsverändernder Substanzen verstärkt wirksam sein, da durch den Rausch ein nicht alltäglicher Zustand erzeugt wird, der den Konsumenten Gelegenheit geben kann, sonst unübliche Verhaltensweisen zu legitimieren[24] und somit auch einen Rollenwechsel probeweise zu vollziehen, durch den Iden-

24 Hierauf wird unten, im Kapitel über die kompensatorischen Funktionen, noch ausführlicher eingegangen.

tität erprobt und diskutiert und somit entwickelt, abgeändert oder gefestigt werden kann.

Substanzen und Mittel sowie die Art und Weise ihres Konsums stellen demnach Identitätsaspekte dar, und das auch dort, wo sie von Individuen alleine konsumiert werden. Denn zum einen sind ihr Image und ihre Bedeutungen immer sozial und kulturell geprägt, zum anderen stellt aber auch der einsame Benutzer durch den Konsum seine Identität als Konsument dar, erhält sein Selbstbild aufrecht, realisiert und/oder bestärkt es.

Die makrosoziale Ebene

Daß die Einnahme bestimmter Substanzen und Mittel auch auf der makrosozialen Ebene Teil von Identitäten ist, läßt sich zunächst an einem wohlvertrauten Beispiel verdeutlichen. Spätestens als Ende der 60er und Anfang der 70er Jahre zahlreiche ausländische Arbeiter in die Bundesrepublik kamen, konstituierten sich z.B. Titulierungen von Türken als *Knoblauch-Fresser*, Italienern als *Spaghetti-Fresser* oder *Makkaronies* u.s.w. Aber ebenso, wie man Fremde mit typischen Substanzen oder Mitteln identifiziert, so ist man auch auf die eigenen, typischen Substanzen und Mittel stolz und empfindet sie als Teil seiner regional- oder national-kulturellen Identität. Was den Griechen der Ouzo, ist den Türken der Raki, was den Schwaben die Maultasche, ist den Bremern der Grünkohl mit Pinkel, was den Bayern das Weißbier, ist den Norddeutschen das Pils u.s.w. Obwohl sich, wie Rath (1984: 229ff.) feststellt, die meisten dieser scheinbar ureigenen Landesspeisen bei genauerer Betrachtung historisch als relativ junge Errungenschaften erweisen[25], so dienen sie doch als "handfeste Bezeichnung von Nationen, deren Mentalitäten oder gar eines 'tieferen Wesens' deren Angehöriger." (Rath 1984: 229) Auch die Deutschen werden im Ausland in der Regel mit ihrem Traditionsgericht Sauerkraut assoziert und da-

---

25 Als Fazit formuliert Rath (1984: 229f.): "Die gern apostrophierten nationalen oder regionalen 'Urküchen' scheint es also kaum zu geben; vielmehr ist all das, was als lokale Tradition gilt und von der Legende zum Inbegriff lokalen Geistes und lokaler Lebensart verklärt wird, irgendwann in jener Gegend zur *Lokaltradition* geworden, aufgrund fremder Einflüsse und deren Verbindung mit örtlichen Gegebenheiten: Energisch geht denn auch der Kampf um die Erhaltung dieses Gutes."

her als *Krauts* oder *Sauerkrauts* bezeichnet. Dabei werden von den je "Kulturfremden" jeweils jene Kategorien von (Nahrungs-) Mitteln thematisiert, die von der eigenen Kultur bzw. den eigenen Nahrungsgewohnheiten abweichen. Die fremden Mittel werden als Bedrohung erlebt und spiegeln die Ambivalenz von Furcht und Faszination. Andere Beispiele dafür, daß Menschen bzw. bestimmte Gruppen von Menschen mit einer der Substanzen identifiziert werden, die sie unter vielen anderen oder auch nur auf eine bestimmte Art und Weise konsumieren, die aber den Identifizierenden mehr oder weniger unbekannt oder unbeliebt ist, sind z.B. auch die Bezeichnungen: Kiffer, Fixer, Alkoholiker, Kokser, Raucher.

Fischler (1980: 945) beschreibt diesen Sachverhalt als eine grundsätzliche, strukturelle Anlage des Allesfressers Mensch, nämlich als das sogenannte Allesfresser-Paradox. Jede Nahrung, vor allem aber jede neue oder unbekannte Nahrung sei - aufgrund der mangelnden Erfahrung mit der neuen bzw. fremden Substanz - eine potentielle Gefahr. Auf der anderen Seite sei es aber eine Tatsache, daß "food sampling is of vital necessity, in order to adjust to new situations and maintain a wide enough rage of diet." Der Mensch befinde sich daher grundsätzlich in einer Spannung von Neophilie und Neophobie, dem Reiz des Fremden und der Sicherheit des Bekannten.

Auch kann sich die besondere Identität bestimmter regionaler Bevölkerungsgruppen unter anderem gerade durch ihren jeweiligen Umgang mit dieser Spannung bestimmen. So kennt man z.B. das Sprichwort, daß der Bauer nicht ißt, was der Bauer nicht kennt. Diese Weisheit ist keineswegs veraltet oder überholt, denn auch heute noch läßt sich empirisch belegen, daß sich die städtische Bevölkerung im Vergleich zur ländlichen tendenziell innovationsfreudiger bzw. neophiler darstellt (vgl. Ernährungsbericht 1988). Gleichwohl ist dieses Verhalten von Furcht gegenüber neuen, unbekannten Substanzen für Fromberg (1993: 128) eine existenzielle Eigenschaft aller Individuen und Gesellschaften: "New things can be dangerous and the carefullness that results from this fear has an important survival value." Er bezeichnet ein solches Verhalten daher als "a kind of immunological reaction".

Von Jean Anthèlme Brillat-Savarin, einem Gastrosophen[26] des frühen 19. Jahrhunderts, ist der Spruch überliefert: "Sage mir, was Du ißt, und ich sage Dir, wer Du bist!" (vgl. Tannahill 1979: 348; Rath 1984: 236; Murcott 1986: 107ff.) Dieser Satz bezeichnet beides, eine materielle Situation, die zu einer bestimmten Mittel-Selektion zwingt, und eine zumindest zum Teil autonom gesteuerte Entscheidung, was zu der Einschätzung berechtigt, daß man an dem, was ein Mensch an Substanzen und Mitteln zu sich nimmt, aber freilich auch, wie er diese Stoffe konsumiert, mit wem u.s.w., erkennen kann, welche materielle, aber auch, welche immaterielle, also ideologische, politische, kulturelle etc. Stellung er innerhalb einer Gesellschaft einnimmt, vorgibt oder glaubt einzunehmen. Gleichzeitig sind diese beiden Aspekte aber, also materielle und immaterielle Steuerung, untrennbar ineinander verwoben. Denn das, was materiell-exclusiv bzw. knapp und damit zur Selbstdarstellung möglicherweise sehr geeignet ist, ist meist auch teuer und damit den materiell besser gestellten Gruppierungen einer Gesellschaft allein schon aufgrund des Preises vorbehalten, womit sich dem Konsum dieser Substanzen und Mittel eine Bedeutung ankoppelt, die auf Wohlstand und Reichtum verweist. Da dieser Wohlstand und Reichtum sowie häufig auch einfach der Glitter und die Rituale jener Gruppierungen oft auch von den materiell schlechter gestellten Gruppierungen begehrt und angestrebt werden, diffundieren die Bedeutungen der jeweiligen Substanzen und Mittel auch in die materiell schwächeren Schichten. Für diese wiederum kann der Konsum der betreffenden Substanzen und Mittel die Funktion übernehmen, zumindest das Gefühl eines temporären sozialen Aufstiegs zu erzeugen.

Der Wunsch zur Befriedigung dieser Bedürfnisse kann zum Teil Kräfte freisetzen, die in der Lage sind, maßgeblichen Einfluß auf ökonomische, produktionstechnische, kulturelle und andere gesellschaftliche Entwicklungen zu nehmen. Dabei können Bedürfnisse der Identifizierung durch den Konsum gerade teurer und knapper Substanzen und Mittel aber nicht nur - wie oben für den Fall des Pfeffers gezeigt - neue Wege zu alten Produktionsländern öffnen, sondern auch gänzlich neue Produkte erzeugen. Gemeint sind hier die zahlreichen Substitute. Der teure und wie der Pfeffer

---

26 Vgl. zum Begriff der Gastrosophie, der zu deutsch die "Weisheit des Magens" bedeutet, ausführlicher Rath 1984: 15-30

mit Wohlstand und Reichtum assoziierte Kaviar hat sein Substitut im falschen und daher billigeren Kaviar (-Ersatz) gefunden. Die Schwarzwurzel trägt heute noch gelegentlich den spöttelnden Namen des Pastoren-Spargels. Als der Kaffee der kleinen Leute galt lange Zeit der *Muckefuck*, der Zichorien-Kaffee. Gleichwohl bot er ihnen, wie Wiegelmann (1976: 16) beschreibt, eine Chance, die vornehme Sitte des bürgerlichen Kaffeetrinkens auf billige Art nachzuahmen, die dementsprechend "bis zum Überdruß wahrgenommen" wurde, bis es schließlich (u.a. durch die Verbilligung des Kaffees) zu einer breiten Übernahme des bürgerlichen Lebensstils kam. Bourdieu (1991) hat dargelegt, daß es die sozial und finanziell besser gestellten Schichten dennoch immer wieder verstanden bzw. verstehen, sich gegeneinander und auch gegenüber den sozial und finanziell schwächer gestellten Schichten mehr oder weniger bewußt abzugrenzen. Dabei geht es heute weniger um die groben - etwa durch riesige Mengen an Gewürzen symbolisierten bzw. inszenierten -, sondern eher um die feinen Unterschiede.

Neben diesen abgrenzenden, distinktiven Aspekten der Identitätsbildung und -stabilisierung werden Substanzen und Mittel häufig auch zur Ausgrenzung funktionalisiert, also zur negativen Identitätsbildung. Die durch Substanzen und Mittel sowie ihren jeweiligen Konsum entwickelte kulturelle Identität, die sich in der Auswahl der betreffenden Substanzen und in der Regelhaftigkeit und Ritualität ihrer Konsumformen ausdrückt, erleichtert Orientierung, Einordnung sowie Interaktion und trägt dadurch zur kulturellen Integration bei. Fremde Substanzen und ihr Konsum bzw. ihre Konsumenten stellen daher immer einen gewissen Unsicherheitsfaktor dar und können so zum Symbol der Gefährdung kultureller Identität oder des Verfalls kultureller Normen und Werte werden. Gerade diese Symbolik kann aber wiederum zur Quelle und Verstärkung kultureller Identität werden, indem sich die Mitglieder der herrschenden Kultur in der Furcht vor ihrem gemeinsamen Feind, der ihre Identität bedroht, zusammenschließen. In diesem Sinne wird der Feind zum durchaus "nützlichen Feind" (Christie/ Bruun 1990), der die Reihen der hegemonialen Kultur enger zusammenrücken läßt. Andererseits kann diese Gegenwehr der hegemonialen Kultur aber auch ihre Feinde, die Abweichler, zu mehr gegenseitiger Solidarität ermutigen und zu deren jeweiliger (abweichender) Identität beitragen bzw.

diese stärken. (Bei der Behandlung der folgenden Kapitel wird hierauf noch ausführlicher eingegangen werden.)

4.2. Kompensatorische Funktionen

Unter Kompensation soll hier der Ausgleich von Mangel- und Spannungszuständen verstanden werden, der mittels der Einnahme von Substanzen und Mitteln bewußt oder unbewußt praktiziert wird. Mangel- und Spannungszustände gehören auf der mikrosozialen Ebene zum alltäglichen Leben der Menschen. Sie können sich im persönlichen Bereich einstellen, in der Familie, im Freundeskreis, am Arbeitsplatz u.s.w., aber auch im gesamtgesellschaftlichen Bereich ihren Ausdruck in politischer Unzufriedenheit, sozialer Ungleichheit oder Ungerechtigkeit finden. Substanzen und Mittel können in diesem Zusammenhang eine entscheidende Bedeutung bei der Kompensation solcher Zustände erlangen.

Mikrosoziale Ebene

In den westlichen Kulturen ist die Lösung bzw. Kompensation von persönlichen Spannungszuständen eng mit der Substanz Alkohol assoziiert: Man glaubt, den Mangel an Selbstbewußtsein durch Alkohol kompensieren ("Mut antrinken"), Streßsituationen besser ertragen ("Entspannen"), mangelnde Stimmung oder Kontaktfreudigkeit positiv beeinflussen ("Geselligkeit"), persönliche oder soziale Probleme und Problemlagen besser bewältigen oder verdrängen ("Das Problem ertränken"), Langeweile bekämpfen und Angst übermalen zu können. Nicht nur Alkohol, sondern alle bewußtseinsverändernden Substanzen und Mittel können solche oder ähnliche, von ihrem je spezifischen Wirkungspotential abhängenden Funktionen übernehmen.

Ein so beschriebener Gebrauch von Substanzen und Mitteln wird nicht nur in der traditionellen Drogenforschung meist als Mißbrauch klassifiziert. So werden

> "Kompensations- und Ventilfunktionen von Drogengebrauch bis heute meist als pathologisch aufgefaßt, wobei die mittels Drogenkonsum ausgelebten Bedürfnisse einerseits per se als pathologische, durch defizitäre Sozialisation erworbene Neigungen gelten (...) und andererseits die spezifische drogenbezogene Art der Realisation und Befriedigung von Bedürfnissen als pathologische Flucht vor der Wirklichkeit betrachtet wird (...)
>
> Drogenkonsum mit kompensatorischen und ventilartigen Funktionen gilt dabei als Zeichen für menschliche Labilität und Ich-Schwäche, bei der mangelnde Selbstkontrolle die adäquate, gesellschaftlich akzeptierte Triebbefriedigung oder Sublimierung zugunsten der illegitimen Ersatzbefriedigung durch Drogenkonsum verhindert." (Blätter 1990: 166, m.w.V.; vgl. auch Stein-Hilbers 1985: 96ff.)

Dieser von Blätter eindrücklich nachgezeichneten, pathologisierenden Betrachtungsweise der Kompensations- (und Ventil-) Funktionen von Drogengebrauch muß entgegengehalten werden, daß der kompensatorische Gebrauch von psychaktiven Substanzen nicht die Handlung einiger "Kranker", sondern vielmehr ein ubiquitäres Verhalten darstellt. Dies ist bereits bei der Definition der Veränderung des Wachbewußtseins als einem Grundbedürfnis der Menschen deutlich geworden. Es steht außer Zweifel, daß der Gebrauch von psychoaktiven Substanzen das Bewußtsein in der Regel verändert und auch verändern soll, und daß man diese Veränderung der emotionalen Lage als Flucht aus der Wirklichkeit begreifen kann. Gleichzeitig stellen Drogen aber nur eine Möglichkeit unter vielen dar, diesem Bedürfnis nachzukommen. Marlene Stein-Hilbers (1985: 100) hat diese Tatsache prägnant formuliert:

> "Für die meisten Indiviuen scheint es Tätigkeiten und/oder Substanzen unterschiedlichster Art zu geben, die von ihnen eingesetzt werden, um
>
> a) spezifische Stimmungen/Gefühlslagen zu erzeugen und/oder
>
> b) emotionale Spannungen zu überdecken, zu verdrängen oder auch aufzulösen.
>
> (...) Welcher Art diese Tätigkeiten/Substanzen sind, ist individuell verschieden und abhängig von lebensgeschichtlichen Erfahrungen, subkulturellen Gewohnheiten und nicht zuletzt dem Geschlecht. Nahezu jede Tätigkeit und jede Substanz kann in dieser Weise eingesetzt werden (...) Die vielfachen Bedeutungen von Tätigkeiten und Substanzen werden vom frühen Kindesalter an überdauernd kommunikativ vermittelt.

> Süßigkeiten sind für fast alle Kinder attraktiv und von hohem Wert. Bereits bei Kindern wird aber auch der Mechanismus des Überdekkens emotionaler Spannungen durch chemische Substanzen gründlich eingeübt. Vor allem Trauer und Aggressionen werden durch Süßigkeiten neutralisiert und abreagiert. Süßigkeiten werden als Mittel der Bestechung und der Vertuschung sozialer Konflikte eingesetzt.
>
> Der Konsum psychoaktiver Substanzen aller Art paßt sich in dieses Spektrum ein." (vgl. auch Peele 1977: 113ff.)

Alle Substanzen und Mittel scheinen also in der von Stein-Hilbers beschriebenen Art eingesetzt werden zu können[27]. Diese Art des kompensatorischen Gebrauchs kann in einigen Fällen wohl auch als eine Art Selbstmedikation bezeichnet werden (vgl. z.B. Hilgart 1990: 318), möglicherweise auch als Selbstdisziplinierung. Wie Stein-Hilbers am Beispiel der Süßigkeiten zeigte, wird eine kompensatorische Funktion aber teilweise auch für Dritte beabsichtigt, im obigen Beispiel zur Bestechung bzw. Disziplinierung von Kindern. (Wir werden unten noch darauf zu sprechen kommen, daß ein solcher Konsum auch bedeutsame ökonomische Funktionen erfüllen kann.)

Ein anderer Aspekt der kompensatorischen Funktionen von Substanzen und Mitteln ist der der Belohnung. Nicht nur die heutige Alkohol-Werbung macht sich diese Funktion zu eigen, wenn sie mit Slogans wirbt wie etwa "*Darauf einen Dujardin*", "*Das ist schon einen Asbach-Uralt wert*" oder ähnliches. Diese Belohnungsfunktion ist vor allem deshalb bedeutsam, als mit der Einnahme von Substanzen und Mitteln in der Regel eine (angenehme) Unterbrechung der Alltagsroutine verbunden ist. Man unterbricht die Arbeit und ißt ein Pausenbrot, macht eine Kaffeepause, geht in die Kantine, "raucht Eine" (mittlerweile quasi zur standardisierten Zeitein-

---

27 Dies trifft grundsätzlich auch auf Medikamentengebrauch zu. Stein-Hilbers (1985: 101) führt dazu aus, daß der (gewohnheitsmäßige) Konsum von Medikamenten in besonders auffälliger Weise die ritualisierte technische Art der Alltagsbewältigung durch chemische Substanzen verkörpere. Die Verantwortung für das eigene Wohlbefinden und den eigenen Körper werde an die Wirkung von Drogen geknüpft und an medizinisches Expertentum delegiert. "Gewohnheitsmäßiger Medikamentenkonsum hat neben der funktionellen auch symbolische Bedeutung. Er setzt in der Regel eine Krankheits-Definition voraus, die selber bereits als spezifische Art von Konfliktbewälitigung betrachtet werden kann (...) Der Rückzug in die Krankheit und der Gebrauch von Medikamenten treten inbesondere dann zutage, wenn aktive Veränderungen von Lebensbedingungen und die dafür notwendige 'Lebendigkeit (...) aussichtslos und unmöglich erscheinen. Insofern sind sie auch als ritualisierte Verdeckung sozialer Konflikte zu interpretieren."

heit gewordene Pausenzigarette) u.s.w. Durch die Einnahme von Substanzen werden z.B. also Arbeitsunterbrechungen symbolisiert, gleichzeitig aber auch legitimiert, womit ein mehr oder weniger indirektes Belohnungssystem errichtet wird, was noch dadurch an Bedeutung gewinnt, als die Einnahme von Substanzen meist auch eine Befriedigung oral-libidinöser Bedürfnisse zur Folge hat[28]. Die Erfüllung dieser Funktion kann vom Individuum bewußt oder unbewußt herbeigeführt werden (vgl. auch Blätter 1990: 171).

Eine weitere Funktion - vor allem auch im Rahmen von Festen und Feiern - erfüllen Substanzen und Mittel als subjektive Kompensation alltäglichen Mangels oder alltäglicher Knappheit. Ähnlich wie die Funktion der subjektiven oder symbolischen Befreiung aus ökonomischen Zwängen und/oder Ungerechtigkeiten (durch maßloses Essen und Völlerei, s.o.) lassen sich auch Funktionen beschreiben, die eine Befreiung aus Rollen- oder anderen sozialen Zwängen darstellen. Denn ebenso, wie der Konsum von Substanzen und Mitteln die Unterbrechung von Arbeit legitimieren kann, so kann er auch das Verlassen oder Wechseln einzelner sozialer Rollen legitimieren. Gerade im Zusammenhang mit bewußseinsverändernden Substanzen und Mitteln kann der in der Gruppe erlebte Rausch Legitimation sein, alle sonst im Alltag geltenden Werte und Normen zu ignorieren und diesen Rausch zu einem Ventil für erlebte und vorhandene Zwänge und Ängste zu instrumentalisieren. Drogenkonsum kann helfen, Streß abzubauen, Aggressionen auszuleben oder zu unterdrücken, sexuelle Bedürfnisse zu mildern oder andererseits Hemmungen vor sozialen Kontakten und sexuellen Annäherungen zu verringern; von daher hat der Konsum von psychoaktiven Substanzen auch unmittelbare Konsequenzen auf die sozialen Bezugsgruppen der Benutzer.

> "Die über Drogenkonsum wirksamen Ventilfunktionen beeinflussen gruppendynamische Prozesse und helfen in vielen Fällen, bestehende Gruppenstrukturen aufrechtzuerhalten. So beeinflußt die Möglichkeit, durch Drogenkonsum Angst abzubauen und mehr Selbstvertrauen und Selbstbewußtsein zu empfinden, das Verhalten in der Gruppe konkret während des Rausches und auch darüber hinaus. Über diese Ventilfunktion gelingt es einzelnen, eine erwünschte Gruppenposition aus-

---

28 Vgl. zur Bedeutung der Oralität: Kleinspehn 1987: 381ff., 399ff. sowie 416ff.

> zubauen oder auch in einer nicht-erwünschten Position auszuharren, weil sie durch den Rausch erträglich wird." (Blätter 1990: 172)

Der Konsum von Substanzen und Mitteln kann demnach auch über seine kompensatorischen und ventilartigen Funktionen zur Gruppenidentität und vor allem zur Gruppenintegration beitragen.

Das bisher Gesagte verhält sich ähnlich in bezug auf den konnotativ anders besetzten hedonistischen Konsum von Substanzen und Mitteln, wobei sich hedonistische und kompensatorische Funktionen meist überlagern bzw. hedonistische eine Teilmenge der kompensatorischen Funktionen darstellen. Denn das lustbetonte Einnehmen von Substanzen ist eine, wie Blätter (1990: 177) erklärt, wirksame Kompensation der Widrigkeiten des Lebens: Unlust wird durch Lust kompensiert. Daß der sinnliche Genuß eine wichtige Bedeutung gerade auch für die psychische Gesundheit des Menschen hat, ist u.a. von Koppenhöfer/Lutz (1983: 126ff.) festgestellt worden. Die, wie oben ausgeführt, meist kollektiven Konsumsituationen, in denen gemeinschaftlicher Genuß praktiziert wird, tragen wiederum auch zur Gruppenintegration bei (vgl. auch Legnaro 1982b: 170f.). Daß der hedonistische Aspekt durchaus eine große soziale Bedeutung hat, ist auch daran abzulesen, daß die Teilnahme an sozialen Veranstaltungen gerade durch die Bereitsstellung ausgesuchter Nahrungsmittel oder besonderer Mittel zur Bewußseinsveränderung beträchtlich an Attraktivität gewinnt. Der sinnliche Genuß ist meist unverzichtbarer Bestandteil von Festen, Veranstaltungen, Besuchen u.s.w.

> "Viele soziale Aktivitäten des Freizeitbereichs sind ohne Drogenkonsum kaum noch denkbar, wie die soziale Einbindung des Alkoholkonsums in der Bundesrepublik und bei den Navahos sowie des Cannabiskonsums auf Jamaika zeigt." (Blätter 1990: 182)

Auf den zahlreichen multikulturellen Festen und Veranstaltungen, die dem gegenseitigen Kennenlernen der Kulturen dienen sollen, nehmen die Essensstände zum Teil den größten Raum ein. Auch hier ist es möglicherweise der gemeinsame Genuß, der die Angst vor der Fremdheit der anderen kompensieren helfen und zur Integration von Menschen verschiedener Nationalität und Kultur beitragen soll.

Was Genuß beim einzelnen Individuum oder in einzelnen sozialen Gruppen genau bedeutet, kann inhaltlich kaum fixiert werden. Der Genußwert der einzelnen Substanzen und Mittel variiert wohl von Individuum zu Individuum und von Gruppe zu Gruppe und bleibt daher auf einer allgemeinen Ebene theoretisch und abstrakt. (Ich werde weiter unten noch eingehender auf den Genußbegriff zurückkommen.) Schon jetzt läßt sich festhalten, daß der sinnliche Genuß zu psychischer Gesundheit im Sinne der Kompensation von Unlust beiträgt und häufig eine kollektive Erfahrung ist, die die Gruppenintegration zu stärken vermag. Hierbei ist es gleichgültig, ob der Genuß aus dem Konsum von Nahrungsmitteln erwächst oder aus dem Gebrauch bewußtseinsverändernder Substanzen und Mittel, seien sie legal oder illegal[29].

Makrosoziale Ebene

Bei der Betrachtung der kompensatorischen Funktionen des Konsums von Substanzen und Mitteln auf der makrosozialen Ebene steht vor allem die Systemstabilisierung im Vordergrund. Durch die Kompensation kultureller, gesellschaftlicher oder politisch bedingter Spannungen, Unlust-Gefühle, Ungleichheiten und Ungerechtigkeiten, wie sie von Individuen oder auch bestimmten sozialen Gruppierungen durch den Konsum oder Genuß von Substanzen und Mitteln vorgenommen werden kann, erhält das politische Makro-System Zeit und Raum, Entscheidungen oder Veränderungen nicht oder nicht gleich treffen zu müssen. Ebenso, wie man im sozialen Nahraum Spannungen und Mangelzustände durch den Konsum von Substanzen und Mitteln ausgleichen kann, so kann man auch gesamtgesellschaftliche Spannungen kompensieren. Wie auf der mikrosozialen bedarf es auch auf der makrosozialen Ebene der Kompensation, um die *Gesundheit des Systems* zu gewährleisten.

Auf dieser Ebene vermischen sich bereits die kompensatorischen Funktionen mit den politischen und Herrschaftsfunktionen des Konsums von und

29 So bemerkt Blätter (1990: 182) in bezug auf Drogengenuß: "Die Faszination an besonderen, oft illegalen Konsumformen hat ebenfalls, besonders bei Jugendlichen in modernen Industriegesellschaften, zu einem Anschluß an gesellschaftlich diskriminierte Randgruppen geführt, die diesen speziellen (genußvollen) Konsum für den einzelnen erst ermöglichen. So fördern hedonistische Drogenfunktionen auch und gerade die Kohäsion von gesamtgesellschaftlich abgelehnten Gruppierungen."

des Umgangs mit Substanzen und Mitteln. Denn der maßgebliche Einfluß des kulturellen, gesamtgesellschaftlichen Systems besteht in der Bereitstellung bestimmter oder Nicht-Bereitstellung bestimmter anderer Substanzen und Mittel sowie in seiner mächtigen Stellung bei der definitorischen Spaltung in Legitimität/Legalität und Illegitimität/Illegalität von Substanzen und dem Umgang mit ihnen. Gerade diese (staatliche) Definitionsmacht befähigt über die Zuschreibung illegitim/illegal zur beabsichtigten oder unbeabsichtigten Produktion von Abweichung, deren Thematisierung, Dramatisierung oder Skandalisierung wiederum als Anlaß zur Darstellung und damit zur Reproduktion von Normalität und Konformität genutzt werden kann. Gleichzeitig kann die Skandalisierung einer bestimmten Handlung, wie eben z.B. des Konsums von als moralisch illegitim oder rechtlich illegal definierten Substanzen und Mitteln, zu einer Kompensation von Problemen an anderer Stelle führen. Es ist diese kompensatorische Leistung, die Mathiesen (1979: 160f.) von der sogenannten *Ablenkungsfunktion* der Kriminalität sprechen läßt, und die z.B. Christie/Bruun (1990) unter anderem dazu veranlaßt, ihr Buch *Der nützliche Feind* zu nennen. Dabei können die nützlichen Feinde die Konsumenten der betreffenden Substanzen sein, aber es ist auch möglich, die jeweiligen Substanzen und Mittel selbst in den Mittelpunkt der Ablenkungsstrategien zu stellen. Vor allem die bewußtseinsverändernden Substanzen und Mittel sind zum Spielball solcher Strategien geworden. Sie wurden zum Teil zu *summary-symbols*, d.h. zu Symbolen, "die eine bestimmte Lebensweise, eine ganze Kultur oder einen Komplex sozialer Phänomene sprachlich verdichten"[30]. In den 20er und 30er Jahren dieses Jahrhunderts z.B. versuchte man in den USA, die als Problem empfundene Einwanderung von Mexikanern in die an Mexiko grenzenden Bundesstaaten durch die Dramatisierung von Cannabis zu bekämpfen.

> "Opposition against ongoing Mexican immigration was increasing however, lead by patriotic organizations (like the American Legion) small farmers and labour Unions. A passionate and racist campaign started against Mexicans in the U.S.A. Early reports about violence of Mexicans under the influence of marijuana can be found in a 1917 document of the Department of Agriculture. In this respect a 1925 American document about problems with the Panama Canal has also been

30 Cremer-Schäfer/Stehr 1990: 89; vgl. vor allem auch Gusfield 1963

influential. This document described countless conflicts between police and violent marijuana using Mexicans.(...)

The Police chief in Los Angeles reported in the early thirties that *'marijuana is probably the most dangerous of all our narcotic drugs.' 'In the past we have had officers of this department shot and killed by marijuana addicts and have traced the act of murder directly to influence of marijuana, with no other motive.'*" (Cohen 1985: 7; vgl. auch Kappeler 1991a: 300f.)

Einige Jahre später sollte sich die symbolische Bedeutung des Cannabis wandeln. Nicht mehr die mutmaßliche Gewaltkriminalität mexikanischer Einwanderer manifestierte sich in der Substanz, sondern die neue kulturelle Jugendbewegung der Hippies und Aussteiger der 60er Jahre. Nun assoziierte man mit Cannabis das Gegenteil von Aktivität und Gewalt, nämlich das sogenannte *amotivationale Syndrom.*

Ein anderes Beispiel der Reduzierung bzw. Verdichtung gesamtgesellschaftlicher Mißstände (in den USA) auf eine einzelne Substanz stellt der Alkohol dar. Der amerikanisch-puritanische Mittelstand hatte bereits in den 30er Jahren des 19. Jahrhunderts nahezu alle gesellschaftlichen Probleme auf den Konsum von Alkohol zurückgeführt. Der bekannte Alkoholforscher Harry G. Levine (1982a: 243) faßt diesen Aspekt folgendermaßen zusammen:

> "Armut, Kriminalität, Slums, verlassene Frauen und Kinder, geschäftliche Mißerfolge und persönlicher Ruin waren im Denken der Mäßigkeitsbewegung keine Folge struktureller oder organisatorischer Art der Fehlentwicklung von Wirtschaft und Gesellschaft, sondern von Alkohol. Alkohol war der Sündenbock im klassischen Sinn des Wortes: Ein Opfer, das gerichtet werden mußte, um die Gesellschaft von ihren Hauptleiden und Problemen zu befreien. Amerika würde gesund sein, wenn die Nation nur völlig abstinent wäre."

In dieselbe Kerbe schlug zu Beginn des 20. Jahrhunderts auch die wirtschaftliche Elite in ihrem Kampf gegen den Alkohol. Allerdings konstatiert Levine (1982a: 247), daß diese Gruppierung noch weitaus bewußter auf eine Ablenkung von anderen Problemen und Ursachen zielte, denn sie konnte auf diese Art und Weise ein soziales und moralisches Gewissen nach außen demonstrieren, ohne die eigene Verantwortung für die Probleme anerkennen zu müssen.

Diese beiden Beispiele sollen hier zunächst genügen, es wird auf ähnlich gelagerte Fälle bei der Betrachtung der politischen- und Herrschaftsfunktionen zurückzukommen sein. Es ist aber bereits jetzt deutlich geworden, daß Substanzen und Mittel zu Symbolen (gemacht) werden können, die der dominanten Kultur die Legitimation und Möglichkeit verschaffen, anderweitige, gesellschaftlich-drängende Probleme zu verdrängen oder durch erheblichen Aktivismus im jeweiligen Substanzbereich zu kompensieren (vgl. hierzu auch Szasz 1978: 17-78; Ksir 1989: 159ff.). Zugleich ist es der dominanten Kultur möglich, einen ihren Mitgliedern gemeinsamen und daher nützlichen Feind zu generieren, der diese wiederum enger aneinander schweißt und damit zur Stabilisierung hegemonialer Interessen beiträgt.

4.3. Ökonomische Funktionen

Da die Einnahme von Substanzen und Mitteln zu den menschlichen Grundbedürfnissen zählt, ergibt es sich fast von selbst, daß es bei der Beschäftigung mit ihnen stets auch um ökonomische Aspekte geht. Denn diese Stoffe bilden das Substrat jeglicher Ökonomie. Gleichzeitig determiniert der Stand der Ökonomie das Erscheinungsbild und auch die primäre und sekundäre Selektion der Substanzen und Mittel. Die Agrar- und Produktionstechniken und der Zustand der Infrastruktur, des Transportwesens und der Handelsbeziehungen, die Konservierungsmöglichkeiten u.s.w. entscheiden darüber, welche Substanzen wo angebaut bzw. hergestellt und zu welchen Preisen auf welchen Märkten gehandelt werden (können).

Gleichzeitig übernehmen Mittel und Substanzen aber auch Funktionen der Reproduktion und, wie wir sehen werden, in gewissem Sinne auch der *Produktion* von Arbeitskraft.

Die mikrosoziale Ebene

Die ökonomischen Funktionen von Substanzen und Mitteln auf der mikrosozialen Ebene ergeben sich zunächst in direktem Anschluß an die oben definierten Grundbedürfnisse der Menschen. Man muß sich ausreichend ernähren, um seine Arbeitskraft zu reproduzieren, und man muß auch Krankheiten heilen, lindern oder vorbeugen, um die Leistungsfähigkeit der betreffenden Person wiederherzustellen und zu garantieren. Gleichzeitig bieten Handel, Produktion und Verarbeitung von Substanzen und Mitteln die Möglichkeit, mit der Ausübung dieser Tätigkeiten den eigenen Lebensunterhalt zu verdienen.

Ähnlich verhält es sich auch mit jenen Substanzen und Mitteln, die man in der Regel unter der Rubrik "Veränderung des Wachbewußtseins" einordnet, also in jener Kategorie, die heute mit den Bezeichnungen Drogen, Rauschgifte, Suchtmittel und ähnlichem assoziiert wird. Diese Substanzen wurden und werden häufig dazu eingesetzt, um kraftvoller, konzentrierter und ausdauernder arbeiten zu können. Die Beispiele, die hier angeführt werden können, sind ausgesprochen zahlreich, nicht zuletzt deswegen, weil nahezu jede Kultur Substanzen und Mittel kannte, mit denen sie diese Zwecke verfolgte.

So beschreibt z.B. Blätter (1990: 197), daß zahlreiche jamaikanische Kleinbauern Ganja (also Cannabis) während der Landarbeit konsumieren, "weil sie sich dann kraftvoller, konzentrierter und ausdauernder fühlen und Spaß bei der Arbeit haben." Allerdings haben in diesem Fall Messungen gezeigt, daß sich der Konsum von Cannabis zwar nicht unbedingt auf die konkrete Arbeitsleistung auswirkt, daß jedoch die leichte Berauschung immerhin subjektiv die monotone Arbeit erleichtert.

Aus dem Jemen weiß man, daß die dort kultivierte Droge *Qat* spätestens seit dem 19. Jahrhundert (vorher war der Qat-Konsum weitgehend der Oberschicht vorbehalten) als ein die Leistung steigerndes Mittel bei schwerer körperlicher Arbeit eingesetzt wird (Schopen 1978: 61 sowie 1982; vgl. z.B. auch Kennedy 1982; Jenner 1983; Blätter 1990).

Ein weiteres, altes Beispiel des Einsatzes einer psychoaktiven Substanz zur Erfüllung ökonomischer Funktionen ist das Kauen der Blätter des Coca-Strauchs in Mittel- und Südamerika. Die konkreten Wirkungen des Konsums von Coca beschreibt z.B. Scheffer (1989: 353) mit Energiesteigerung, Verminderung des Appetits bzw. des Hungergefühls, Erhöhung der Körpertemperatur (dies erleichtert z.B. das Leben und Arbeiten in den kalten Hochland- und Andengegenden Süd- und Mittelamerikas), Verbesserung der Stimmung, verbesserte Nahrungsumsetzung sowie Bereicherung der Ernährung durch zahlreiche Vitamine und Spurenelemente. Vor allem die Unterdrückung von Hunger, Durst und Müdigkeit, also die Funktion von Coca als Ersatznahrungsmittel (vgl. auch Hafner/Taylan 1988: 30ff.) erleichterte der einheimischen, indianischen Bevölkerung die Arbeit in den Gold- und Silberminen, zu der sie von den spanischen Eroberen im 16. Jahrhundert zwangsverpflichtet wurde (vgl. auch Voigt 1985; Gunkelmann 1989b).

Durch die Vertreibung von Hunger, Durst und Müdigkeit zeichnen sich auch noch zahlreiche andere Substanzen aus. In den tropische Gebieten Westafrikas wird die Kolanuß aufgrund ihrer leistungssteigernden und hungervertreibenden Wirkungen gebraucht (vgl. Agiri 1982). In derselben Absicht kaut man in Süd- und Südostasien sowie in Melanesien und Mikronesien die sogenannte Betelnuß (vgl. Seyfarth 1982; Stöhr 1982; Moser-Schmitt 1982b; Blätter 1990).

Wie oben ausführlich dargestellt, übernahmen in der europäischen Kultur seit dem 16. und 17. Jahrhundert in erster Linie Tabak und Kaffee die beschriebenen Funktionen. Vor allem als Ernüchterungs- und Konzentrationsmittel erfuhren diese beiden Substanzen Aufnahme in die europäische Kultur, besonders bei jenen Zeitgenossen, die geistigen und sitzenden Tätigkeiten nachgingen. Vom Bürgertum wurde der Kaffee als gewinnbringender Ersatz zum damals vielgetrunkenen Alkohol propagiert, denn im Gegensatz zur berauschenden Wirkung des Alkohols glaubte man, mit dem Genuß von Kaffee dem Tag noch ein einige Stunden abtrotzen zu können. Man kann wohl ohne Bedenken konstatieren, daß zumindest der Kaffee diese Funktion bis heute beibehalten hat, und daß er das wichtigste (legale) Stimulanzmittel der westlichen Welt geworden ist. Ähnliches kann auch für den Tee gesagt werden (vgl. ausführlicher Neuberger 1989: 23ff.; Okakura 1979: 17ff.).

Kann man die bisher aufgeführten Beispiele als einen mehr oder weniger kulturell überlieferten, selbstdisziplinierenden Konsum von Substanzen bezeichnen, so erfüllt das, was oben als disziplinierender Konsum (Scheerer 1982: 21) bezeichnet wurde, noch eine etwas anders gelagerte Funktion. Im 19. Jahrhundert beispielsweise verabreichten Arbeitgeber, wie wir gesehen

Allerdings greifen doch einige Überlegungen zu kurz. So fragt man sich, wie es möglich sein kann, daß die Gesellschaften und Kulturen - scheinbar einem kollektiven Instinkt folgend - stets die richtige Wahl bei ihrer Ernährung treffen; bei der heute herrschenden und sich permanent ändernden Vielfalt von Meinungen über richtige und falsche Ernährung, bei der immer wieder herausgestellten Uninformiertheit der Menschen über die richtige Zusammenstellung der Nahrung und der gleichzeitig erkannten Irrationalität ihrer Entscheidungen scheint eine solche Annahme doch recht überzogen. Zudem konzentriert sich die Theorie von Harris vorwiegend auf rein ernährungsspezifische Fragen und scheint Aspekte, wie z.B. symbolische Gehalte von Substanzen oder allgemeinen sozialen Wandel, gänzlich zu vergessen (vgl. auch Murcott 1988: 20f). Selbst da, wo er Machtstrukturen in seine Überlegungen mit einbezieht, stellt Harris lediglich das aus machtpolitischen oder ökonomischen Privilegien folgende bessere oder höhere Ernährungsniveau heraus. Harris Ausführungen beleuchten allenfalls einen, wenn auch nicht unwichtigen, Gesichtspunkt der ökonomischen Funktionen von Substanzen und Mitteln, aber, wie wir sehen werden, spielen noch zahlreiche andere Aspekte eine Rolle.

So kennt die Neuzeit z.B. Fälle, in denen die Selektion sich nicht an dem Primärzweckniveau (wie ich den Begriff des Ernährungsniveaus verallgemeinern möchte) orientiert, sondern an staatsfiskalischen Interessen. Beispielsweise wurde in England und Deutschland der Konsum der Substanzen Tabak und Kaffee im 16. und 17. Jahrhundert nicht etwa wegen mangelndem Genußwert oder Gefährdungen der Gesundheit verboten, sondern weil diese Substanzen als Importgüter einen erheblichen Geldabfluß z.B. nach Spanien bewirkten. Die Verbote wurden erst aufgehoben, als den damaligen Herrschern zu Bewußtsein kam, daß sich aus diesen Substanzen über Zölle und Steuern große Summen für den Staatshaushalt ziehen ließen (vgl. Hess 1989c: 126f.; Austin 1982: 127-132).

Auch in den Auseinandersetzungen vor und während der amerikanischen Alkoholprohibition (1919-1933) ging es - neben ideologischen Fragen und Kämpfen, über die unten noch zu sprechen sein wird - um handfeste ökonomische und steuerpolitische Interessen; sowohl hinter der Bewegung für als später auch gegen die Alkohol-Prohibition standen die reichsten Männer der USA. Sorgten sie zunächst als moralische und finanzielle Unterstützer der für die Prohibition kämpfenden Anti-Saloon-League (ASL) für den Erfolg dieser Bewegung, weil sie sich von dem Verbot eine bessere Arbeitsmoral und eine Steigerung der Produktivität ihrer Arbeiter erhofften, so plädierten sie bald - als Unterstützer der Association Against the Prohibition Amendment (AAPA) - für die Abschaffung der Prohibition, da sie sich hiervon erhebliche Steuervorteile versprachen.

> "Pierre Du Pont, so heißt es, sei überzeugt gewesen, daß er bei einer Wiedereinführung der Getränkesteuer Millionen weniger an persönlichen und geschäftlichen Einkommensteuern zahlen müßte und daß eine Wiederbelebung der Alkoholindustrie neue Arbeitsplätze mit zusätzlichen Einnahmen für die öffentliche Hand schaffen würde." (Scheerer 1992a: 24; vgl.auch Levine 1982a: 250)

An dieser Stelle wird sehr deutlich, daß sich ökonomische und macht- und herrschaftspolitische Funktionen im Grunde nicht trennen lassen. In den meisten Fällen ist die ökonomische Selektion von Substanzen und Mitteln auf einer makrosozialen Ebene begleitet von staatlichen Eingriffen, deren schärfste Varianten das Verbot oder die mehr oder weniger offensive Befürwortung sind (z.B. in Form von Subventionen, Steuerbefreiungen- oder -senkungen etc.).

Seit jeher, so kann man feststellen, waren Substanzen und Mittel eine gern wahrgenommene Gelegenheit, um über Steuern, Zölle und Herstellungs- bzw. Handelslizenzen den Staathaushalt aufzubessern. Gleichzeitig betrachtete man den durch importierte Stoffe bewirkten Geldabfluß ins Ausland mit Sorge. Besonders deutlich wird dies auch im Zusammenhang merkantilistischer Wirtschaftspolitik im 17. und 18. Jahrhundert in Deutschland. Ins Visier dieser Politik war vor allem der Kaffee geraten, was nicht nur zu Steuererhöhungen, Röst- und Vertriebsmonopolen sowie Verboten führte, sondern vor allem auch zur Erfindung eines einheimischen Äquivalents, des Kaffee-Substituts Zichorienkaffee (s.o.).

Aber auch auf nationaler Ebene entschieden ökonomische Interessen über die erfolgende oder nicht-erfolgende staatliche Förderung bestimmter Substanzen und Mittel. So wurde der 1878 von Konstantin Fahlberg entdeckte Süßstoff Sacharin, dessen Gesamterzeugung von 5.188 kg im Jahre 1888 auf 33.000 kg im Jahre 1894 stieg, zum Schutz der Rübenzukkerherstellung bereits 1898 für die Herstellung von Bier, Wein, Fruchtsäften, Konserven und Likören verboten. Als sich die erhofften Folgen nicht einstellten - 1901 betrug die Gesamterzeugung 175.000 kg -, wurde mit dem Süßstoffgesetz von 1902 die Herstellung von Süßstoffen, bis auf ganz geringe Mengen, allgemein verboten (vgl. Strahlmann 1976: 202; Schmauderer 1976: 188).

Auch die Verbote der heute illegalen Drogen beruhen zum Teil auf nationalökonomischen, vor allem aber auch herrschaftspolitischen Interessen. Auf diesen Sachverhalt der Genußmittelgeschichte wird unter 4.4. noch ausführlich eingegangen werden.

Weitere ökonomische Funktionen übernahmen Substanzen dort, wo sie als Zahlungsmittel eingesetzt wurden. Neben dem in früheren Zeiten üblichen Naturalien-Tausch, spielten hierbei besonders die bewußtseinsverändernden Substanzen eine bedeutende Rolle. So wurden im frühkapitalistischen Truck-System Teile des Lohnes in Bier oder Branntwein ausgezahlt. In Korea wurde im 18.Jahrhundert unter anderem Tabak als Teil des Tributs an den chinesischen Kaiser bezahlt, und in Neukaledonien nutzten die Franzosen den Tabak als Tauschartikel. Bei solchem Handel profitierte meist die jeweils mächtigere Handelsseite, in der Regel die jeweiligen Eroberer oder Kolonialherren. War den Staaten, die nicht über entsprechende Kolonien verfügten, der Geldabfluß durch den Import von Substanzen und Mitteln ein Dorn im Auge, so schätzten sie ihre eigenen Substanzen umso höher als günstige und gleichzeitig gewinnbringende Exportartikel, mit denen man zum Teil sogar zwei Fliegen mit einer Klappe zu schlagen in der Lage war. Den Einsatz des Alkohols als zweifelhaftem, aber gleichwohl profitablem Zahlungsmittel beschreibt Blätter (1990: 207):

> "Als attraktive Handelsartikel konnten Alkoholika gewinnbringend gegen einheimische Erzeugnisse (in Nordamerika auch gegen Immobilien) eingetauscht werden, und die mit dieser Droge unerfahrenen Einheimischen konnten im Rausch oft übertölpelt, übervorteilt und auf das übelste betrogen werden."

Alkohol bildete somit häufig einen der lukrativsten Handelsartikel für die Kolonialherren; Hamburg z.B. war einer der wichtigsten Umschlagplätze für billige Alkoholika für die Südsee. Aber auch in Gegenden, in denen - anders als z.B. in Nordamerika - der Alkohol schon in vorkolonialer Zeit bekannt war, haben die europäischen Alkoholimporte zumindest doch einheimische Alkoholika und andere vormals benutzte Drogen weitgehend verdrängt und einen absatzkräftigen Markt für sich erobert (vgl. Blätter 1990: 207).

Eines der bekanntesten Beispiele für den Einsatz von Substanzen und Mitteln als Zahlungsmittel, die einseitig von einer Kolonialmacht ausgenutzt wurden, bilden die vielbeschriebenen Handelsbeziehungen zwischen England und China vor allem im 18. und 19. Jahrhundert. Seit dem 17. Jahrhundert stand die englische Ostindische Kompanie in einem regen Handelsaustausch mit China. Man handelte Tee, Seide, Porzellan und ähnliches und bezahlte in bar, also z.B. in Silber (vgl. ausführlich Kappeler 1991: 239ff.). Als Indien 1757 seine Selbständigkeit verlor, übernahm die Ostindische Kompanie das bestehende Opiummonopol und baute einen umfangreichen und lukrativen Opiumexport auf. Nunmehr ging man in aggressiver Weise dazu über, Opium als Zahlungsmittel einzusetzen.

> "Es (Opium, H.S.-S.) ist für die Kompanie ein billiger Stoff: es wird auf Plantagen der Kompanie in Indien in Großproduktion hergestellt. Man schätzt, daß zwischen 1767 und 1850, also in weniger als hundert Jahren, der chinesische Opiumkonsum sich versiebzigfachte." (Schivelbusch 1990: 227)

Schon bald war der Bedarf an Opium in China dermaßen gestiegen, daß die Substanz mit den typischen Handelswaren Tee, Seide u.s.w. nicht mehr zu bezahlen war und die Chinesen zusätzlich Gold und Silber aufwenden mußten, um den Opium-Import zu finanzieren (vgl. auch Berridge/Edwards 1987: 173ff.; Selling 1989: 29ff.; Seefelder 1990: 147ff.; Bartholdy 1992: 7). Als China sich gegen die zunehmend ruinösen Opiumeinfuhren zur Wehr setzte, scheuten sich die Engländer nicht, diesen Widerstand in den sogenannten Opiumkriegen (1840 und 1858) mit militärischer Gewalt niederzuschlagen, da der Handel mit Opium einfach zu einträglich geworden war. Zu Recht behaupten daher Berridge/Edwards (1987: 174), daß die beiden Kriege als "prime examples of commercial imperialism" anzusehen seien (vgl. ausführlich auch Kappeler 1991a: 239-277). Erst um die Jahrhundertwende sollte der britische Opiumexport nach China vor allem auch unter internationalem Druck langsam zurückgehen und wurde 1917 dann engültig eingestellt. (Wir werden hierauf im folgenden Kapitel ausführlicher zu sprechen kommen.)

4.4. Politische- und Herrschaftsfunktionen

Politische- und Herrschaftsfunktionen sind bereits in die vorangegangen Kapiteln eingeflossen. Aufgrund ihrer herausragenden Bedeutung für die Selektion von Substanzen und Mitteln sollen sie aber gleichwohl gesondert betrachtet werden.

Unter politischen und Herrschaftsfunktionen verstehe ich die Auswirkungen, die politische und ideologische Entscheidungen und Interessen auf die Selektion von, die Einstellungen zu und den Umgang mit Substanzen und Mitteln sowie auf ihre Hersteller und Konsumenten haben.

Die mikrosoziale Ebene

Auf einer mikrosozialen Ebene manifestieren sich politische Funktionen des Umgangs mit Substanzen und Mitteln in erster Linie als Symbolisierungen und Bedeutungen von Einstellungen und politischen oder ideologischen Zugehörigkeiten. So war für die bürgerliche Bevölkerung Europas seit dem 17. Jahrhundert der Kaffee ein bedeutendes Symbol ihrer neuen nüchternen und rationalen Identität. Für das einzelne bürgerliche Individuum mag der Kaffee oder der Besuch eines Kaffeehauses Symbol der zumindest ideologischen Teilhabe an den gesellschaftlichen Entwicklungen gewesen sein, eine (Selbst-) Darstellung seiner politisch-ideologischen Identität.

Aber ebenso, wie sich Substanzen zum Symbol einer sich zur Hegemonie aufschwingenden Ideologie entwickeln können, so können sie freilich auch zu Zeichen des Protests und des Widerstands gesellschaftlicher Minderheiten werden. So wurde das Cannabis sowohl für die Rastafari in Jamaika (vgl. ausführlicher Blätter 1990: 228) als auch für die Jugendkultur der 60er und 70er Jahre in den USA und Europa gleichermaßen zum Symbol ihres jeweiligen Protestes.

Aber nicht nur psychoaktive Substanzen und ihre jeweiligen Konsumumstände können in dieser Hinsicht Symbolwert erlangen, sondern auch Nahrungsmittel. Rath (1984: 234f.) beschreibt die Symbolik ausländischer Restaurants in den 60er Jahren für Deutschland. Das Hauptklientel ausländischer Restaurants, so Rath, seien Deutsche gewesen, die über den Geschmack an ausländischen und daher exotischen Speisen und der Lokalatmospäre Sehnsüchte nach Freiheit und Anders-Sein belebten. Aber auch zu Stätten politischer Identität konnten die ausländischen Gaststätten werden:

> "Besonders in der Zeit der Studentenbewegung um 1968 erfreuten sich ausländische Lokale, da sie keine 'bürgerlichen Kneipen' waren, besonderer Beliebtheit, und das nicht nur wegen der anfangs günstigen Preise. Viele italienische und griechische Lokale galten, da die politische Situation ihrer Heimatländer potentiell revolutionär erschien, in manchen Universitätsstädten - in Anlehnung an Che Guevaras Strategie - als ein Stück 'befreiten Gebiets', und der Kellner wurde entsprechend zum 'Compagno'."

Neben dem Aspekt des Hinwendens zu bestimmten Substanzen oder Konsumsituationen kann aber gerade auch die Ablehnung von Substanzen ideologischer Natur sein. Dies kann, wie oben bereits gezeigt, nationalökonomische Gründe haben, aber auch religiöse, wie etwa im Judentum und im Islam der Verzehr von Schweinefleisch oder in der hinduistischen Religion der Verzehr von Rindfleisch verboten ist, oder moralisch-ideologische Gründe, die den Verzehr von Fleisch generell untersagen.

Der Verzicht auf bestimmte Substanzen und Mittel oder die besondere Hinwendung zu ihnen erlauben also - ebenso wie sie grundsätzlich Ausdruck von Identität sind - die Darstellung ideologischer und damit moralischer, religiöser oder politischer Überzeugungen. Substanzen und Mittel sowie ihr individueller und (sub-) kultureller Umgang können daher auf dieser mikrosozialen Ebene zu Symbolen für Herrschaft, Opposition, Widerstand und Protest, aber auch für Disziplin, Selbstdisziplin, Gehorsam oder Ungehorsam werden, die wiederum zur Integration, aber auch zur Ausgrenzung ideologischer Gruppierungen oder von Ideologien und Weltanschauungen überhaupt beitragen können.

Die makrosoziale Ebene

Die politischen- und Herrschaftsfunktionen, die Substanzen und Mittel auf der makrosozialen Ebene erfüllen können, sind bei der Abhandlung der vorangegangenen Kapitel bereits häufig angeschnitten worden. So können sie den Eliten zur Selbstdarstellung und damit zur symbolischen Konsolidierung von Klassen- und Schichtunterschieden dienen; sie können kompensatorische Funktionen erfüllen, indem sie Zustände, die als politisch ungerecht betrachtet werden, auf einer mikrosozialen Ebene auszugleichen helfen, was wiederum den Widerstand der Bevölkerung von politischen Bahnen ablenkt und daher zur Systemstabilisierung beiträgt; Substanzen und ihre Gebraucher können auch politisch bewußt dramatisiert werden, um die Aufmerksamkeit von anderen und häufig weit schwerer wiegenden, gesellschaftlichen und politischen Problemen abzulenken. Darüber hinaus konnte festgestellt werden, daß der Staat über die Besteuerung von Substanzen und Mitteln stets erhebliche Einnahmen verzeichnen konnte, deren Höhe nicht selten über Legalität und Illegalität der verschiedenen Substanzen entschied. Gleichzeitig wurden Substanzen und Mittel auch immer wieder als Tauschartikel eingesetzt, die den jeweils mächtigeren Staaten zu erheblichen wirtschaftlichen Gewinnen verhalfen.

Um die politischen Funktionen von Substanzen und Mitteln zu konkretisieren, wird sich dieses Kapitel auf ein historisches Beispiel beschränken, das zwar ausschließlich den Umgang mit psychoaktiven Substanzen und Mitteln zum Gegenstand hat, das aber gleichwohl eines der eindrücklichsten Beispiele in der Geschichte der Substanzen darstellt, da es den Umgang mit etlichen Substanzen maßgeblich verändern und prägen sollte. Es handelt sich hierbei um die historisch-politischen Entwicklungen, die zum Verbot des Opiums und später quasi aller heute illegaler Drogen führten.

Opium galt bis ins 19. Jahrhundert hinein sowohl in den USA als auch in Europa als eines der verbreitetsten und beliebtesten Haus- und Arzneimittel gegen eine Vielzahl von Erkrankungen und Beschwerden. Um die Mitte des 19. Jahrhunderts nahm nun der nichtmedizinische, aber auch der scheinbar medizinische Gebrauch sowohl in England (hierauf ist oben bereits im Zusammenhang mit dem disziplinierenden Konsum eingegangen worden) als auch in den USA zu. Besonders die Militärärzte pflegten zu jener Zeit einen recht freigiebigen Umgang mit dem Opium-Alkaloid Morphin.

> "Es war üblich, Patienten vor der Entlassung aus dem Lazarett in die Handhabung der Injektionsspritze einzuweisen und die weitere Gene-

> sung der Selbstmedikation des Patienten ausdrücklich anheimzustellen. Injektionsspritzen und Zubehör konnten nach und nach über Apotheken und Gemischtwarenhandlungen bezogen werden. Das Versandhaus Searls-Robruch bot verschiedene Spritzen-Sets, vom einfachsten bis zum kunstvoll verzierten im Lederetui mit Samtauslegung, in seinem Katalog an. Unter den Kriegsveteranen war der Opiatkonsum so verbreitet, daß noch lange nach Kriegsende Drogenabhängigkeit die 'army disease' genannt wurde." (Selling 1989a: 10)

Scheerer (1982: 22f.) bezeichnet den Opiatkonsum in den USA als ein frühes funktionales Äquivalent zum heutigen Psychopharmakakonsum, denn wie dieser sei der Opiatkonsum zwar moralisch nicht ganz unanstößig gewesen, gleichzeitig hätte man aber auch (noch) keinen Anlaß für strafrechtliche Sanktionen gesehen.

Der Anlaß, sich dem mutmaßlichen Opiumproblem von staatlicher, aber auch gewerkschaftlicher Seite anzunehmen, war ein anderer.

Seit 1850 gab es eine starke Einwanderungsbewegung aus China in die USA. Die meisten Chinesen arbeiteten im Eisenbahnbau, für den die chinesischen Immigranten einen willkommenen Ersatz für die unter anderem aufgrund des Goldrausches abgewanderten einheimischen Arbeitskräfte darstellten (vgl. Selling 1989a: 15ff.; Kappeler 1991a: 294f.). Auch die Chinesen konsumierten Opium; vor allem nach Feierabend rauchten sie in den Eisenbahncamps ihre Opiumpfeifen. Dieser Konsum wurde zunächst nicht als anstößig empfunden, sondern von den Bauherren der Central Pacific Railway sogar unterstützt, da man die chinesischen Arbeitskräfte brauchte und der Konsum sich auch eher positiv auf die Arbeitsleistung der Chinesen auswirkte (vgl. auch Szasz 1978: 99f.).

> "Die Lage der Chinesen änderte sich dramatisch, als fast gleichzeitig der amerikanische Bürgerkrieg endete, die amerikanische Industrie in einer Wirtschaftskrise empfindliche Rückschläge hinnehmen mußte und nach Fertigstellung der Eisenbahnlinie fast 100.000 Chinesen mit ihren Familien arbeitssuchend nach San Franzisco zogen. Um die rar gewordenen Arbeitsplätze konkurrierten die Chinesen mit den ansässigen Arbeitern und den nach Kalifornien gezogenen Bürgerkriegsveteranen nicht selten erfolgreich, da sie unter noch schlechteren Bedingungen zu arbeiten bereit waren als jene." (Selling 1989: 15)

Aber nicht nur die Akzeptanz schlechterer Arbeitsbedingungen und niedrigerer Löhne machte die Chinesen zu gern beschäftigten Arbeitern, sondern auch ihre nicht vorhandene gewerkschaftliche Organisierung. Aus diesen

Gründen sahen die Gewerkschaften in den Chinesen lediglich Lohndrücker und Streikbrecher und setzten sogar ein allgemeines Aufnahmeverbot für Chinesen in den Organisationen der nordamerikanischen Arbeiterbewegung durch (vgl. Kappeler 1991a: 295f.; Szasz 1978: 100f).

Den Höhepunkt der Diskriminierung der chinesischen Einwanderer bildeten die 70er Jahre des 19. Jahrhunderts, als die Chinesen in Kalifornien 25% der Lohnarbeiter stellten bei einem Anteil an der Gesamtbevölkerung von 8%. Die Folge waren nicht nur regelrechte Pogrome in Los Angeles (Kappeler 1991a: 296), sondern es wurden auch zahlreiche diskriminierende Gesetze erlassen. Bereits 1865 wurde festgelegt, daß Chinesen nur einen bestimmten Teil von San Franzisco (Chinatown) bewohnen durften.

> "1870 folgte die *Cubic Air Ordinance*, die die Untergrenze für Wohnraumgröße auf 500 Kubikfuß festsetzte und so die auf engem Raum zusammenlebenden chinesischen Großfamilien aus ihren Wohnungen trieb. 1871 erging die *Theater Ordinance*, die Menschenansammlungen und Lärm für genau die Stunden untersagte, in denen gewöhnlich die Vorstellungen der Chinese Opera stattfanden. Die *Anti-queue-Ordinance* verbot 1873 die traditionelle Haartracht der Chinesen, den Zopf. Ungehorsame wurden festgenommen und bekamen den Kopf geschoren.
>
> Das 1877 erlassene *State Body Law* richtete sich gegen die chinesischen Bestattungsriten. So folgte Gesetz auf Gesetz, bis schließlich kaum ein Aspekt der chinesischen Arbeits- und Lebensweise übrigblieb, die nicht strenge Einschränkungen erfuhr." (Selling 1989a: 17)

In diesen Zusammenhang der Diskriminierung der chinesischen Lebensweisen gehört auch das erste Strafgesetz gegen Opiumkonsum in der westlichen Welt. Das Opiumrauchen der chinesischen Immigranten stand, wie Kappeler (1991a: 296) betont, geradezu im Mittelpunkt der antichinesischen Hetzkampagne und wurde zum Hauptsymbol der chinesischen Bedrohung (Szasz 1978: 100). Galt in den Zeiten, als die chinesischen Immigranten noch notwendige Arbeitskräfte darstellten, der Opiumkonsum teilweise als leistungssteigernd und daher den Interessen der Arbeitgeber eher zuträglich, so drehte sich die Darstellung der Opiumeffekte nun um 180 Grad. Der Opiumkonsum, so argumentierte man jetzt, zerrütte die Sinne, mache unzuverlässig, zerstöre Arbeitsfähigkeit und Gesundheit (vgl. Kappeler 1991a: 296; Szasz 1978: 100f.). 1878 wurde daher in San Franzisco die erste Strafrechtsnorm erlassen, die das Opiumrauchen sowie die meist von Chinesen betriebenen sogenannten Opiumhöhlen - also sowohl die typische Konsumform als auch der typische Gebrauchsort der Chinesen - unter Androhung von Freiheits- und Geldstrafen verbot[33]. Gegen die 'weißen Formen' des Opium- und Morphingebrauchs wurden dagegen strafrechtliche Sanktionen zu keiner Zeit erwogen, sondern man setzte zunächst vielmehr auf nicht-strafrechtliche Formen der Kontrolle (Scheerer 1982: 24f.).

Aber noch eine andere politische Situation bestimmte die zu Beginn des 20. Jahrhunderts von den USA eingeschlagene Drogenpolitik. Die Engländer waren, wie oben bereits ausgeführt, die führende Handelsmacht im Opiumgeschäft, vor allem mit China. China galt mit seinen ca. 400 Millionen potentiellen Käufern als das Tor zur Welt. Der ökonomische Expansionsdrang der Amerikaner richtete sich mit dem Ende des 19. Jahrhunderts zunehmend über die eigenen Landesgrenzen hinaus auf die Weltmärkte und vor allem eben auf die schier unerschöpflichen Märkte des Ostens. Allerdings hatten gerade die USA im Vergleich mit den europäischen Handelsmächten eine besonders ungünstige Ausgangslage in diesem Teil der Welt, denn die Amerikaner verfügten über keinerlei militärische, diplomatische oder sonstige Verbindungen zu China. Nicht zuletzt war ihr Image in China auch deswegen besonders schlecht, weil sie die chinesische Bevölkerung im eigenen Land auf's äußerste diskriminierten. Neben anderen Versuchen, in China Fuß zu fassen (vgl. hierzu ausführlich Selling 1989a: 29-38), versuchten die USA, sich über ihre Anti-Opium-Politik bei den Chinesen beliebter zu machen. Die Chinesen hatten sich im 19. Jahrhundert verschiedentlich gegen die immensen Opiumeinfuhren durch die Engländer zu wehren versucht, waren aber stets an deren militärischer Übermacht gescheitert. Die Amerikaner sahen also, daß sie mit einer repressiven Opiumpolitik zwei Fliegen mit einer Klappe schlagen konnten. Zum einen konnte es so gelingen, die Engländer in ihrer dominanten Stellung im Osthandel zu

---

33 Selling 1989: 17 zitiert nach Mark, G.Y. (Radical, Economic an Political Factors in the Development of America's First Drug Laws, Issues in Criminology (19) 1975, S.61) den Wortlaut des Erlasses des San Franzisco Board of Supervisors (1978): "Niemand in der Stadt und im Bezirk San Franzisco darf einen Platz, Ort, Raum oder ein Gebäude, in dem Opium geraucht wird oder in dem Menschen sich versammeln, um Opium zu rauchen oder um die Dämpfe des Opiums zu inhalieren, besitzen, leiten, betreten, besuchen oder in irgendeiner sonstigen Weise unterstützen."

schwächen. Zum anderen war über eine solche Politik das Verhältnis zu China zu verbessern. Denn

"im Kampf der Chinesen für Unabhängigkeit kam dem Opium eine besondere Bedeutung zu. Die Droge war 180 Jahre lang Werkzeug zur Ausbeutung Chinas durch Fremde gewesen, nun war der Kampf gegen das Opium, weit über seine moralischen und gesundheitlichen Implikationen hinaus, zu einem Symbol des Befreiungskampfes gegen die Hegemonialmächte geworden. Die Haltung gegenüber dem Opiumproblem wurde zu einer Art Gretchenfrage für Chinas Verhältnis zum Ausland. Eine Nation, die eine nicht-restriktive Opiumpolitik verfolgte, hatte es schwer, mit Freundschaftsbeteuerungen beim chinesischen Volk Glauben zu finden." (Selling 1989a: 33)

Wie bewußt die USA die Substanz Opium für ihre politische und ökonomische Expansion nutzten, zeigen die Ausführungen von Bischof Brent, der die Einleitung internationaler, restriktiver Maßnahmen zur Lösung des Opiumproblems empfahl, und diese Empfehlung abschließend mit dem Satz begründete, daß nichts dem Frieden dienlicher sei, als ein gemeinsames Ziel (zit.bei Selling 1989a: 34f.), sprich: ein gemeinsamer Feind (vgl. detaillierter auch Bartholdy 1992: 34-38).

Im Februar 1909 trat die von den Amerikanern initiierte *International Opium Commission* in Schanghai zusammen. Diese Konferenz hatte lediglich die Substanz Opium zum Gegenstand und hierbei vor allem das Rauchopium. Auf die Idee, auch andere psychoaktive Substanzen in die Auseinandersetzungen einzubeziehen, war niemand gekommen. Zu den von den Amerikanern erhofften Konventionen kam es bei dieser Tagung nicht, lediglich zu Absichtserklärungen hinsichtlich einzuleitender, einschneidender Maßnahmen (Bartholdy 1992: 40), was die USA aber keineswegs daran hinderte, zu einer weiteren *International Opium Conferenz*, die Ende 1910 oder Anfang 1911 stattfinden sollte, einzuladen. Fast alle der elf eingeladenen Nationen[34] hatten daraufhin ihre Kooperationsbereitschaft mit den USA und damit die Bereitschaft zur Fortschreibung der Ergebnisse von Schanghai bekundet, lediglich England hatte es bis zum Mai 1910 'versäumt', auf die amerikanische Einladung zu antworten.

"Jetzt stand England unter Zugzwang. Die anderen Staaten hatten dem amerikanischen Vorschlag zugestimmt. Da aber eine Konvention zur

34 Diese elf von den USA eingeladenen Länder waren: Portugal, Italien, Persien, Rußland, Siam, England, Deutschland, die Niederlande, Frankreich, China, Japan.

Unterdrückung des Opiumhandels ohne eine Beteiligung Englands, dem größten Opiumhändler, unsinnig gewesen wäre, konnte England die Einladung nicht unbeantwortet lassen. Man hätte England für das Scheitern verantwortlich gemacht. England mußte also reagieren, ließ sich aber mit der Reaktion Zeit." (Bartholdy 1992: 42)

Als England schließlich reagierte, knüpfte es die Teilnahme an der Konferenz an zwei Bedingungen: Erstens müßten alle teilnehmenden Staaten den jeweiligen Konventionen zustimmen, zweitens müßten neben Opium auch Morphin und Kokain, also zwei industriell fabrizierte Narkotika, Gegenstand der Konferenz sein. Mit der zweiten Forderung waren zwei weitere Substanzen aus schlicht wirtschaftspolitischen und diplomatischen Erwägungen zum Bestandteil internationaler Drogenpolitik gemacht worden. Bartholdy (1992: 43) hat die Hintergründe der englischen Forderungen präzise zusammengefaßt:

"Deutschland und Japan, die die größten pharmazeutischen Industrien und den Handel betrieben, wären von einem Verbot fabrizierter Narkotika am stärksten betroffen gewesen. Diese Forderung mußte also eine Reaktion dieser Länder herausfordern. Denkbar waren drei Varianten, die England in jedem Fall aus seinem Dilemma befreit hätten.

Die wohl direkt bezweckte Reaktion Englands war, eine Absage Deutschlands und Japans zu der Konferenz zu provozieren, wobei Deutschland für das Scheitern der Konferenz hätte herausgestellt werden können.

Im Falle der Zustimmung zu der Ergänzung hätte man sich der Unterstützung Deutschlands und Japans während der Konferenz gegen allzu strikte Maßnahmen gewiß sein können.

Bei einem Opiumverbot hätte ein gleichzeitiges Verbot industriell hergestellter Drogen einen weltwirtschaftlichen Ausgleich der Verluste geschaffen und zumindest einen zusätzlichen Gewinn der Pharmaindustrien in Deutschland verhindert. Wäre nur der Opiumhandel verboten worden, industriell hergestellte Drogen aber nicht, hätten Deutschland als ökonomischer Gewinner, England als wirtschaftlicher Verlierer die Konferenz verlassen."

Die diplomatische Strategie der Engländer ging dahingehend auf, daß Deutschland eine Reaktion auf die britischen Vorstöße hinauszögerte, so daß weder der Konferenztermin Anfang 1911 noch ein Verschiebungstermin für den 1. Juli 1911 eingehalten werden konnte. Schließlich stimmten die Deutschen doch zu, und die Konferenz konnte im Dezember 1911 zusammentreten. Diese Entscheidung lag aber wiederum nicht an einem Meinungswandel der deutschen Politiker, sondern vielmehr darin begründet, daß man den Eindruck gewonnen hatte, "England wolle zwar nicht von seinem Opiumgeschäft Abstand nehmen, sondern lediglich Deutschland für das Scheitern der Konferenz verantwortlich machen" (Bartholdy 1992: 47).

Das Ergebnis der Den Haager Konferenz von 1911 war, grob formuliert, daß das Inkrafttreten der ausgehandelten Konvention verschoben wurde (vgl. ausführlich die Entwicklungen der Konferenz bei Bartholdy 1992: 48-55), bis alle wichtigen Staaten ihren Beitritt erklärt hätten. Die zwischen 1911 und 1914 stattfindenen Verhandlungen führten aber nicht zu einer allseitigen Ratifizierung dieser Konvention.

> "Mit seiner Verhandlungspolitik hatte es Deutschland zunächst geschafft, das Inkrafttreten einer internationalen Konvention zu verhindern, die u.a. eine kontrollierte Kokainherstellung, einen kontrollierten Vertrieb und damit eine Einschränkung der Kokainproduktion bedeutet hätte. Es war aber nicht gelungen, die von den Engländern aus wirtschaftlichen, diplomatischen, aber nicht sachlichen Gründen betriebene, öffentlichkeitswirksame Gleichsetzung von Opium, Morphium und Kokain zu verhindern." (Bartholdy 1992: 55)

Aufgrund der Niederlage im Ersten Weltkrieg und der damit verbundenen Unterzeichnung des Versailler Vertrages mußte Deutschland dann allerdings doch die Haager Konvention unterzeichnen, da diese Teil des Vertrages war (Artikel 295).

Mit dieser Unterzeichnung und dem Inkrafttreten der Haager Konvention war die wesentliche Grundvoraussetzung geschaffen, die nach und nach die weltweite Prohibition von Opiaten und Kokain sowie zunehmend auch anderer bewußtseinsverändernder Substanzen und Mittel nach sich ziehen sollte. Aus dem amerikanischen, antichinesischen Rassismus war im Zusammenspiel mit nationalökonomischen und international-diplomatischen Taktierereien eine weltweit geltende Verbotsnorm geboren worden, die bis heute die internationale und nationale Drogenpolitik der meisten Länder bestimmen sollte.

4.5. Substanzen und Gesellschaft - ein Affinitätsverhältnis

Es ist deutlich geworden, daß Substanzen, die vom Menschen eingenommen werden, grundsätzlich drei primäre Bedürfnisse befriedigen: 1. Ernährung, 2. Heilung, Linderung und Vorbeugung von Krankheiten und 3. Veränderung des Wachbewußtseins. Durch ihre jeweilige Zweckbestimmung erhalten die Substanzen den Charakter von Mitteln, der sich ausdrückt in Zusätzen, wie etwa Nahrungsmittel, Lebensmittel, Heilmittel, Arzneimittel oder Rauschmittel. Die primäre Selektion der Substanzen zu Mitteln wird anhand der historisch je aktuellen Kenntnisse und Erkenntnismöglichkeiten bezüglich der Giftigkeit, Verdaulichkeit, Wirksamkeit etc. entschieden. Hierbei ist es einerseits möglich, daß mehrere Bedürfnisse mit einer Substanz gleichzeitig befriedigt werden können oder sollen. Andererseits werden Substanzen aber nicht immer zu allen Zwecken eingesetzt, denen sie prinzipiell dienlich sein könnten.

Ob und von wem die primär selektierten Substanzen und Mittel aber tatsächlich konsumiert und gebraucht werden und wie sich der Umgang mit ihnen darstellt und entwickelt, entscheidet sich erst in einem zweiten Schritt, der hier als sekundäre Selektion bezeichnet wurde. Die Selektion dieser sekundären Finalität ist bestimmt durch die Bedeutungen und Funktionen, die den Substanzen und Mitteln zugeschrieben und mit ihnen verfolgt werden oder sich im mehr oder weniger alltäglichen Umgang entwikkeln. Diese Funktionen können der Identitätsstiftung, der Distinktion und der (Gruppen-) Integration dienen, aber auch kompensatorische, hedonistische, ökonomische, politische und Herrschaftsfunktionen übernehmen. Dabei wird biologisch-physiologischen oder auch pharmakologischen Aspekten nur noch geringe Beachtung geschenkt, und politische, ökonomische und kulturelle Aspekte wirken rigider als biologische Notwendigkeiten.

> "The body is often forced to adjust to cultural constraints, whereas culture and social organization are not always (to say the least) adjusted to the needs of human biology (...) In some cases, it is even the human genotype which seems to have adapted to cultural or eco-cultural conditions." (Fischler 1980: 940f.)

Für Gesellschaften, gesellschaftliche Gruppierungen oder Individuen gewinnen demnach solche Substanzen an Bedeutung, die eine Einordnung in die jeweiligen kulturellen Bedeutungs- und Bedürfnissysteme am ehesten erlauben und ihren verschiedenen Aspekten am ehesten entsprechen. Die konsumierten Substanzen und Mittel stehen daher immer in einem engen Verhältnis zu jenen Individuen und größeren oder kleineren gesellschaftlichen Gruppierungen, die die jeweiligen Substanzen und Mittel konsumieren. Dieses Verhältnis läßt sich beschreiben als eines der Affinität. Hierbei impliziert der Begriff der Affinität zweierlei: erstens eine Aussage über den "Grad der Wahlverwandtschaft"[35] zwischen der jeweiligen gesellschaftlichen, (sub-) kulturellen oder individuellen Verfaßtheit und bestimmten Substanzen und Mitteln; zweitens die Tatsache, daß die Adäquanz von Verfaßtheit und Substanz durch die gesellschaftlichen Subjekte hergestellt werden muß. Mit den Worten von Matza (1973: 101) kann man sagen, Affinität ist als eine "von persönlichen und sozialen Erfahrungen getragene (...) Tendenz zu verstehen, die wohl eine bestimmte Bewegungsrichtung weist, aber kaum erzwingt." Mit dem Begriff Affinität ist also weder Bekehrung noch Ansteckung noch Vorherbestimmung gemeint, sondern vielmehr muß die jeweilige Affinität von den Subjekten selbst mit Leben gefüllt werden.

Idealtypisch lassen sich sechs Affinitätskategorien unterscheiden, die prinzipiell in den oben beschriebenen Funktionen angelegt sind: ***a) Materielle Affinitäten*** (eine Verwandtschaft zwischen den ökologisch-geographischen, klimatischen und jahreszeitlichen Gegebenheiten einer Region und den dort vorzugsweise konsumierten Substanzen[36], ***b) Ökonomische Affinitäten*** (die Widerspiegelungen der ökonomischen Situation der Bevölkerungsgruppen durch Art und Auswahl der jeweiligen Substanzen und Mittel), ***c) Kompensatorische Affinitäten*** (die Eignung von Substanzen zur Kompensation persönlicher oder sozialer Spannungssituationen), ***d) Distinktive Affinitäten*** (die Eignung bestimmter Substanzen und Mittel auf-

---

35 Weber (1976: 201) hat diese Formulierung vom "Grad der Wahlverwandtschaft" im Zusammenhang von Wirtschaft und Gesellschaft gebraucht: Es lasse sich "Allgemeines über den Grad der Wahlverwandtschaft konkreter Strukturformen des Gemeinschaftshandelns mit den konkreten Wirtschaftsformen aussagen, d.h. darüber: ob und wie stark sie sich gegenseitig in ihrem Bestande begünstigen oder umgekehrt einander hemmen oder ausschließen: einander 'adäquat' oder 'inadäquat' sind."

36 So ist z.B. auch das oben angerissene Stadt-Land-Gefälle bzw. die Innovationsfreudigkeit der Städter im Umgang mit Substanzen und Mitteln ein Ausdruck materieller Affinität: Während die ländlichen Gegenden bis vor noch gar nicht langer Zeit in der Lage waren, ihre zur Befriedigung der Grundbedürfnisse benötigten Substanzen und Mittel weitgehend selbst zu produzieren, setzte in den Städten schon früh eine existentielle Abhängigkeit vom Handel mit Substanzen und Mitteln ein. Dieser Sachverhalt begründete eine materielle Affinität zwischen der weitgehenden Abhängigkeit der städtischen Bevölkerung von der Geldwirtschaft und ihrer ausgeprägteren Neophilie gegenüber Substanzen und Mitteln.

grund ihres Bedeutungs- und Symbolgehalts zur z.B. schicht-, klassen- oder standesmäßigen Unterscheidung), ***e) Identifikatorische Affinitäten*** (die Eignung bestimmter Substanzen und Mittel aufgrund ihres Bedeutungs- und Symbolgehalts zur Herstellung, Veränderung oder Stabilisierung von individueller, sozialer sowie kultureller Identität oder von Identitätsaspekten) und ***f) Politstrategische Affinitäten*** (die Eignung des Umgang mit bestimmten Substanzen und Mitteln zur politischen Instrumentalisierung, z.B. im Sinne von Herrschaftsstabilisierung).

Diese affinen Aspekte sind im konkreten Fall nicht zu trennen, sondern realisieren sich individuell, sozial und kulturell als unterschiedlich gewichtete Affinitätskomplexe, die durch sozial- und wirtschaftshistorische Bedingungen bestimmt sind und daher einem steten Wandel unterliegen. Um es am Beispiel des Pfeffers zu verdeutlichen: Das Eindringen des Pfeffers in die europäische Kultur war zunächst durch seine Exotik, Fremdheit und Knappheit bestimmt. Dies gab dem Adel des frühen Mittelalters die Möglichkeit, sich durch den übermäßigen Gebrauch des Pfeffers von der übrigen Bevölkerung zu unterscheiden. Die distinktive Affinität zwischen Pfeffer und Adel verlor jedoch mehr und mehr an Gewicht, als der Gebrauch von Pfeffer und anderen exotischen Gewürzen von der großbürgerlichen Schicht imitiert wurde, die mit diesen Substanzen weniger Distinktion, als vielmehr so etwas wie Weltoffenheit assozierte. Die Bedeutung und Symbolik des Pfeffers in der damaligen Zeit hat in ihrer Intensität nicht überlebt, auch wenn "das Land, wo der Pfeffer wächst", oder die oft geschmähten "Pfeffersäcke" immer noch an die ökonomische und symbolische Bedeutung des Pfeffers in jener Zeit erinnern.

Die Frage, die sich aus dem Gesagten für das folgende Kapitel ergibt, ist die: Welche Funktionen kommen Substanzen und Mitteln in der heutigen gesellschaftlichen Situation zu, und welchen neuen Affinitäten ist unser zeitgenössischer Umgang mit ihnen zuzuschreiben?

TEIL II

5. Ernährung und Genuß in der Gegenwartsgesellschaft

5.1. Auf dem Weg in die *Modulationsgesellschaft*

Gesellschaftswissenschaftliche Analysen sind heute mehr denn je bestimmt von der Perspektive des Analysierenden und seinem Gegenstand und münden daher häufig in sogenannten Bindestrichsoziologien. Diese Diversifizierung läßt sich daran ablesen, daß jeder, der bestimmte gesellschaftliche Aspekte untersucht, zu einer besonderen Benennung der ihm in den Blick geratenen "Teilgesellschaft" kommt. Gleichwohl kann jeder dieser besonderen Termini Aufschluß über bestimmte Aspekte gesellschaftlicher Strukturen und Zusammenhänge geben und zu einem umfassenderen Verständnis von Gesellschaft beitragen. So kann es, unter besonderer Berücksichtigung gegenwärtiger Entwicklungen im Freizeitbereich, sinnvoll sein, von *Erlebnisgesellschaft* zu sprechen (Schulze 1992). Rückt man globale Gefahrenlagen und deren Wirkungen auf die Individuen in den Mittelpunkt der Betrachtung, so erscheint es durchaus als angemessen, die gegenwärtige Gesellschaft als eine *Risikogesellschaft* zu charakterisieren (Beck 1986). Die Betonung kapitalistischen Wirtschaftens und dessen Auswirkung auf der individuellen und sozialen Handlungsebene läßt den Begriff der *Konsumgesellschaft* (Bell 1976) brauchbar erscheinen, und schaut man verstärkt auf die Wandlungen der Werte- und Normenstrukturen, so erscheint es plausibel, von einer *Collage-Gesellschaft* zu sprechen (Reccum 1987). In bezug auf den in dieser Abhandlung focussierten Gegenstand der Substanzen und Mittel spricht z.B. Groß (1991) - aufgrund einer gesellschaftlichen "Versüchtelung" bzw. der damit betonten eskapistischen Funktionen von Drogenkonsum - von einer *Ausweich-Gesellschaft*; andere Autoren kommen gar zu dem Schluß, daß wir in einer *Suchtgesellschaft* leben (z.B. Körner 1986).

In dieser Arbeit soll nun ein weiterer Begriff eingeführt werden: die Modulationsgesellschaft. Wie ich zu zeigen versuche, ist es mit diesem Begriff möglich, einige zentrale Zusammenhänge in bezug auf Substanzen und Mittel besser zu beschreiben, als die oben angeführten Begriffe es vermögen. So gesehen wird mit dem Begriff der Modulationsgesellschaft nichts Neues entdeckt, sondern es werden lediglich aktuell diskutierte gesellschafts-wissenschaftliche Thesen, wie Individualisierung, Enttraditionalisierung, Pluralisierung etc., anders betont, um die für unseren Themenbereich wichtigen Zusammenhänge deutlicher hervortreten zu lassen.

Eine der meistdiskutierten Thesen ist die, daß die Beschreibung der westlich-kapitalistischen Gesellschaften mit Begriffen wie Klasse, Schicht etc. zunehmend nicht mehr hinreiche[37]. Die damit gemeinten gesellschaftlichen Veränderung(stendenz)en können am ehesten mit den Begriffen Individualisierung und Enttraditionalisierung bezeichnet werden. Für Beck (1986: 116) hat sich nach dem Zweiten Weltkrieg ein gesellschaftlicher "Individualisierungsschub von bislang nicht erkannter Reichweite und Dynamik" vollzogen, welcher eine Freisetzung der Individuen aus nahezu allen sozialen Klassen- und Schichtbindungen sowie den Geschlechtslagen, aber auch den traditionalen Institutionen, wie etwa Ehe, Familie, Nachbarschaft etc., zur Folge hat. Die erhöhte soziale, geographische und alltägliche Mobilität

> "wirbelt die Lebenswege und Lebenslagen der Menschen durcheinander (...) Die Lebenswege der Menschen verselbständigen sich gegenüber den Bedingungen und Bindungen, aus denen sie stammen oder die sie neu eingehen, und gewinnen diesen gegenüber eine Eigenrealität, die sie überhaupt erst als ein *persönliches Schicksal* erlebbar machen." (Beck 1986: 125f.)

Der Mensch ist entlassen aus den traditionellen Klassen-, Schicht-, Geschlechts- und Familienrollen und damit auch aus traditionell-kollektiven Lebens- und Sinnzusammenhängen, wie sie durch die Einbindung in bestimmte Familienformen, in Klassen oder Schichten noch gegeben waren. An ihre Stelle, so Brose/Hildenbrand (1988: 16), trete eine zunehmende Autonomie der Menschen, eine starke Eigenverantwortung für das eigene Leben, welches sich als von ihnen selbst zu planendes und durchzuführen-

37 vgl. Hirsch 1980; Beck 1986 und 1988; Brand/Büsser/ Rucht 1986; Reccum 1987; Nunner-Winkler 1988; Brose/Hildenbrand 1988; Seyfarth 1988; Lau 1988; Knoblauch 1989; Müller 1989; Nebel 1991; Schulze 1992; Soeffner 1992; Beck 1993; Keupp 1993 u.v.a.

des Projekt präsentiere (vgl. auch Nebel 1991: 2f.; Schulze 1992). Für Biographie und Identität, ja sogar für Religiosität (vgl. Knoblauch 1989), sind starre, vorgegebene Muster als Orientierung nicht mehr hinreichend, sondern es müssen Identitätsaspekte und -strukturen in Eigenleistung und Eigenverantwortung immer wieder neu hergestellt, abgändert und kombiniert werden.

Die Entwicklungen auf der Ebene von Biographie und Identität haben ihre Entsprechung auf der Ebene der Werte und Normen. Im diesem Zusammenhang wird häufig vom sogenannten Wertewandel gesprochen. Dabei wird ein Wechsel von materialistischen hin zu postmaterialistischen Werten (Inglehart 1977) konstatiert, gelegentlich auch ein Umschlag von konventionellen Wertorientierungen zu postkonventionellen (Nunner-Winkler 1988). Man kann dies - eher pessimistisch - als Wertekrise oder Wertezerfall bezeichnen oder bei der optimistischeren Beschreibung als Wertewandel bleiben. Zusammenfassen läßt sich:

> "Allenthalben wird heute von 'Wertepluralismus', 'Wertesynthese', 'Wertedynamik', 'Wertemischungen', 'einer komplexen Gemengelage' etc. gesprochen - und nicht mehr von der einfachen Ablösung alter durch neue Werte. Die alten Werte bleiben relevant, nur hat sich ihr Stellenwert verschoben, indem sie durch neue Werte relativiert werden (...) Schauplatz dieses Wertegemenges ist dabei auch das einzelne Individuum, das immer weniger über ein in sich stimmiges Konzept verfügt: Es scheinen sich nicht nur die Werte als solche, sondern vielmehr der Umgang mit diesen Prinzipien selbst so gewandelt zu haben, daß die Werte innerhalb der Individuen ins Schwimmen geraten (...) Werte werden somit revisionsfähige Präferenzen und sie werden zunehmend argumentativen Rechtfertigungen unterstellt." (Barz 1992: 26f.)

So kommt es einerseits zu einer Subjektivierung von Werten. Werte verlieren ihre gesellschaftliche Integrationsfunktion, sie sind kein Garant mehr für eine generalisierte und konsensfähige Wertordnung. Identitätsverbürgend ist daher nach Lau (1988: 227) nicht die stabile Wertausstattung von Individuen, sondern vielmehr ihre spezifische Wertkarriere. Andererseits werden Wertprioritäten gleichzeitig aber auch situations- und kontextabhängig. Mit Klages (1988: 64) kann man ergänzen, daß sich das Selbst- und Weltverständnis von einem nomozentrischen zu einem autozentrischen wandelt. Dies drückt sich beispielhaft auch in den Entwicklungen der gegenwärtigen Religiosität aus. Knoblauch (1989: 518f.) spricht in bezug auf die New-Age-Bewegung von einem "Fluktuationsraum der 'Suchenden', der 'Kulte' und der 'kultischen' Themen". Das Individuum sei im Hinblick auf Religiösität zu einem "allgläubigen Allesfresser à la carte" geworden, das sich durch eine "vagabundierende Religiosität" auszeichne, welche wiederum in erster Linie an Augenblicksbedürfnisse anknüpfe. Knoblauch (1989: 519) zitiert Reinhard Hummel[38] mit den Worten:

> "Ein beträchtlicher Teil der neuen Religiosität hat sich abseits fester Organisationsformen etabliert. Er ist individualistisch orientiert und fordert einen individuellen, auf die persönlichen Augenblicksbedürfnisse zugeschnittenen Synkretismus, der sich nicht gern auf eine verbindliche Zugehörigkeit einläßt."

Gleichzeitig führe dieser individualistisch gewendete Synkretismus auch zu einer Veralltäglichung und Demokratisierung magischer Qualifikationen. Prinzipiell, so Knoblauch (1989: 509), könne heute jeder Mensch zum Schamanen, könne jeder Mensch zur Hexe werden[39]. Solche Entscheidungen und Prozesse seien aber freilich auch jederzeit wieder revidierbar.

Dieses in alle Lebensbereiche eindringende, prinzipielle "anything goes", wie es unter anderen Beck (1986) verschiedendlich konstatiert, bedeutet allerdings nicht, daß damit soziale Ungleichheit verschwunden wäre, vielmehr sind die Relationen sozialer Ungleichheit, wie Berger (1986: 247) betont, seit dem Kaiserreich stabil geblieben; gleichwohl aber haben sich der Lebensstandard und die Lebensbedingungen für alle sozialen Gruppen tendenziell verbessert. Beck (1986: 122) spricht vom sogenannten *Fahrstuhl-Effekt*:

> "Auf der einen Seite sind die Relationen sozialer Ungleichheit in der Nachkriegsentwicklung der Bundesrepublik weitgehend *konstant* geblieben. Auf der anderen Seite haben sich die Lebensbedingungen der Bevölkerung radikal verändert. Die Besonderheit der sozialstrukturellen Entwicklung in der Bundesrepublik ist der '*Fahrstuhl-Effekt*': Die 'Klassengesellschaft' wird insgesamt eine Etage höher gefahren. Es gibt - bei allen sich neu einpendelnden oder durchgehaltenen Ungleichheiten - ein *kollektives Mehr* an Einkommen, Bildung, Mobilität, Recht, Wissenschaft, Massenkonsum. In der Konsequenz werden

---

[38] Hummel, Reinhard (1988): Kult statt Kirche. Wurzeln und Erscheinungsformen neuer Religiosität außerhalb und am Rande der Kirche, in: G.Baadte /A.Rauscher (Hg.), Neue Religiosität und säkulare Kultur, Graz, S.55

[39] Knoblauch (1989: 509) bringt unter anderen folgendes Beispiel: "War einst die 'Fühligkeit' des Rutengängers auf einige besonders Begabte beschränkt, so wird in den modernen 'Schulungen' gelehrt, daß eigentlich jeder die nötige Begabung hat."

subkulturelle Klassenidentitäten und -bindungen ausgedünnt oder aufgelöst. Gleichzeitig wird ein Prozeß der *Individualisierung* und *Diversifizierung* von Lebenslagen und Lebensstilen in Gang gesetzt, der das Hierarchiemodell sozialer Klassen und Schichten unterläuft und in seinem Wirklichkeitsgehalt in Frage stellt."

Implizierten die klassischen Dimensionen sozialer Ungleichheit vor allem vertikale Aspekte, wie etwa die Stellung des einzelnen innerhalb (der hierarchischen Kategorien) der Gesellschaft nach Einkommen, Macht, Bildung und Prestige, so betreffen die neuen Ursachen sozialer Ungleichheit eher horizontale Aspekte[40]. Neue Ursachenfelder, so Nebel (1991: 31), wie etwa die Krise des Wohlfahrtsstaates und die Bildungsexpansion, neue Dimensionen, wie z.B. die Teilhabe an staatlicher Infrastruktur und Freizeitchancen, sowie neue Determinanten, wie Kohorten, Alter, Geschlecht, Nationalität etc., ließen seit Beginn der 80er Jahre Zweifel daran aufkommen, ob die weiterbestehenden sozialen Ungleichheiten mit den herkömmlichen Mitteln der Schicht- und Klassenmodelle noch ausreichend beschrieben seien.

Seit einigen Jahren werden daher verstärkt Begriffe und Ansätze in die Diskussion eingeführt, die neuen Differenzierungskategorien folgen, wie etwa die Begriffe Lebenslage, Lebenslauf und Lebensstil. Dabei verweist Lebenslage in erster Linie auf die ökonomische Situation der Individuen, Lebenslauf trifft eher den zeitlichen Aspekt und Lebensstil meint individuelle Lebensausgestaltungen oder Gemeinsamkeiten bestimmter Gruppen. Müller (1989: 54) versteht solcherlei Ansätze als eine Möglichkeit, die das "herkömmliche Klassen- und Schichtparadigma ergänzt und der theoretisch unbestimmten Differenzierungs- und Individualisierungsmetaphorik Substanz verleiht." Diese Ergänzung ist sinnvoll, eröffnet doch die mit der Aufweichung der Klassen- und Schichtkategorien einhergehende Individualisierung und Enttraditionalisierung der Lebenswege und Lebenslagen einen vielschichtigen Möglichkeitsraum für soziale (gesellschaftliche und private) Entwicklungen und Entfaltungsansprüche. Denn gerade die sich durchsetzende multikulturelle Gesellschaft bedeutet und ermöglicht nicht nur eine Vielfalt nationaler und regionaler Kulturen, sondern auch eine zunehmende Vielgesichtigkeit von Subkulturen, Milieus, Lebensstilen, Le-

---

40 So gewährleistet z.B. Bildung heute keine einträgliche - wenn überhaupt eine - Beschäftigung mehr. (vgl. Baethge 1985: 311.)

bensstil-Szenen etc. Prinzipiell sei, so Nebel (1991: 3), alles erlaubt, sei alles eine Frage der Wahl und der Entscheidung.

Die Kehrseite dieses "anything goes" ist freilich die, daß mit der wachsenden Freisetzung aus traditionellen Lebensbezügen ein Verlust an Sicherheit und Stabilität verbunden ist. Zum einen werden die Maßstäbe und Auswahlkriterien unsicher und damit relativ, zum anderen trägt das Individuum die gesamte Verantwortung für seine Entscheidungen.

> "Daß Freisetzungsprozesse sowohl als Vergrößerung der individuellen Wahlfreiheit als auch als Sicherheitsverlust erlebt werden können, macht erklärlich, warum sowohl Angst als neue Grundbefindlichkeit vermehrt registriert wird als auch der Wert der Selbstverwirklichung (und somit der Wahrnehmung von Chancen und Optionen) verstärkte Bedeutung erlangt." (Lau 1988: 221; vgl. auch Soeffner 1992: 120-130)

Selbstverwirklichung und Individualität werden nicht nur mehr und mehr möglich, sondern gleichzeitig zunehmend auch ein Zwang, ein Wert an sich. Das führt dazu, daß sich die Menschen, wie es Beck (1986: 156) plakativ formuliert, "besessen von dem Ziel der Selbstverwirklichung" selbst aus der Erde herausreißen, "um nachzusehen, ob ihre Wurzeln auch wirklich gesund sind." Diese Identitätsform, die von einer "radikalen Verunsicherung" geprägt sei, wird von Schimank (1985: 456) mit dem Satz charakterisiert: "Ich zweifle an mir, also bin ich." Ein solcher "subjektiver Reflexivismus", der Identität nicht mehr als Ergebnis, sondern vielmehr als nicht abschließbaren Prozeß begreife, führe, so Schimank (1985: 457), in den Augen vieler pessimistischer Sozial-, Kultur- und Gesellschaftswissenschafter durch eine permanente Selbstverdächtigung hindurch in ein "Versinken im Relativismus" .

Schimank (1985) begegnet diesem pessimistischen Blick mit der These, daß bestimmte Identitätsformen stets in einem Entsprechungsverhältnis zur jeweiligen Gesellschaftsform stünden. Habe ein Ensprechungsverhältnis zwischen der mittelalterlichen Gesellschaftsform und einer substantiell-teleologischen Identität bestanden, so bestehe ein ebensolches Verhältnis heute zwischen der "funktional differenzierten modernen Gesellschaftsform und einer reflexiv-subjektivistischen Identität" (Schimank 1985: 463). Diese reflexiv-subjektivistische Identitätsform sei nun nicht mehr, wie in der mittelalterlichen Gesellschaft, als Ergebnis zu verstehen, sondern vielmehr als ein permanenter Prozess, also gleichsam als eine unaufhörliche Modulation der Melodie des Themas Identität. Die Biographie ist eine Strecke der Übergänge geworden, Identität zu einer grundsätzlich revidierbaren, veränderbaren und relativierbaren Angelegenheit. Nicht Identitätslosigkeit sei daher zu beklagen, sondern eine neue, moderne Identitätsform zu akzeptieren:

> "Eine Person, die ihre durch Inklusion in die funktional differenzierte Gesellschaft biographisch erworbene Subjektivität durch reflexive Problematisierung *fallweise* zu revidieren und gerade dadurch *insgesamt* zu akzeptieren vermag, wird durch die Erfahrungen der Pluralisierung, Relativierung und Temporalisierung nicht in die Identitätslosigkeit getrieben. Sondern die Gesellschaftsform ermöglicht der Person vielmehr eine selbstreferentielle Identitätskonstruktion - nämlich die spezifisch moderne Individualität mit der Betonung von Einzigartigkeit und Selbstbestimmung jedes einzelnen." (Schimank 1985: 463)

Diese Form der Identität schlägt sich dementsprechend auch in Gruppen- und Lebensweltkonstruktionen und -konstellationen nieder. Dies begünstigt die Erprobung neuer Sozialbeziehungen, Arbeits- und Lebensformen und schließt häufig auch die Überschreitung der gesetzlich-definierten und damit der (immer noch) zentralisierten und allgemeingültigen Normen der Moralität und Normalität ein: Die Grenze der Legalität wird prekär. Gleichzeitig werden in einer sich soziokulturell zunehmend differenzierenden Gesellschaft die Grenzen zwischen moralisch richtigem und falschem Verhalten, also zwischen legitimen und illegitimen Handlungen, mehr und mehr aufgeweicht; die Gegensätze zwischen institutionell entworfener und gesellschaftlich geltender und gelebter Normalität verschärfen sich (vgl. Beck 1986: 215). Moralische Definitionen verallgemeinernder zentralistischer Art geraten zunehmend zum Problem, "unterstützen oder benachteiligen sie doch die eine oder andere der wetteifernden und konfligierenden kulturellen Gruppen in der Gesellschaft" (Gusfield 1975: 167f.). Unterstützung durch gesetzliche Definitionen finden hierbei in erster Linie Aspekte und Strukturen der jeweils (noch) dominanten bzw. der jeweils (noch) herrschenden Kultur, während die in der Erprobung befindlichen neuen Entwicklungen von Lebensstilen und Lebensformen benachteiligt werden. Diese hierarchisch gesetzten Begünstigungen werden aber in einer sich differenzierenden und immer mehr horizontal strukturierenden Gesellschaft nicht mehr verstanden, sondern als ein Eingriff interpretiert, der bestimmte neue soziale Entwicklungen selektiv zu verhindern trachtet, der aber gleichzeitig den Herrschaftsinstanzen nicht mehr zugestanden wird. Gesetzliche Verbote bestimmter Handlungen und Lebensformen können hierbei häufig als die letzte, vor allem auch symbolische Bastion einer zuendegehenden kulturell-moralischen Epoche verstanden, der zur Verteidigung ihrer Lebensform nur der formale Gesetzesakt bleibt, da ein gesamtgesellschaftlicher Konsens nicht mehr vorhanden ist (vgl. z.B. Gusfield 1975: 169). Da die gesellschaftlichen und staatlichen Institutionen nicht (mehr) in der Lage sind, orientierende Entwürfe für die Lebenswelt anzubieten, können sie lediglich auf Entwürfe aus der Lebenswelt reagieren und diesen entweder zustimmen oder sie bekämpfen. Individualisierung, Subkulturalisierung, Enttraditionalisierung und die damit verbundenen moralischen und kulturellen Unsicherheiten können demnach gleichzeitig zu einer Standardisierung subkulturell oder individuell überkommener moralischer Wertvorstellungen führen, etwa zu einer Verrechtlichung in Form von z.B. Strafrechtsnormen.

Solcherlei zentralistisch-rechtliche Eingriffe auf dieser Mikro- und Mesoebene des sozialen Handelns sind nach Beck heute vor allem darauf zurückzuführen, daß das Rechtssystem auf der gesellschaftlichen Makroebene zunehmend an Funktionalität und Effektivität verliert, weil es auf der Ebene der großen Bedrohungen keine Verantwortlichkeiten mehr findet. Diese These bezieht sich auf eine Entwicklungstendenz, die Beck (1986: 25-66) mit dem Begriff der Risikogesellschaft angesprochen hat: die Globalisierung der Risiken, die durch die industriellen Produktivkräfte selbst erzeugt werden. Seien die (traditionellen) Risiken der Industriegesellschaft in der Regel regional-geographisch oder sozial-hierarchisch beschränkt gewesen, so hätten die heutigen Risiken und Bedrohungen diese Beschränktheit verloren.

> "Die Gefahren der chemisch und atomar hochentwickelten Produktivkräfte heben die Grundlagen und Kategorien auf, in denen wir bisher gedacht und gehandelt haben - Raum und Zeit, Arbeit und Freizeit, Betrieb und Nationalstaat, ja sogar die Grenzen zwischen Militärblökken und Kontinenten." (Beck 1986: 29)

In der Tendenz gehe es nicht mehr um die Beseitung des Mangels (z.B. an Nahrungsmitteln), sondern vielmehr um die Beseitigung oder Vermeidung von Risiken (z.B. von Schadstoffen oder nuklearen Kontaminationen). Diese globalen Risiken "existierten" allerdings häufig nur aufgrund des Wissens um sie, seien gleichsam "wissenschaftliche Risiken" und dementsprechend sinnlich kaum noch wahrnehmbar. Gleichzeitig seien potentiell immer alle von den jeweiligen Gefahren betroffen, was Beck (1986: 58) zu der Aussage kommen läßt, die Potenzierung der Risiken ließe die Weltgesellschaft zu einer *Gefahrengemeinde* schrumpfen. Diese gewissermaßen anheimelnde Gefahrengemeinde sei aber gleichwohl nicht mehr in der Lage, mit den sie bedrohenden Groß-Gefahren effektiv umzugehen, da das Rechtssystem dieser Auseinandersetzung nicht mehr gewachsen sei (vgl. auch Blanke 1986: 420ff.). In einer Verwechslung der Jahrhunderte gerate der demokratische Rechtsstaat zur, von Beck (1988: 10f.) so genannten, *organisierten Unverantwortlichkeit*:

> "Die *soziale Explosivität* entscheidungsabhängig entstandener und damit gesellschaftlich zu verantwortender Gefahren, die auf das Leben aller zielen und im offenen Widerspruch zum institutionalisierten Wohlfahrts- und Sicherheitsversprechen des Staates stehen, entfaltet ihre politische Eigendynamik.
>
> Nicht nur die Seehunde in Nord- und Ostsee sterben einen qualvollen Tod. Selbst bei den Pinguinen am Südpol ist die Chemie, zu der die zivilisatorische Welt im Innersten geworden ist, inzwischen reichlich angekommen. Doch die Justiz, eingemauert in das Selbstverständnis einer anderen Epoche, kann wie zu Dorfrichter Adams Zeiten erst dann eingreifen, wenn im chemischen Universum das traditionelle Relikt eines 'Einzeltäters' dingfest gemacht wurde. Das ist eine Spezies, die in der legalisierten Internationalen des Schad- und Giftstoffverkehrs allerdings ausgestorben ist. In der durch fehlende oder niedrige Grenzwerte gut gesicherten Universalisierung der Gifte kommt die Forderung, einen einzelnen haftbar zu machen, dem Versuch gleich, die Ostsee mit einem Teesieb auszulöffeln. Genau dies meint *organisierte Unverantwortlichkeit*: Das individuell ausgelegte Verursacherprinzip, *die* Rechtsgrundlage der Gefahrenabwehr, *schützt* die Verursacher, die es zur Verantwortung ziehen soll. Und irrwitzig ist es obendrein, wie eine mit Gesetzen überfütterte, offiziell gegenläufig programmierte Justiz mit ihren hochgestochenen bürokratischen Rechtsansprüchen nahezu perfekt *Alltäterschaft in Freispruch verwandelt.*"

Diese Unverantwortlichkeit auf der makrosozialen Ebene führe daher zu einer Verschiebung von Verantwortung in andere Bereiche. Beck (1986: 65) fragt:

> "Sind Globalität und Allbetroffenheit nicht geradezu Anlässe, Problemlagen *nicht* oder *versetzt* wahrzunehmen, auf andere abzuwälzen?

Sind das nicht die Quellen, aus denen Sündenbock-Konstruktionen sich speisen?"

Beispiele gibt es genug: So wird das Individuum für seine Gesundheit immer mehr selbst, gerade auch finanziell, verantwortlich gemacht und für seinen "sündhaften" Lebensstil zur Verantwortung gezogen. Davon zeugen auch die Entwicklungen im Gesundheitssystem, wie etwa die sogenannte Gesundheitsreform, vor allem aber auch der allseits sich verbreiternde Gesundheitsdiskurs: Gesunde Ernährung, gesunde Textilien, gesunde Kosmetika u.s.w. Das Gesundheitsangebot wird aber durch seine Breite gleichzeitig unspezifisch, das Ettikett "gesund" oder auch "natürlich" wird so allgemein, daß eine wirklich sinnvolle und richtige Entscheidung nicht mehr zu treffen ist. Eine solche Eigenverantwortung entbehrt zwar nicht einer gewissen Plausibilität, wird aber vor dem Hintergrund der industriellen Groß-Gefahren zur lediglich symbolischen und scheinbaren Sicherheit, die freilich von den staatlichen Institutionen gern funktionalisiert wird, weil sie damit ihre eigene, eigentliche Verantwortlichkeit negieren, zersplittern, verteilen und individualisieren können. Dies trifft auf eine gewisse gesellschaftliche Offenheit, da, wie bereits oben angeführt, die globalen Gefahrenlagen weder sinnlich wahrnehmbar noch in ihrem Ausmaß zu begreifen sind oder weil die Größe der Gefahr aus Gründen des emotionalen Selbstschutzes gar nicht wahrzunehmen und zu begreifen ist. Die Gefahrenwahrnehmung, aber auch die Gefahrenbekämpfung wird in nachvollziehbare und vor allem sichtbare Bereiche verlegt.

Aber auch wenn diese These vom Zusammenhang zwischen Allbetroffenheit und Sündenbockkonstruktionen einige Plausibilität aufweist, so sind solche und ähnliche Verschiebungen von Verantwortung doch nicht neu, was ja auch in dem durchaus älteren Begriff des Sündenbocks (vgl. Klima 1988: 760) zum Ausdruck kommt. Vielmehr ist es eine alte Einsicht der Kriminalsoziologie, daß mit Sündenbockkonstruktionen (die ihrerseits häufig Kriminalisierungen sind oder Kriminalisierungen gleichkommen) gesellschaftliche Probleme "verkleinert" werden, indem sie Schuld bestimmten (meist sozial schwachen) Individuen zuschreiben, und daß durch die Dramatisierungen solcher Sündenböcke und individuell-zurechenbarer Schuld von größeren Problemen abgelenkt wird (vgl. Klima 1988: 760; Kerner 1993: 379; Böllinger 1993: 274). Sündenböcke hat es in den vergangenen Jahrhunderten immer und überall gegeben - sie sind keineswegs allein durch Allbetroffenheit und Globalität veranlaßt, sondern vor allem auch durch das Bedürfnis zu herrschen. Neu ist vielmehr, daß solcherlei Sündenbockkonstruktionen - in Form von Kriminalisierungen - heute immer öfter Widerspruch auf der Mikro- und Mesoebene, also bei den jeweils Betroffenen, hervorrufen, da aufgrund der erlangten und auferlegten individuellen Eigenverantwortung zentralististische Interventionen nicht mehr widerspruchslos hingenommen werden. Und genau an dieser Stelle ist heute eine vertrackte Zwickmühle postiert: Denn die Selbstbestimmung und Eigenverantwortung der Individuen, die ebenso notwendig wie gewollt ist, wird bis zu einem gewissen und zunehmend willkürlich erscheinenden Grad zurückgehalten. Auf den Schultern des verbleibenden Restes wird einerseits weiterhin Herrschaft demonstriert und andererseits versucht, die globalen Großgefahren etwas kleiner erscheinen zu lassen, indem man vortäuscht, wenigsten irgendwo habe man verantwortungsvoll die Zügel noch in der Hand. Hier zieht man dann die Zügel auch noch etwas fester an, und scheut, wie im Falle der heute verbotenen Substanzen und Mittel, auch vor einem militärähnlichen Aufmarsch nicht zurück. Es scheint, als würde man Himmel und Hölle in Bewegung setzen, um im sogenannten Rauschgiftkrieg Feinden zu begegnen, deren Dramatisierung zur Stabilisierung von Herrschaft ausgesprochen nützlich ist (Christie/Bruun 1991), die aber, gemessen an den globalen Großgefahren, die die Existenz der gesamten Menschheit bedrohen, als im Grunde kleine Wichtel erscheinen.

Diese Wichtel, d.h. die als Rauschgifte dramatisierten Substanzen und Mittel, erfüllen heute - jenseits ihrer herrschaftsstabilisierenden sowie der übrigen in Teil I dieser Abhandlung aufgeführten Funktionen - eine neue und bisher recht verkannte soziale Funktion: Sie vollenden, wie es ja von Schivelbusch historisch für zahlreiche Substanzen und Mittel nachgewiesen worden ist, wieder einmal "chemisch, was geistig, kulturell und politisch schon vorher angelegt war." (Schivelbusch 1990: 12)

Verläßt man nämlich die Makro-Ebene der Feindbilder und Sündenböcke und steigt herunter auf die gesellschaftliche Meso- und Mikroebene, wendet sich also wieder Individuen und Gruppen und damit auch Identitäten und Biographien zu, dann gewinnen Substanzen und Mittel ein ganz anderes Aussehen, und das schrille Geheul der Drogenkrieger bleibt hinter den alltäglichen Notwendigkeiten und Bedürfnissen - zumindest ein Stück - zurück: Denn auf dieser Meso- und Mikroebene geht es, wie wir gesehen haben, nicht mehr so sehr um ein zentral verordnetes Richtig oder Falsch, sondern vielmehr um das Bewältigen des Alltäglichen oder, wie es Schimank (1988: 67) nennt, um das "Sich-Durchwursteln". Dieser persönliche, biographische und soziale Alltag macht heute in erster Linie zwei zentrale Fähigkeiten erforderlich: Mobilität und Flexibilität. Dabei sind Mobilität und Flexibilität durch soziale und geographische Mobilitätsanforderungen und -bedürfnisse aber nicht hinreichend beschrieben. Die Betonung liegt keineswegs ausschließlich auf dem Aspekt der meßbaren Bewegung als solcher, sondern vielmehr auf den Techniken jener Mobilitäts- und Flexibilitätsaspekte, die zunehmend in das Individuum hineinverlegt werden und für deren Effektivität und Gelingen das Individuum allein die Verantwortung trägt.

> "Die hochgradige soziale Differenzierung der fortgeschrittenen Industriegesellschaft führt zu einem collageartigen Nebeneinander einer Vielzahl von gesellschaftlichen Subsystemen mit voneinander abweichenden normativen Strukturen. Zugleich werden solche Werte und Normen, die nicht mehr widerstandsfähig genug sind, aus ihren ursprünglichen Einbindungen herausgelöst, zergliedert und collageartig zu neuen, meist instabilen Gebilden zusammengesetzt." (Reccum 1987: 9)

Es bedarf daher "einer Persönlichkeit, welche in der Lage ist, flexibel unter Rückgriff auf eigene Kompetenzen selbstständig zu handeln." (Reuband 1988) Mobilität und Flexibilität werden zunehmend zu einer innerpsychischen und innerpersonalen Aufgabe. Das Individuum muß die Befähigung erwerben, seine Bewußtseins- und Befindlichkeitszustände flexibel zu handhaben: Es muß die alltäglichen, sozialen und geographischen Übergänge auch emotional und im Bewußtsein bewältigen lernen. Martin Honnecker formuliert (1992: 264):

> "Gefordert ist nicht das rigide Festhalten an Prinzipien, sondern eine Beweglichkeit, welche im Umgang mit Realität Übergänge zwischen verschiedenen Sinnsystemen und Lebenskonstellationen findet. Aus der Idee der Vernunft, welche alles zusammenfaßt, wird die Fähigkeit, auf unterschiedliche Rationalitäten und deren Ansprüche einzugehen. Vernünftigkeit erweist sich dann weniger in der Durchsetzung des Wahren und Richtigen, als im klugen Abwägen, Austarieren und Aushalten unterschiedlicher Ansprüche."

Postmoderne, so Honnecker, meine in einem solchen Verständnis daher nicht einen Entwurf, nach dem die Wirklichkeit zu gestalten sei, sondern beschreibe eine gesellschaftliche, geistige und kulturelle Verfaßtheit.

Diese Verfaßtheit ist nun - nach allem, was gesagt wurde - eine Verfaßtheit der Differenzen und der Pluralität, die vor allem auf der gesellschaftlichen Mikro- und Meso-Ebene zum Tragen kommt, also auf der Ebene der Individuen, Gruppen, Lebensstile, Subkulturen und -systeme etc. Auf dieser Ebene stellt sich die Gesellschaft als eine Gesellschaft der Übergänge zwischen diesen differierenden Bereichen, Subsystemen und Gruppen mit ihren je eigenen Strukturen, Normen, Empfindlichkeiten etc. dar. Diese Übergänge nun - bzw. die Techniken dieser Übergänge - können gut beschrieben werden, wenn man auf den Begriff der *Modulation* zurückgreift.

In der Musik bedeutet Modulation den Übergang, die Wandlung oder die Transponierung von einer Tonart in eine andere; die Melodie bleibt dieselbe, aber die Tonart ändert sich (vgl. Hirsch 1979: 254;421 sowie Schimank 1988: 58).

Die Anwendung des Begriffs Modulation auf soziale Phänomene ergibt sich daraus, daß das Leben in der heutigen Gesellschaft mehr und mehr durch Übergänge bestimmt ist: Zeichnet sich der geübte Musiker u.a. dadurch aus, daß er Musikstücke bewußt, problemlos und für den Zuhörer nahezu unmerklich von einer Tonart in eine andere transponieren kann, so gereicht es den Individuen gegenwärtiger und zukünftiger Gesellschaften zum Vorteil, wenn sie sich schnell und problemlos von einer Bewußtseins- oder Befindlichkeitskategorie[41] in eine andere hinein- bzw. hinübermodulieren können. Der Terminus der Modulation von Bewußseins- und Befindlichkeitskategorien trägt hierbei der Tatsache Rechnung, daß einerseits, auf einer gesellschaftlichen Mikroebene, Identität und Biographie selbstbewußt hergestellte und permanent in Herstellung und Modulation befindliche und gehaltene Aspekte von Individualität sind, und daß es andererseits erforderlich ist, die Übergänge zwischen den verschiedenen Subsystemen, Gruppen etc. souverän zu bewältigen[42].

---

41 Unter Befindlichkeit sei hier - neben dem alltäglichen Gebrauch der 'persönlichen Verfassung' - vor allem auch die Bedeutung des 'Befindens im sozialen Raum' verstanden.

42 Für die gesellschaftlichen Makroebene könnte man argumentieren, daß der Staat

Auf dieser lebenspraktischen Ebene können wir uns bei der Modulation unserer Wahrnehmung und unseres Erlebens der unterschiedlichsten Hilfsmittel bedienen. Die Fernbedienung eines Fernsehapparates z.B. erlaubt es dem Menschen, ohne sich von der Stelle oder aus dem bequemen Fernsehsessel zu bewegen, seine Wahrnehmung einer permanenten Modulation zu unterziehen. Ein Knopfdruck genügt, um sich aus der Schießerei in einem Krimi ohne Umschweife in eine Spielshow umzuschalten oder von einer Liebesszene in einen Teleshop zu geraten. Nun ist die Fernbedienung zwar keineswegs eine innerpersonale Modulation, aber sie simuliert immerhin den Ernstfall von Modulationsanforderungen. Denn die Möglichkeiten des Umschaltens erfordern, wenn sie mit Gewinn praktiziert werden sollen, nicht nur die Handhabung einer Fernbedienung, sondern gleichfalls die mentale und psychische Bereitschaft und Möglichkeit, sich auf solche Übergänge einzulassen und sie gegebenenfalls als Chance wahrnehmen zu können. Sie erfordern die permanente Bereitschaft und Fähigkeit zur bewußten, aber gleichsam für den Betrachter unmerklichen Modulation in einen situationsadäquaten Zustand. Dabei ist das Umschalten eines Fernsehapparates freilich noch eine der problemlosesten Modulationssitiuationen, zumal es ja auch noch den Ausknopf gibt.

Zwingender und zudem aufwendiger wird die mentale, psychische und physische Modulationsfähigkeit im sozialen und individuellen Alltag, das meint an jenen Orten, an denen wir mit einem Schlage wach und konzentriert sein müssen, wo wir von einem Moment zum anderen von Arbeit auf Freizeit, von der Chef- oder Kollegen- auf die Vater-, Mutter-, Kind-Rolle umschalten sollen, von Freundschafts- in Verwandschaftssituationen geraten, wo wir abends einschlafen müssen, um morgens wieder fit zu sein u.s.w. Das Rollenrepertoire der Person, so Schimank (1988: 56), werde immer komplexer.

> "Die Person muß mehr Rollen einnehmen, zumindest darauf gewappnet sein; diese Rollen unterscheiden sich immer deutlicher voneinan-

---

bzw. staatliche Organisationen z.B. Bedrohungen, Gefahren und Risiken durch bewußte Modulationen der Wahrnehmung, der Definition oder des Wissens entwikkeln, abändern, verkleinern oder vergrößern (lassen). So können z.B. staatliche Stellen durch die Heraufsetzung von Grenzwerten bei Verschmutzung, Radioaktivität oder ähnlichem die Wahrnehmung von Gefahr in die völlig andere Tonart der Sicherheit transponieren.

der, weisen immer geringere Interdependenzen untereinander auf und ändern sich immer rascher."

Alle diese, sich mit zunehmender Komplexität vermehrenden Übergänge ereignen sich in unserer mit Beschleunigern und Informationsautobahnen gepflasterten Zeit mit einer bisher nicht gekannten Geschwindigkeit, und das Individuum ist gefordert, diese rasenden Übergänge zwischen Situationen, Gruppen oder Orten souverän und adäquat zu handhaben. Die Handhabung der Übergänge bewerkstelligen wir mit einer Vielzahl von Hilfsmitteln, und im organisierten Freizeitbereich ist die Handhabung der Übergänge bereits zu einer Dienstleistung geworden. So fällt z.B. die ständig steigende Zahl unterschiedlichster Methoden der Animation auf. Wer selber nicht (mehr) in der Lage ist, gute Laune herzustellen oder, wie man sagt, "mitzubringen", dem wird dies durch Animateure gleich mehr oder weniger mitverkauft. Das Freizeitangebot liefert dem einzelnen den raschen Übergang zur Begeisterung und damit die Modulation von der Routine zur Ekstase gleichsam am individuellen emotionalen Haushalt an.

Aber auch jenseits solcher organisierter Zeiten sind wir ständig auf der Suche nach modulationserleichternden Hilfs-Mitteln und diese Hilfsmittel sind häufig psychoaktive Substanzen und Mittel. Das Koffein in Kaffee oder Tee am Morgen stellt sicher, daß wir möglichst schnell von der Phase der Ruhe in die der Betriebsamkeit übergehen; für schläfrigere Typen stellt der Pharmamarkt zusätzlich pharmazeutische Muntermacher zur Verfügung; der abendliche Alkohol sichert das Entspannen, die Geselligkeit und schließlich das Einschlafen; wem der Alkohol nicht genügt, dem bietet die Industrie eine breite Palette an Einschlafhilfen; wer dem Alkohol und dem Nikotin zu sehr zugesprochen hat, kann unter zahlreichen acetylsalicylsäurehaltigen Präperaten, wie etwa Aspirin, Alka-Selzer oder ASS-Ratiopharm, wählen, um unangehme Nachwirkungen am Morgen danach zu lindern oder zu beseitigen; dieselben Präperate werden werbemäßig empfohlen, wenn Kopfschmerz an der Wahrnehmung von Freizeitaktivitäten zu hindern droht; dem überfüllten Magen am Mittag wird für die konzentrierte Rückkehr an den Arbeitsplatz das pharmazeutische "Rennie-räumt-den-Magen-auf" gereicht; gegen unpassende depressive oder sonstige Verstimmungen halten viele Menschen Psychopharmaka parat.

Wie diese Beispiele zeigen, leben wir in einer Gesellschaft, die ihren Mitgliedern die unterschiedlichsten Hilfsmittel, darunter auch Substanzen und Mittel, für oder gegen die unterschiedlichsten erwünschten oder unerwünschten Situationen und Empfindlichkeiten zur Verfügung stellt, die gleichsam die alltäglichen Modulationen erleichtern sollen. Die Modulationsfähigkeit der Individuen scheint auf dieser lebenspraktischen Ebene zu einem zentralen Wert der westlich-kapitalistischen Gesellschaften geworden zu sein. Uwe Schimank hat konstatiert, daß ein Entsprechungsverhältnis zwischen Identitätsform und Gesellschaftsform besteht. Die Gesellschaftsform der modulationsfähigen und -bedürftigen Identität ist die *Modulationsgesellschaft*, eine funktional differenzierte und spezialisierte Gesellschaft, in der jedes der funktional spezialisierten Teil- oder Subsysteme die sozialen, psychischen und physischen Vorgänge in der Welt umfassend, aber hochselektiv im Blick auf seine spezifische Funktion rekonstruiert. Dadurch, so kann man mit Schimank (1985: 450) fortfahren, gewinnt die Welt ein höchst unterschiedliches Aussehen, je nachdem, aus welcher Teilperspektive sie betrachtet wird bzw. an welchem Teilbereich wir jeweils teilnehmen. Das Individuum wird dabei in seinen verschiedenen Rollen in den verschiedenen Lebensbereichen mit "äußerst verschiedenen Anforderungen, Erwartungen und Normen konfrontiert, denen es gerecht werden muß" (Barz 1992: 28). Da wir also stets nicht nur einem der gesellschaftlichen Teilsysteme angehören, sondern vielmehr gleichzeitig vielen von ihnen, leben wir in einer permanenten Modulation der Perspektiven, die alle mit bestimmten Verhaltensweisen, Moralen, Anforderungen, Präferenzen etc. assoziiert sind. Wir sind gefordert, ständig die Übergänge von der einen in die andere Perspektive zu bewerkstelligen. Wir leben immer weniger in einer Gesellschaft des Übergangs, als vielmehr in einer Gesellschaft der Übergänge, eben in der Modulationsgesellschaft.

Eine solche Gesellschaft bzw. die Mitglieder einer solchen Gesellschaft müssen sich bestimmter Hilfsmittel zur Bewerkstelligung der immer beschleunigter ablaufenden Modulationen bedienen. Im bargeldlosen Zahlungsverkehr mag der Computer eine Hilfe sein, um Geld in Sekundenbruchteilen von Dollars in Deutsche Mark zu transponieren (vgl. Rötzer 1993). Im alltäglichen Leben liegen - zumindest zur Zeit - noch andere Übergangshilfen näher, und das sind z.B. Substanzen und Mittel. Es entsteht eine neue Affinität zwischen Substanzen und Mitteln und den individuellen Anforderungen, Bedürfnissen und Notwendigkeiten der Modulationsgesellschaft. Wie stark sich im Bereich der Substanzen und Mittel die modulativen Aspekte bereits eingenistet haben, darüber soll im folgenden nachgedacht werden.

5.2. Das Ende der traditionellen Eß- und Genußkultur?

Der Umgang mit Nahrung ist einer der Aspekte von Gesellschaft, an dem man ihren Zustand und ihre Organisation beobachten kann. So wie man die Ständegesellschaft an der Ernährung der damaligen Zeit erkennen konnte, so spiegelt sich auch die Gegenwartsgesellschaft in der heutigen Ernährung wider.

Die Entwicklungen, die wir für das 19. Jahrhundert kennengelernt haben, haben sich bis heute fortgesetzt. Die damals beginnende "Demokratisierung" der Ernährung und der Nahrungsgewohnheiten beschreiben Neuloh/ Teuteberg (1979: 14) als Demokratisierung der Zugänglichkeiten zu Speisen und Getränken aller Art für breite Bevölkerungsschichten, so daß wir heute an einem Punkt angelangt sind, an dem für die Menschen der westlich-kapitalistischen Industrienationen die Sorge um die Nahrungsbeschaffung von der Sorge um die Nahrungsauswahl abgelöst worden ist (vgl. Paul/Pudel 1985: 1). Der sprichwörtliche Traum vom Schlaraffenland, in dem Milch und Honig fließen und "broilers and hamburgers flying around" (Haenel 1990: 118), hat sich für die meisten Menschen erfüllt.

Individualisierung, Enttraditionalisierung, Pluralisierung etc., die Kennzeichen der Gegenwartsgesellschaft, wirken auch im Bereich der Ernährung - und das hier ebenso ambivalent wie in den übrigen Bereichen der Gesellschaft. Auch Ernährung läßt sich nicht mehr in den klassischen Begriffen von Klasse und Schicht ausreichend ausdrücken. Das 20. Jahrhundert brachte eine Differenzierung des Ernährungsverhaltens, die auch die unteren Schichten erreicht hat und in ihren Bann schlug. Ernährung ist heute Teil und Ausdruck von Lebensstilen, und man kann sagen, daß "there are greater differences in way of life within classes than between them." (Ilmonen 1990: 40)

Die notwendig gewordenen Mobilitäten sowie die gestiegene Frauenbeschäftigungsquote und die Zunahme der Ein-Personen-Haushalte haben, wie es Neuloh/Teuteberg (1979: 191) formulieren, zu einer Entfunktionalisierung der Familie geführt (vgl. auch Richardson 1990: 153; Wheedlock 1990: 125ff.). Wie die meisten anderen Familienaufgaben, so seien auch die Mahlzeiten tendenziell zu Dienstleistungen, sei die gruppenweise und massenhafte, spezialisierte Verpflegung von Industriearbeitern, Angestellten und Beamten, aber auch von Kindern, Jugendlichen, Alten und Kranken außer Haus zum alltäglichen Phänomen geworden. Das alltägliche Mahlzeitensystem mit drei Mahlzeiten - davon eine warme - hat sich weitgehend aufgelöst. Die notwendige Flexibilität und Individualität hat es zudem mit sich gebracht, daß keineswegs nur die sogenannten Singles alleine essen (müssen), sondern auch ein großer Teil von Familienmitgliedern (vgl. Tollin 1990: 28). Mahlzeiten werden weniger und weniger formal.

> "Wider family meal times have become less regular and less formal in many countries. Wider and more diverse activities and individualism mean more casual meals, more take-away foods, more eating out, and more demand of foods that are quick and convenient to prepare, often in single portions.
>
> Today, food has to fit into life, rather than life revolving around rigid meal times. Now meal times are so flexible that different members of the family often eat at different times." (Mann 1985: 20)

Das führt dazu, daß die traditionellen Mahlzeiten weniger und durch die häufiger eingenommenen Convenient- und Fast-Food-Speisen, Imbisse u.s.w. ersetzt werden. Diese Entwicklung, die sich durch Geschwindigkeit, Sparsamkeit, Auflösung der Speisenordnung und der klassischen Tischgemeinschaft auszeichne, stelle daher, so Habermas (1990: 134), die latente Negation der offiziellen Eßkultur dar. Individualisierung und der Ausbau des Gastronomiebereichs im weitesten Sinne (d.h. auch z.B. Fast-Food, Convenient Food etc.) erweitern sich dabei wechselseitig. Individualisierung und Enttraditionalisierung machen eine flexible Ernährung nötig, die Außer-Haus-Verpflegung sowie das breite Angebot an tiefgekühlten, eingedosten oder eingeschweißten Fertiggerichten, aber auch die zahlreichen süßen oder salzigen Snacks und Knabbereien in den Supermärkten machen Flexibilität möglich (vgl. auch Fischler 1980: 946f.). Die Menschen werden in die Lage versetzt, zu jeder Zeit an quasi jedem Ort das zu essen, was sie wollen; die sich ständig vermehrenden Pizza- und sonstigen Services (bis hin zum Cocktail-Service), die die Speisen und Getränke bis an die Wohnungstür oder ins Büro liefern, sind die konsequenten, aber wohl nur vorläufigen Höhepunkte dieser Entwicklung[43]. Die kapitalistische Maxime "Zeit ist Geld" hat auch die Ernährung weitgehend durchdrungen. Fast-Food-Konsum, so Glew (1990: 101), sei ein Mechanismus zur Produktion von Zeit, in der man etwas anders machen könne, als eine notwendige physiologische Funktion zu erfüllen: "In buying fast food one is also buying time."

Gleichzeitig hat sich das, was gegessen wird, in starkem Maße differenziert. Zum einen aufgrund des internationalen Handels, der es möglich macht, daß die exotischsten Köstlichkeiten zu relativ niedrigen Preisen in nahezu jedem Supermarkt zu kaufen sind, zum andern aufgrund der zunehmenden Normalität ausländischer Speisen und Gerichte, die nicht zuletzt durch die Angebote ausländischer Restaurants und Imbisse entstanden ist. Ein Blick in die "Gelben Seiten" einer Großstadt macht es schwer zu entscheiden, ob man nun griechisch oder italienisch, chinesisch oder koreanisch, türkisch oder kurdisch, arabisch oder ägyptisch, kroatisch oder serbisch, französisch oder russisch essen (gehen) will. Freilich hat auch die Ausweitung des Tourismus, der die Menschen mit zahlreichen neuen Nahrungsmitteln und -gewohnheiten bekannt macht(e), zu einer Vergrößerung der Speisen-Palette geführt. Essen ist multikulturell geworden[44].

Allerdings unterliegt die Pluralisierung der Nahrungsmittel und Speisen zur selben Zeit einer gewissen Standardisierung, und es scheinen durchaus Zweifel daran berechtigt zu sein, ob das, was wir als Pluralisierung erleben, sich auch tatsächlich durch Differenzierung auszeichnet. Denn diese Differenzierung ist - zumindest zum Teil - im höchsten Maße oberflächlich,

---

43 In den USA ist die Entwicklung auf diesem Sektor schon sehr viel weiter, weil "immer mehr größere und kleinere Anbieter die Pizzen kostenlos in Häuser und Wohnungen der Amerikaner bringen. So kann man - soweit man im Umkreis von etwa fünf Meilen um die Pizzeria wohnt - die Pizza inclusive Salat und Getränken telefonisch ins Haus bestellen.
Auch andere Anbietersysteme wie etwa die mexikanischen und Seafood-Anbieter setzen zunehmend auf diese Gratis-Zustellung nach Hause (oder an den Arbeitsplatz)." (Steller 1987: 83)

44 Vgl. hierzu z.B. auch Stock (1993), der auf das relative kulinarische und nationale "Durcheinander" in zahlreichen Hamburgischen Restaurants verweist.

künstlich und fragil, wie es Kubelka (1981: 24f.) am Beispiel des Hawaiischnitzels amüsant darzustellen vermag. Hawaiischnitzel:

> "Das ist ein Stück Kalb- oder Schweinefleisch, das man so wie immer zubereitet, und dann legt man eine Scheibe Ananas darauf. Die Ananas repräsentiert Hawaii. Wenn ich jetzt Hawaii von Wien trennen will, dann brauche ich bloß diese Ananasscheibe herunterzunehmen, und schon habe ich ein Wiener Schnitzel. Das Hawaiischnitzel drückt (...) eine Beziehung zu Hawaii aus, die so locker und oberflächlich ist wie der heutige Vulgärtourismus. Bei der Hawaiireise im heute üblichen Stil ist ja nur eine winzige Berührung mit der dortigen Situation möglich. Und genau diese Berührung wird im Hawaiischnitzel oder im Mexikanischen Schnitzel deutlich. Durch etwas, was man bloß drauflegt, wird die lose Verbindung zu einer anderen Kultur geographisch ausgedrückt und definiert."

Rath (1984: 234ff.) glaubt, daß der Erfolg der ausländischen Restaurants (in Berlin immerhin über 50% aller Restaurants) gar zu einem erheblichen Teil darauf zurückzuführen ist, daß diese sich allmählich an den deutschen Gaumen angepaßt haben[45]. Für Fischler (1980: 948) ist hierbei das Allesfresserparadox wirksam. So seien die unterschiedlichen kulinarischen Kennzeichen, also die kulturspezifischen Geschmackskombinationen, wie etwa der Tomaten-Knoblauch-Olivenöl-Komplex in den mediterranen Ländern, so etwas wie eine "meditation between neophobia and neophilia, the double bind of the omnivore's paradox." Die Gegenwart der lokalen Geschmacks-Prinzipien könne durch die Angleichung der fremden Speisen an den bekannten Geschmack die Neophobie abschwächen. Diese Angleichung bei gleichzeitiger Beibehaltung fremder Elemente (wie z.B. der Ananasscheibe im obigen Beispiel) läßt eine Modulation entstehen, die sowohl der Neophilie als auch der Neophobie Rechnung trägt. Sie führt als - im wahrsten Sinne des Wortes - oberflächliche Veränderung in einen Prozeß der Modulation von Speisen und der ihnen jeweils entsprechenden

---

45 "Hat ein italienischer Wirt vielleicht die Pasta Asciutta jeweils frisch 'al dente' zubereitet, so wurde ihm bald geklagt, man müsse zu lange warten und obendrein seien die Nudeln 'hart'. Bald war da der erste Schritt zur Häresie getan: Arbeits- und geldsparend wurde nun morgens die Pasta für den ganzen Tag gekocht, mit Öl übergossen und dann tagsüber portionsweise bei Bedarf in einem Sieb in kochendem Wasser aufgewärmt. Klagen über den 'komischen' Geschmack des Olivenöls rechtfertigten oft die Verwendung des - viel billigeren - Pflanzenöls (...)." (Rath 1984: 235)

Symbolik und Bedeutung, die am ehesten mit dem Begriff der *abweichenden Wiederholung* zu beschreiben ist.

Auch heute noch oder vielleicht gerade heute wieder, so wäre die Schlußfolgerung, unterliegt das Einnehmen von Nahrungsmitteln einer gewissen Unsicherheit, die man mit Hilfe von Ritualen, wie eben der Geschmacksangleichung, abzumildern sucht. Die Pluralisierung der nunmehr sichergestellten Ernährung und die damit verbundene Unsicherheit führen also - als Kehrseite des Nahrungsüberflusses - zu einer Standardisierung der Nahrungsmittel und ihres Geschmacks. Das stets geschmacklich Bekannte und gleichzeitig Reproduzierbare hat eine gewisse Faszination: Nur so ist der dauerhafte internationale Erfolg z.B. von Mac Donalds-Restaurants zu erklären, deren "Köche" in der Lage sind, den Big Mac in Amerika mit den gleichen Zutaten, dem gleichen Geschmack und zudem in der gleichen (kurzen) Zeit zu produzieren wie auch in China, Simbabwe oder Berlin (vgl. Rewerts 1987: 51f.).

Fast-Food ist damit ein Abbild des industrialisierten, demokratisierten, rationalisierten und durchkapitalisierten Essens. Tolksdorf (1987: 11-15) hat die wesentlichen Merkmale der von ihm so genannten *Imbißkultur* in zehn Punkten zusammengefaßt: 1) Der Imbiß ist *schnell*, und zwar sowohl im Hinblick auf die Zubereitung und den Service als auch den Verzehr; 2) Der Imbiß ist *öffentlich* im Sinne der öffentlichen Anbietung und Zubereitung sowie des öffentlichen Verzehrs; 3) Die Öffentlichkeit bietet dem Konsumenten das *passive Teilnehmen* am jeweiligen Verzehrsort (Bahnhof, Flugplatz, Jahrmarkt, Einkaufsstraße u.s.w.); 4) Die Offenlegung der Funktionalität des Arbeits-, Verkaufs- und Verzehrsablaufs ist eng verbunden mit den Merkmalen der Schnelligkeit und Öffentlichkeit; 5) Der Imbiß ist meist *ambulant* organisiert und wird in Abkehr von der traditionalen Tischgemeinschaft in der Regel stehend verzehrt; 6) Der Imbiß ist *elementar*, d.h. weitgehend auf den bloßen Vorgang des Essens reduziert, wobei Tolksdorf (1987: 13) Wert darauf legt, daß elementar nicht entritualisiert bedeute; "auch der Imbiß kennt seine Alltagsrituale, hat sein kulturelles System"; 7) Durch seine Zweckrationalität und Funktionalität stellt sich der Imbiß als sehr *standardisiert* dar. Er bietet dadurch auch Verhaltenssicherheit, da ein Produkt auch an fremden Orten mit der annähernd gleichen Qualität und dem gleichen Geschmackskomplex anzutreffen ist; 8) Das Verhältnis Gastgeber-Gast ist auf das *Verhältnis Verkäufer-Kunde* reduziert, "Etikette gilt als Etikettenschwindel" (Tolksdorf 1987: 14); 9) Die *Sprache* ist verkürzt und funktional auf die schnelle Verkaufssituation bezogen; 10) Auch die *Kommunikation* ist funktional, gleichzeitig aber auch frei in dem Sinne, als "sie sich fast aller Kommunikationsformen der bürgerlichen Eßkultur entledigt hat."[46]

Die sogenannten Fast-Food-Ketten umfassen prinzipiell dieselben Merkmale, zeichnen sich aber durch eine weitergetriebene Durchkapitalisierung aus. Der Ernährungsbericht (1988: 241) macht über das Erwähnte und die systematisierte Kettenkonzeption mit Schalterservice hinaus, die gleichzeitige Verwendung der Verpackung als Geschirr, hohe Investitionen in die Ausstattung, die geringen Ausbildungsanforderungen an die Mitarbeiter und die profitorientierte Plazierung (meist im Stadtzentrum) geltend.

Ebenso wie Habermas (1990: 134), der Imbiß und Fast Food im allgemeinen als die latente Negation traditionaler Eßkultur betrachtet, sieht auch Tolksdorf (1987) das Aufkommen von Fast-Food als eine Gegenbewegung zur bürgerlichen Eßkultur. Gleichwohl deutet er dies nicht als Negation oder als Bedrohung unserer Eßkultur, sondern vielmehr als ihre angemessene Alternative, die er durchaus positiv bewertet sehen will.

> "Fast-Food ist keine Bedrohung unserer Eßkultur, kein Rückschritt im 'Prozeß der Zivilisation' - aber ein möglicher Freiraum eben von dieser Zivilisation." (Tolksdorf 1987: 16)

Fast-Food besitzt daher ohne Zweifel eine Affinität zu den zentralen Entwicklungen in unserer Gesellschaft. In ihm drücken sich Individualisierung und Enttraditionalisierung sowie ihre Kehrseite Standardisierung ebenso aus, wie Beschleunigung, Rationalisierung sowie geographische und soziale Mobilität. Der vielbeschworene Tisch, unter den die Füße zu stellen nur zu oft Abhängigkeit, Unterwürfigkeit und Unfreiheit symbolisierte, wie gleichzeitig auch Ernährt-Werden, (familiäre) Gemeinschaft und Sicherheit, löst sich - im wahrsten Sinne des Wortes - mehr und mehr in seine, einst um ihn versammelten Bestandteile auf.

---

[46] Tolksdorf (1987: 15); vgl. zur Imbißkultur auch: Rath 1984: 187ff.; Trautwein 1987; Rewerts 1987; Reckert 1987; Steller 1987; Fischler 1980: 946f.; Hollen/Leitzmann 1989: 19f.

Es muß nicht mehr gegessen werden, was auf den Tisch kommt, sondern vielmehr stellt sich tendenziell jeder - entweder im Fast-Food-Restaurant oder aus dem Fertiggericht-Angebot eines beliebigen Supermarktes - das Menü zusammen, welches er gerade bevorzugt. Traditionelle oder auch religiöse Regeln werden enttraditionalisiert und damit gleichsam unwichtiger, durch die Industrialisierung der Ernährung und ihren Überfluß aber auch überflüssig.

> "The meal, which once had a clear internal structure, dictated at least in part by the one-cooked-to-one-family pattern, as well as by so-called 'tradition', can now mean different items, and a different sequence of items, for each individual consumer. The week's round of food, which once meant chicken (or some equivalent) on Sunday and fish on Friday, is no longer stable, nor viewed as so necessary by the participants. At the same time, the year's round of food, which meant that certain vegetable and fruits, and the foods which are made with them, were only available (and only intentionally consumed) at certain seasons, certainly no longer obtains. Tradition still boosts the sale of turkeys at Christmas, and fish on Fridays perhaps, but certainly these 'substantializations' of cycle of the year are no longer so strong." (Gofton 1986: 146; vgl. auch Habermas 1990: 146)

Es entwickelt sich zunehmend eine Eßkultur, die die traditionellen Regeln, Normen und Funktionen der bürgerlichen Eßkultur und ihre Gewichtungen hinter sich läßt. Die neu entstehenden Funktionen des Essens lassen sich mit den Gegensätzen "bürgerlich" und "proletarisch" nicht mehr beschreiben und erklären, sondern gewinnen ihre Relevanz in differenzierteren Konstellationen, die z.B. mit dem Begriff des Lebensstils weitaus besser beschrieben sind. Während die Kategorisierung von Nahrung unter Gesichtspunkten der Klassen- und Schichtdistinktion an Bedeutung verloren hat, haben sich die Bedeutungen der zur Auswahl stehenden Nahrungsmittel diversifiziert - "man kann wählen zwischen traditioneller und moderner, langsamer und schneller, stimulierender und entspannender, weiblicher und männlicher, gutschmeckender und gesunder Kost." (Habermas 1990: 142) Neben "Schnelligkeit" und "Bequemlichkeit" der Nahrung bzw. der Nahrungszubereitung stehen seit einigen Jahren zunehmend die Werte "Gesundheit" und "Natürlichkeit" im Mittelpunkt der Nahrungsmittel-, wie freilich auch der Genußmittelauswahl. Dagegen haben Prädikate, wie etwa "De Luxe" oder "exklusiv", an Wert verloren, da heute eine Vielzahl von Nahrungs- und Genußmittel mit solcherlei Konnotationen beworben wird:

> "Heute nun, da für normale Gebrauchsgüter im Ton der 'Exklusivität' und des 'Edlen' geworben wird, löst sich das Prädikat 'de Luxe' von Geldbesitz und Macht. Für ein tiefgekühltes 'Schlemmerfilet á la Bordelaise' wird zum Beleg dafür so geworben: 'Wenn Sie zu Hause französisch essen wollen, muß das kein Vermögen kosten' und weiter - kleingedruckt: 'Verwöhnen Sie Ihre Familie mal mit saftigem Seelachs-Filet, knusprig überbacken mit der unnachahmlichen Kräuterkruste. - Raffiniert französisch' (in: Stern 4/1983, 20.1.1983).
>
> (...) Der Abstand zwischen Luxus und Notwendigkeit im traditionellen Sinn verringert sich in unserer Gesellschaft immer mehr; immer schwieriger wird es damit, eine luxurierende Haltung einzunehmen.
>
> Doch langsam bringt das ökologische Denken zwei neue Tabus ins Spiel: die Fettleibigkeit und den Frevel an den natürlichen Ressourcen. Beide Grenzen haben kaum noch etwas mit der Darstellung von Geldreichtum oder sozialer Macht zu tun." (Rath 1984: 294f.)

Das neue Bewußtsein für Gesundheit, Natürlichkeit und Leichtigkeit ist integraler und konsequenter Bestandteil der Entwicklungen in der Gegenwartsgesellschaft. Das Bedürfnis nach Gesundheit, das - im Lichte der durchschnittlichen Lebenserwartung betrachtet - noch nie so erfüllt war wie heute, ist einerseits durch das Wissen um technologische Großgefahren (z.B. die Kontamination durch Radioaktivität und andere Schadstoffe, Genmanipulationen, künstliche Düngemittel etc.) immer latent bedroht, andererseits aber freilich auch durch ein diffus-machendes und von den unterschiedlichen Massenmedien dankbar multipliziertes Ausmaß an Wissen über Nahrungsmittel. Dazu kommt eine Unübersichtlichkeit an Zusatz- und Konservierungsstoffen, die verunsichert. Die Flucht nach vorne ist ein Boom scheinbarer Gesundheits- und Naturnahrungsmittel, der verkennt, daß es so etwas wie natürliche Nahrung seit langem nicht mehr gibt. Im strengen Sinne, so Teuteberg (1979: 271f.), gebe es außer der Muttermilch überhaupt keine "natürlichen" Nahrungsmittel mehr; der Mensch habe sich vielmehr bestimmte Pflanzen und Tiere durch lange Evolutionsprozesse der Züchtung für seinen Nahrungszweck zurechtgebogen und damit als seine Nahrung deklariert. Diese seien dabei ihrer ursprünglichen Bestimmung teilweise so sehr entfremdet worden, "daß man heute nicht mehr exakt bestimmen kann, wo sich 'Natur' und 'Kunst' hier scheiden."

Die Verwissenschaftlichung aller Lebensbereiche hat zum einen dazu geführt, daß alle diese Gebiete als potentiell riskant wahrgenommen werden können, zum anderen, daß ein Ausmaß an Wissen und Informationen zur Verfügung steht, das einmalig in der Geschichte ist. Die Folge ist aber gleichwohl nicht ein breites Ausmaß an "richtigem" Ernährungswissen - allein die Vielfalt der Ernährungs-"Schulen" macht dies schon unmöglich -, sondern der Informationsüberfluß hat gleichzeitig ein Ausmaß an gewollten und ungewollten Falsch- und Mißinformationen produziert, das historisch ebenso einmalig ist. Stare/Behan (1985: 72ff.) bezeichnen daher das meiste, was an Wissen über Natur- und Gesundheitsnahrung, über Diäten oder vitaminangereicherte Nahrung und ähnliches im Umlauf ist, als Dinge, welche "add only to the healthy bank accounts of those who sell them." (Stare/Behan 1985: 72) Parallel zu dem vermehrten Wissen und dem gestiegenen Interesse bezüglich Ernährung sei ein Anstieg an Misinformation und "downright quackery" (plumper Quacksalberei) zu verzeichnen.

Nun sollte man allerdings dieses Wissen und die dazu notwendige Kommunikation keineswegs als grundsätzlich negativ betrachten. Vielmehr weist Rath (1984: 165f.) nach, daß gerade diese Kommunikation Funktionen übernimmt, die sich im Hinblick auf die traditionelle Eßsituation aufgelöst haben.

> "Je mehr das Essen seinen Charakter als gemeinschaftliche Handlung verliert, um so mehr wird es kollektiver Kommunikationsgegenstand: Das Reden übers Essen, die Verbreitung von Begriffen und Bildern des Essens in Massenmedien und alltäglichen Gesprächen haben das "Mahl" ersetzt (...) Der Schnellimbiß läßt die Bühne des Essens verschwinden, auf der etwas Spektakuläres inszeniert werden könnte. Die Szene löst sich ins städtische Umfeld auf. An die Stelle der traditionellen Geselligkeit tritt die Ästhetik des (Massen-)Produktes, das durch seine Gleichförmigkeit eine abstrakte und anonyme Essensgemeinde herstellt (...) Es scheint so, als seien die neuen, gemeinsamen Nenner des Sozialen das Reden übers Essen, seine Wirkungen und seinen Genußwert."

Das Essen ist keine (ausschließlich) durch ökonomische, ständische oder regionale Kategorien determinierte gemeinschaftliche und selbstverständliche Handlung mehr, sondern ein tendenziell zu begründender und zu vermittelnder Aspekt von individueller Sebstdarstellung und -verwirklichung. So ist es z.B. heute wichtig geworden, den je praktizierten Vegetarismus zu qualifizieren:

> "(1) Ovo-lactovergetarians are people who do not eat the meat of warm- or cold-blooded animals, but eat animal-products such as milk, milk products and eggs. This group accounts for the largest number of vegetarians and also partially includes anthroposophists and Mormones. (2) Lactovegetarians are people who furthermore avoid eating

eggs (e.g. Waerland followers). (3) Vegans are people who refuse the consumption of any food of animal origin, such as the meat of warm- and cold-blooded animals, milk, milk products, eggs and even honey." (Rottka 1990: 177)

Zudem wird meist Wert darauf gelegt, mit welcher Begründung man (mehr oder weniger) auf tierische Produkte verzichtet, denn dies kann geschmacklich begründet sein, aber auch wissenschaftlich-gesundheitlich, ökologisch oder moralisch-ideologisch (nach dem Motto: "Wer Fleisch ißt, ißt auch kleine Kinder!").

Der Konsum der zahlreichen neuen Light-Produkte läßt sich damit begründen, daß man auf seine Linie achten müsse, daß schwere kalorienreiche Nahrungsmittel die Leistungsfähigkeit verminderten, daß weniger Kalorien der Gesundheit zuträglicher seien oder - wie in der Werbung - daß man halt so bleiben will, wie man ist.

Eine der vermittlungs- und tragfähigsten Begründungen für den Konsum (nicht nur) bestimmter Substanzen und Mittel scheint allerdings in neuerer Zeit der Genuß geworden zu sein.

5.3. Die Pflicht zum rationalisierten Genuß

Wir haben Individualisierung, Enttraditionalisierung, Pluralisierung u.s.w. als zentrale gesellschaftliche Entwicklungstendenzen ausgemacht. Diese Entwicklungstendenzen betreffen, wie alle anderen gesellschaftlichen Bereiche, auch den Bereich des Genießens. Auch Genuß hat sich individualisiert, enttraditionalisiert, differenziert und hat sich damit zu einem pluralisierten Handlungsmuster entwickelt.

Genießen muß als ein Aspekt der verschiedensten Handlungen betrachtet werden, der eine potentiell immer mögliche, gleichzeitig aber eine recht fragile und zudem in sich selbst nicht teilbare Angelegenheit ist. Gleichzeitig ist das Ausdrücken von Genuß stets bedeutender Teil von verbaler und körpersprachlicher, gestischer Kommunikation, obwohl sich freilich nie verbindlich sagen läßt, was Genuß für den einzelnen konkret bedeutet.

Gleichwohl hat Lutz (1983: 12ff.) drei Aspekte benannt, die zur abstrakten Bestimmung dessen, was Genuß ist, zentral zu sein scheinen:

1) *Genuß ist sinnlich*, d.h. Genuß ist einerseits an unsere Sinne gebunden, anderseits meint "'sinnlich' einen komplexen inneren Verarbeitungsmechanismus, dem eine positive Gefühlsbeimischung zu eigen ist." (Lutz 1983: 12); 2) *Genuß ist lustvoll*, d.h. Genuß ist immer von der sogenannten basalen Emotion Lust begleitet, wobei dieses Verhältnis aber nicht umkehrbar ist.

> "Entsteht z.B. ein süchtiges Verhalten wie beim Alkoholismus, dann wird dieses zwar im wesentlichen auch durch ein Lustprinzip kontrolliert. Im Verhaltensmuster Genuß dagegen ist immer ein gewisses Maß an Distanz und Eigensteuerung enthalten." (Lutz 1983: 13)

3) *Genuß ist reflexiv*, das meint die Fähigkeit, seine eigenen Gefühle wahrzunehmen und bewußt zu erleben. Das bedeutet für Lutz (1983: 14) auch, daß sich genießendes Verhalten durch den "Wechsel von bewußter Askese und erstrebter Befriedigung" auszeichnet; dem Genuß ist immer auch ein gewisses Maß an Selbstkontrolle und mithin von subjektiver Autonomie immanent[47].

Betrachtet man diese drei Aspekte von Genuß, also sinnlich, lustvoll und reflexiv, dann bestätigt sich darin die oben konstatierte These der Intimität dieser Handlung und damit ihr Beitrag zur Identitätsbildung und -stabilisierung der jeweiligen genießenden Person. Wie oben gezeigt, spielt Identität in der durch Enttraditionalisierung, Individualisierung und Pluralisierung geprägten gesellschaftlichen Entwicklung eine herausragende Rolle. Denn Identität ist nicht mehr ausschließlich durch Klasse, Schicht, Religion oder ähnliches geprägt, sondern wird zunehmend zu einer vom Individuum selbst permanent herzustellenden Persönlichkeitsstruktur. Das Individuum ist heute in einer Situation der ständigen Selbstreflexion über sein Wollen,

---

47 Diese Maxime des Genusses bei gleichzeitiger Vermeidung von extremen Konsummustern war auch schon bei den alten Hedonikern zu finden. Für Aristippos, den Begründer der hedonischen Schule (ca. 400 v.Chr.), waren Lust und Genuß Motiv und Zweck allen Handelns, aber ebenso war er der Meinung, daß man den Genuß zu beherrschen habe. Mit den Worten: "Der Weise genießt die Lust, ohne sich beherrschen zu lassen" wird z.B. auch die Philosophie von Helvetius, einem bekannten Vertreter des Hedonismus im 18. Jahrhundert, beschrieben. (vgl. Schmidt 1978: 36)

Sein und Werden, d.h. Identität wird wichtiger und unterliegt zudem dem Zwang der Einzigartigkeit.

> "Gleichzeitig erfährt der einzelne Mensch sich durch die Mobilität als austauschbar, ersetzbar und unterliegt so einem Druck zur Individualität im Sinne von Besonderheit, Andersartigkeit und einzigartiger Ausstrahlung, die ihm im täglichen Konkurrenzkampf um Positionen in Beruf sowie in Freundschaft und Liebe eine Chance geben." (Nebel 1991: 108)[48]

Gleichzeitig wird aber auch die Sorge um sich selbst, also um sein eigenes Wohlergehen, zu einer zentralen Forderung. Das Individuum ist gefordert, sich aus der unübersichtlichen Vielzahl von (Konsum-) Angeboten das herauszusuchen, das ihm selbst entspricht, ihm Lust bereitet. Die Werbung gibt Zeugnis, wie eng das Lustvolle und Angenehme mit Identität und Individualität verzahnt ist. Einer der eindrücklichsten Werbeslogans ist - der für eine ganze Palette von Light-Produkten werbende - Satz: "Ich will so bleiben wie ich bin." Ein anderes Beispiel ist der sich gegen den scheinbar fremdbestimmten Zwang zu gesundem, aber gleichwohl "lust-verhindernden" Essen selbstbewußt erhebende Slogan: "Ich glaub', ich brauch' 'nen Big Mac." Es ist wichtig und möglich geworden, zu dem zu stehen, was man ist und was man ißt, und dies vor allem auch aufgrund von Lust und Genuß. Das, was einem Lust und Genuß bereitet, ist Zeichen von Identität, Reflexivität und mithin von einer gewissen Einzigartigkeit. Die bürgerliche Moral der Pflicht, die immer latent Genuß-Feindlichkeit bedeutet, hat etliches Terrain verloren, aber keineswegs die Pflicht als solche. Vielmehr habe sich, so Bourdieu (1991: 575f.), die Moral der Pflicht in eine Pflicht zum Genuß gewandelt.

> "Der Moral der Pflicht, die sich auf den Gegensatz von Vergnügen und Gutem stützt, Lust und Angenehmes generell unter Verdacht

---

48 Der subtile Zwang zur Einzigartigkeit und zur Individualität treibt seine exotischsten Blüten in jenem Bereich, den wir gemeinhin als Freizeit betrachten. Unangeleintes Free-Climbing oder Bungee-Springen, das seine Steigerung seit neuestem dadurch erfährt, daß man sich nicht mehr an Gummiseilen, sondern stattdessen an gewöhnlichen Tauen festgebunden von Brücken stürzt, was immer die Gefahr einer Wirbelsäulenfraktur birgt, sind nur zwei der körperbetonten Risiken, die eingegangen werden, um das Besondere der eigenen Identität zu inszenieren. Die abgeschwächteren, aber gleichwohl nicht weniger individualistischen Unternehmungen zur Bestätigung von - zudem noch notariell beglaubigter - Einzigartigkeit, finden sich zu Hunderten in dem dafür installierten Guinness-Buch der Rekorde. (Hierauf wird unten noch ausführlicher eingegangen werden.)

stellt, zur Angst vorm Genießen und einer Beziehung zum Körper führt, die ganz aus 'Scheu', 'Scham' und 'Zurückhaltung' besteht und jede Befriedigung verbotener Impulse mit Schuldgefühlen begleitet, stellt die neue ethische Avantgarde eine Moral der *Pflicht zum Genuß* gegenüber, die dazu führt, daß jede Unfähigkeit sich zu 'amüsieren', *to have fun* oder, wie man heute mit leichtem inneren Beben zu sagen liebt, 'zu genießen', als Mißerfolg empfunden wird, der das Selbstwertgefühl bedroht, so daß aus Gründen, die sich weniger ethisch als wissenschaftlich geben, Genuß nicht nur erlaubt, sondern geradezu vorgeschrieben ist."

Beck (1986: 157) verallgemeinert die Pflicht zum Genuß dahingehend, daß er von Ansätzen zu einer neuen Ethik spricht, die er mit dem Prinzip der *Pflicht(en) gegenüber sich selbst* beschreibt. Dieses Prinzip, so Beck, sei aber keineswegs nur ein Ausdruck von Egoismus und Narzißmus, sondern richte sich vielmehr auf Selbstaufklärung und Selbstbefreiung als eigentätigen, lebenspraktischen Prozeß. Dies schließe die Suche nach neuen Sozialbindungen in Familie, Arbeit und Politik mit ein.

Mit der Installierung der Pflicht gegenüber sich selbst werden auch die traditionellen Schranken dessen, was als legitimes Handeln gilt, sowie dessen, was genossen werden darf (bzw. soll), brüchig. Für den Bereich der Familie beschreibt Beck (1986: 190) die Tendenz der Entschränkung der potentiellen Organisationsmöglichkeiten, die sich aus dem Geflecht von Notwendigkeiten und Zwängen auf der einen und den Pflichten gegenüber sich selbst sowie den Forderungen nach Genuß und Einzigartigkeit auf der anderen Seite ergeben:

> "Wer den Abwasch macht, die Schreihälse wickelt, den Einkauf besorgt und den Staubsauger herumschiebt, wird ebenso unklar, wie wer die Brötchen verdient, die Mobilität bestimmt, und warum eigentlich die schönen Nachtseiten des Bettes immer mit dem qua Standesamt hierfür vorgesehenen, angetrauten Alltagsgegenüber genossen werden sollen dürfen. Ehe läßt sich von Sexualität trennen und die noch einmal von Elternschaft, die Elternschaft läßt sich durch Scheidung multiplizieren und das Ganze durch das Zusammen- und Getrenntleben dividieren und mit mehreren Wohnsitzmöglichkeiten und der immer vorhandenen Revidierbarkeit potenzieren. Aus dieser Rechenoperation erhält man rechts vom Gleichheitszeichen eine ziemlich umfängliche, selbst noch im Fluß befindliche Ziffer, die einen leichten Eindruck über die Vielfalt von direkten und mehrfach verschachtelten Schattenexistenzen vermittelt, die sich heute hinter den gleichgebliebenen und so treuen Wörtchen Ehe und Familie immer häufiger verbergen."

Die Entwicklungen, die in den letzten Jahren im Bereich der Sexualität stattgefunden haben und die mit dem Begriff der 'Pflicht zur sexuellen Selbstverwirklichung' (vgl. Bourdieu 1991: 577f.) beschrieben werden können, zeigen an, daß die Meßlatte des moralisch Akzeptablen heute weitaus niedriger hängt als noch vor 20 oder 30 Jahren. Nicht nur lebenslange Monogamie und Monogamie überhaupt sind heute weitgehend entmoralisiert, sondern - zumindest tendenziell - auch die noch bis vor einiger Zeit als moralisch anstößig betrachteten und tabuisierten, sexuellen Vorlieben (wie etwa Homo- oder Bisexualität) oder Praktiken (wie etwa Sado-Masochismus). Nach und nach werden solcherlei Verhaltensweisen dem Bereich der zentral-moralischen Einflußnahme des Staates entzogen. Beleg hierfür ist einerseits die weitgehende Gleichstellung der Homo- mit der Heterosexualität (Streichung des §175 StGB), aber z.B. auch der entstandene Diskurs, Prostitution zu legalisieren und ihr den Status einer öffentlichen Dienstleistung zu verleihen.

Allerdings verquickt sich in neuerer Zeit die Entmoralisierung von genuß- und lust-assoziierten Handlungen mit Forderungen nach einer Rationalisierung solcher Verhaltensweisen. Ausdruck solcher Rationalisierungen ist z.B. die neue Light-Welle im Genuß- und Nahrungsmittelbereich (Light-Zigaretten, Light-Bier, Light-Kaffee, Light-Butter, Light-Wurst u.s.w.), die - mit einem weiteren Werbeslogan gesprochen - verspricht: "Genießen muß nicht Sünde sein." Mit anderen Worten, der Pflicht gegenüber sich selbst und zum Genuß gesellt sich auch eine Rationalisierung dieser genußvollen Handlungen bei. Sowohl Entmoralisierung als auch Rationalisierung müssen hierbei verstanden werden als die Entsprechungen von Individualisierung auf der einen und Standardisierung auf der anderen Seite. Entmoralisierung ist die konsequente Folge von Individualisierung, Pluralisierung, Diversifizierung und der damit entstandenen Pflichten gegenüber sich selbst. Die gleichzeitige Rationalisierung ist Ausdruck jener Standardisierung, die Schönheit und Gesundheit von allen verlangt, und damit vor allem arbeitsmarktmäßige und ökonomische, aber auch soziale Funktionalität, Leistungsfähigkeit, Sicherheit u.s.w. einfordert. Genau diese Dialektik von Genuß und Funktionalität wird durch den Begriff der Modulation eingefangen. Denn die Techniken der Modulationen sind es, die die Übergänge zwischen den unterschiedlichsten Genußsituationen und den verschiedenen Funktionalitäten vermitteln und erleichtern sollen.

Aus dieser Perspektive verläuft die Grenze des Genusses dort, wo minimale leistungsgesellschaftliche Anforderungen nicht mehr erfüllt werden können oder wo Genuß volkswirtschaftliche Nachteile der unterschiedlichsten Art entstehen läßt, mit anderen Worten da, wo die individuellen Techniken der Modulation, d.h. die Bewältigung der Übergänge zwischen den einzelnen Subsystemen mit ihren unterschiedlichen Anforderungen gestört oder nicht vorhanden sind. Wo dies geschieht bzw. in dieser Hinsicht definiert wird, wird z.B. der Genuß von Substanzen und Mitteln zu Ernährungsfehlverhalten, Medikamenten- oder Drogenmißbrauch, Abhängigkeit, Sucht oder zur allgemeineren Bezeichnung *Krankheit*. Alle diese Begriffe implizieren, daß man die rationalisierte, kontrollierte Beziehung zum Genuß eingebüßt hat. Die von Lutz (1983: 15) gewählte Bezeichnung der *Lust-Devianz* drückt diesen Sachverhalt präzise aus, denn er meint im Prinzip beides, die geforderte Genußbereitschaft und die geforderte Genußkontrolle. Sowohl zu wenig Genußbereitschaft als auch zu wenig Genußkontrolle sind Gründe, um die jeweiligen Personen und ihr Verhalten zu pathologisieren. Sowohl zur Behebung von mangelnder Genußbereitsschaft gibt es Therapien und andere Behandlungsmaßnahmen[49] als auch zur Behandlung von Genußkontrollverlust bzw. Süchten und Abhängigkeiten.

Die Grenze zwischen Genuß und der sogenannten Genuß-Devianz impliziert aber noch eine andere Grenzziehung, die sich durch den Begriff der Devianz bereits ankündigt, nämlich jene Grenze, die Legitimität und Illegitimität, aber auch Legalität und Illegalität scheidet.

5.4. Die prekäre Grenze der Legalität

Die Grenze zwischen Genuß und Genußdevianz im Bereich der Substanzen und Mittel und mithin zwischen Legalität und Illegalität ist in vielerlei Hinsicht prekär. Für diesen Sachverhalt sollen zunächst vier unmittelbar einleuchtende Beispiele angeführt werden:

a. Zunächst kann man feststellen, daß sich die Grenze der Legalität histo-

---

49 vgl. z.B. Koppenhöfer/Lutz 1983; Siede 1983; Bönner 1983; Günther 1983; Becht 1983

risch verändert und verlagert. So wurde z.B. der Genuß von Tabak in der Geschichte häufig verboten, zu einigen Zeiten und in manchen Gegenden gar mit dem Tode bestraft. Ähnliche Verbote existierten für Kaffee, Tee und Alkohol, für Substanzen also, die wir heute als Genußmittel bezeichnen und handhaben und deren Genuß für uns eher zum guten gesellschaftlichen Ton und nicht in die Kategorie des Verbotenen gehört. Ohne hierauf an dieser Stelle detaillierter einzugehen, kann man wohl behaupten, daß die Grenze zwischen erlaubtem und verbotenem Genuß - z.B. aufgrund ökonomischer, politisch-ideologischer oder herrschaftspolitischer Interessen und Funktionen - historisch prekär, also unsicher und widerruflich war und ist.

b. Zudem war die Grenze zwischen Erlaubtem und Verbotenem immer auch geographisch prekär. Was in Südamerika beispielsweise bis heute zur traditionellen Kultur gehört, nämlich das Kauen der Blätter des Coca-Strauchs, wird in Nordamerika oder Europa mit schärfsten Strafen geahndet. Mit dem Übertreten der territorialen Grenzen wird aus dem erlaubten ein verbotener Genuß. In der heutigen Zeit, die sich unter anderem auch durch eine ständig expanierende nationale, internationale sowie transkontinentale - ökonomische und touristische - Mobilität auszeichnet, wird die jeweils geltende Grenze zwischen Legalität und Illegalität bestimmter Genuß-Handlungen (geographisch) zunehmend unsicherer. Die sich zur normalen Form gesellschaftlichen Zusammenlebens erhebende, multikulturelle Gesellschaft läßt diesen Konflikt auch in ein und derselben "National"-Gesellschaft aufbrechen, wenn z.B. ausländische Gruppen ihre kulturelle oder religiöse Identität unter anderem durch den Konsum bestimmter - im Aufenthaltsland allerdings verbotener - Substanzen leben und bewahren wollen.

c. Prekär wird die Grenze zwischen Legitimität und Illegitimität immer häufiger auch in bestimmten Räumlichkeiten. So birgt z.B. ein und derselbe Eisenbahnwaggon Raucher- und Nichtraucherplätze. In der Mitte des Waggons gehen Legitimität und Illegitimität des Rauchens gewissermaßen ineinander über. Dasselbe gilt für Restaurants, Mensen oder Kantinen, deren Terrain in Raucher- und Nichtrauchersektoren aufgeteilt ist: Egal wohin der Rauch einer Zigarette zieht, wichtig ist, daß der Raucher selbst sich in dem ihm erlaubten, aber gleichzeitig nicht wirklich begrenzten Bereich bewegt.

d. Die Grenze zwischen legitimen und illegitimen Genußformen ist schließlich von Individuum zu Individuum verschieden gelagert: Zum einen unterscheiden sich die Präferenzen für bestimmte Genußformen bzw. Konsum- und Genußmuster, zum anderen wird es individuelle Ausprägungen bei der Bewertung der Frage geben, welche Präferenzen prinzipiell noch dem sogenannten guten Geschmack entsprechen. D.h. die Grenze der Legitimität ist bei verschiedenen Individuen verschieden, also interpersonal prekär. Dies umso mehr, als man heute allenthalben das Ende universeller moralischer Verbindlichkeiten auf der individuellen und zwischenmenschlichen Ebene konstatiert.

Im Anschluß an die zuvor skizziert vorgestellten Unsicherheiten und Relativierungen stellt sich die Frage, wo die Grenze der Legalität heute verläuft, wie diese offiziell begründet wird, wie berechtigt diese Gründe sind und welche Gründe neben diesen offiziellen Argumenten aufgespürt werden können.

Wer sich diese Fragen stellt, bemerkt zunächst, daß die herrschende Politik mit Substanzen und Mitteln in sich gespalten ist und sich vollkommen gegensätzlich darstellt. Die eine Seite der Grenze zeichnet sich aus durch Legalität und die damit verbundene Anbindung an das kapitalistische System des Konsums, des Marktes und der Werbung. Die andere Seite der Grenze impliziert Illegalität und die damit verbundene kriminalistisch-polizeiliche und justizielle Repression sowie ein durch und durch paternalistisch strukturiertes Behandlungs- und Maßnahmensystem. Gemeinsam ist diesen entgegengesetzten politischen Strategien nur die Totalität ihrer Substanzdefinitionen: Werden die Substanzen auf der legalen Seite (also z.B. Kaffee, Tee, Tabak und Tabakprodukte, Alkohol, chinin- oder koffeinhaltige Erfrischungsgetränke) gesetzlich pauschal als sogenannte Lebens- bzw. Genußmittel definiert, so erfahren die Substanzen und Mittel der illegalen Seite (also z.B. Cannabis; Kokain, Coca oder Crack; Heroin, Opium oder Methadon; LSD, Extasy oder Mescalin; Qat, Betel oder Peyote) ihre pauschalierte Definition durch den gesetzlich fixierten Begriff der sogenannten Betäubungsmittel.

Dies hat zur Folge, daß der Konsum der legalen Substanzen in den Rahmen der oben beschriebenen Möglichkeiten und Zwänge dessen eingeordnet wird, was Genuß in der heutigen Gesellschaft bedeutet. Diese Möglichkeiten und Zwänge drücken sich aus in der Entwicklung, Darstellung und Stabilisierung von Identität: durch die Auswahl bestimmter Substanzen und hierbei wiederum durch die Auswahl bestimmter Marken aus der oftmals unüberschaubaren Palette des Angebots. Dabei mag sich die Wahl der Substanz oder auch einer bestimmten Marke an den Wirkungen orientieren, am besonderen Geschmack, an dem Prestige- oder Statuswert oder an Bildern, Wünschen und Assoziationen, die durch die allgegenwärtige Werbung hergestellt worden sind. In der Regel werden alle diese Motivationen und Funktionen des Konsums, aber auch die unterschiedlichsten Konsummuster als Genuß im weitesten Sinne interpretiert und akzeptiert oder doch zumindest toleriert. Die Grenzen des Genusses sind jene Grenzen, die oben bereits angedeutet wurden; das Trinken von Alkohol gilt solange als akzeptabel, solange die betreffende Person ihre sonstigen Funktionen erfüllt. Solange das Individuum morgens pünktlich und leistungsfähig zur Arbeit erscheint, ist es der Gesellschaft relativ gleichgültig, ob es die Substanz Alkohol als Genuß-, Heil-, Kompensations-, Betäubungs- oder Rauschmittel gebraucht oder gar als Rauschgift. Die Grenze der Intervention bildet stets das Funktionieren des Individuums, also die Rationalität der Genußhandlung. Dies wird vor allem auch bei den wenigen gesetzlichen situativ-restriktiven Vorschriften evident. Ein gutes Beispiel ist hier die Promillegrenze im Straßenverkehr: Bis zur gesetzlich definierten "Funktionsgrenze" von 0,8 Promille (also jenem Blutalkoholspiegel, von dem man behauptet, daß er keinen nennenswerten Einfluß auf die Fahrtüchtigkeit hat) darf eine Person am Straßenverkehr teilnehmen; erst bei Alkoholkonsum, der zu einem höheren Blutalkoholspiegel geführt hat und der damit das Funktionieren im Straßenverkehr in Frage stellt, interveniert die staatliche Gewalt. Die nach der Wiedervereinigung geführte Diskussion, ob man diese Interventions-Grenze auf 0,5 bzw. 0,3 oder gar 0,0 Promille herabsetzen solle, zeigt, wie prekär, wie unsicher und im Grunde willkürlich sich die heutige 0,8 Promille-Interventions-Grenze (der Legalität) darstellt[50].

[50] Auch beim Beginn des offiziell erlaubten Konsum-Einstiegs-Alters im Bezug auf den Gebrauch der legalen Genußmittel wird die Unsicherheit der Legalitätsgrenze sichtbar. So darf man Tabakwaren und weiche Alkoholika (Wein, Bier etc.) erst ab 16, Spirituosen erst ab 18 Jahren im Geschäft oder in der Kneipe erwerben und in

Ich will es zunächst bei diesem Beispiel belassen. Deutlich geworden sein dürfte allerdings, daß man bei den legalen Genußmitteln stets davon ausgeht, daß Genuß und vor allem ein die Leistungsfähigkeit nicht beeinträchtigender Konsum möglich sind. Dabei beruht der interventionistische Blick auf der Frage der Leistungsfähigkeit und Funktionalität in konkreten Situationen: Gegenstand einer Intervention ist nicht eine bestimmte Substanz, sondern vielmehr das aktuelle Konsumverhalten bestimmter Personen in bestimmten Situationen.

Anders verhält es sich auf der Seite der illegalen Substanzen. Hier wird Konsum generalisierend als Betäubung bzw. Mißbrauch interpretiert und definiert. Es wird nicht, wie beim Konsum legaler Substanzen, nach Konsummuster, -menge, -situation oder -wirkung, mithin also nach Aufrechterhaltung oder Beeinträchtigung der Leistungsfähigkeit differenziert und interveniert, sondern der Konsum illegaler Substanzen wird pauschal zur Beeinträchtigung, zum Un-Genuß und zum Defizit der konsumierenden Person erklärt - die Substanz selbst ist Grund der Intervention.

Die Frage, warum sich die Drogenpolitik in diese beiden Strategien Legalität und Illegalität spaltet, wird im herrschenden Diskurs mit vier Gründen beantwortet. Sie markieren die Grenze der Legalität und werden stets in unterschiedlichen Kombinationen vorgebracht. Es wird sich zeigen, daß keine dieser vier Begründungen stichhaltig genug ist, um bei einer eingehenderen Betrachtung zu bestehen.

5.4.1. Morsche Grenzpfähle

Die vier zentralen Begründungen der Legalitätsgrenze können mit vier Begriffen umrissen werden: a) Gefährlichkeit, b) Suchtpotential, c) Substanzwirkung und d) Künstlichkeit.

---

der Öffentlichkeit konsumieren. Dagegen unterliegt die Legitimität des Konsums vor der jeweiligen Altersgrenze und im privaten Bereich ausschließlich der Erziehung bzw. dem Gutdünken der Eltern und Erziehungsberechtigten.

a) ***Die illegalen Substanzen und Mittel sind gefährlich und gesundheitsschädlich.*** Diese Aussage ist prinzipiell richtig. Sie verliert allerdings ihre unterscheidende Bedeutung, wenn man das Gefahrenpotential der illegalen mit dem der legalen Substanzen in Relation setzt. Nikotin, Alkohol und Koffein sind heutzutage wohl die drei wichtigsten legalen Drogen. Alkohol und Nikotin sind darüber hinaus auch diejenigen Substanzen, die das Gesundheitssystem finanziell am stärksten belasten. So ist das Rauchen von Tabak in hohem Maße gesundheitsschädlich; die finanziellen, gesundheitspolitischen, aber auch volkswirtschaftlichen Kosten des Nikotinkonsums sind enorm.

> "Die Lebenserwartung von Rauchern sinkt im Durchschnitt um fünf Jahre bei zwanzig Zigaretten täglich und um 8 Jahre bei einem Tageskonsum von vierzig Zigaretten. Allein in Deutschland sterben pro Jahr über 100000 Menschen vorzeitig, weil sie geraucht haben. Der vorzeitige Tod ist aber nur die drastischste Folge des Rauchens. Daneben verursacht oder verstärkt das Rauchen viele leichte und schwere Krankheiten, die nicht unmittelbar zum Tod führen. Diese lassen sich quantitativ nur schwer erfassen. Immerhin berechnete die Bundesregierung bei sehr konservativer Schätzung der Überschußmorbidität die durch das Rauchen verursachten zusätzlichen Arbeitsunfähigkeitstage mit mindestens 15% der gesamten Ausfalltage, das waren 1971 17,5 Millionen von insgesamt 117 Millionen. Volkswirtschaftlich gesehen sind die genannten Zahlen, hinter denen natürlich vor allem menschliches Leid steht, in Ausfälle am Sozialprodukt sowie in Kosten für die Renten- und Krankenversicherungen zu übersetzen, die die Bundesregierung auf mindestens 30 Milliarden Mark pro Jahr beziffert." (Hess 1989c: 154)

Ähnliche Kosten ließen sich auch für den Alkoholkonsum benennen, wobei die Problematik des Alkohols durch seine pharmakologisch-physiologischen Wirkungen auf die Individuen noch erhöht wird. Durch Alkoholeinfluß wird bei einigen Personen die Hemmschwelle zur Anwendung von Gewalt oder zur Begehung strafbarer Handlungen herabgesetzt. Zudem zeigt die Statistik der Unfälle im Straßenverkehr sowie der Betriebsunfälle, daß häufig die Droge Alkohol eine entscheidende Rolle bei diesen Unfällen spielt. Zu den gesundheitlichen Risiken des Konsums treten beim Alkohol also auch noch die Risiken, die durch die Wirkung der Substanz auf den einzelnen verursacht werden.

Trotz dieser Gefahren und Kosten des Konsums von Alkohol und Nikotin sah die Regierung der Bundesrepublik Deutschland in den 70er Jahren keinerlei Grund, diese Substanzen und ihren Konsum zu verbieten. Und dies, obwohl sie erkannt hat, daß diese Produkte "im Widerspruch zum Grundsatz des Lebensmittelrechts, dem die Genußmittel zugeordnet sind", stehen, "demzufolge ausschließlich solche Produkte in Verkehr gebracht werden dürfen, deren gesundheitliche Unbedenklichkeit nachgewiesen ist" (Bundesregierung 1974: 1). Ein Verbot von Tabak, so die Bundesregierung (1974: 1f.), würde nur, wie während des letzten Krieges sowie in der Nachkriegszeit, zu einem Tabakschwarzmarkt mit steigenden Preisen und unkontrollierten Produkten führen. Darüber hinaus bestände die Gefahr, daß die Raucher, die durch ein Verbot keineswegs vom Rauchen abgehalten werden könnten, "auf die sonderbarsten Pflanzen" ausweichen würden, was das gesundheitliche Risiko extrem vergrößere. Deshalb halte man an der Einordnung als Genußmittel im Lebensmittelrecht fest und verzichte auf moralische strafrechtlich-zentralistische Interventionen.

Stellt man diesen Argumenten die Gefahr gegenüber, die von den illegalen Substanzen ausgeht, dann wird deutlich, wie prekär sich die Grenze der Legalität darstellt, wenn man in diesem Bereich Illegalität mit Gefährlichkeit begründet. Die neuere Drogenforschung hat für die meisten illegalen Substanzen Entwarnungen und Entdramatisierungen ihrer jeweiligen pauschalen Gefährlichkeit erbracht. So werden Opiate in guter, sauberer und einschätzbarer Qualität zunehmend als relativ unproblematisch angesehen.

> "There is no evidence that the opiats produce organic central nervous system damage or other pathology, even after decades of continous use (...) Studies of the rare middle-class heroin or morphin addicts who, either legally or illegally, had maintained on opiats confirm this. They indicate that such addicts suffer from no health problems that are not shared by general population." (Kaplan 1985: 128)[51]

Ähnlich Entdramatisierungen der jüngeren Drogenforschung existieren auch im Hinblick auf Kokain und Crack[52], im Bereich der Halluzinogene (überblicksweise Scheerer 1989) und für Cannabisprodukte[53].

---

51 Vgl. auch Harding 1982; Scheerer 1983: 14; Grimm 1985: 100-109; Stevenson 1986: 126f.; Singhartinger 1987: 114; Schmidt-Semisch 1990a: 40-45; Böllinger u. Quensel, zit. in: Weser Kurier vom 11.9.1990

52 Vgl. die neuere Literatur zu Kokain und Crack: Voigt 1985; Cohen 1989; Erickson/Alexander 1989; Murphy u.a. 1989; Mugford 1989; Wong/Alexander 1989; haffer/Jones 1989; Alexander/Wong 1990; Trebach 1990; Gieringer 1990; Goldstein u.a. 1990; Rosenthal 1990; Cheung 1991; Kappeler 1991a;

53 vgl. z.B. Eisenbach-Stangl/Pilgrim 1980: 3f.; NORML 1980: 24ff.; Uchtenhagen 1980: 56ff.; Burian/Eisenbach-Stangl 1982: 95f.; Leu 1984: 43ff.; Quensel 1982: 56ff. und 1989: 384ff.; Wolffersdorf-Ehlert 1989: 373ff.; McVay 1991 u.v.a.

Bei allen diesen illegalen Substanzen wird in der Literatur darauf hingewiesen, daß ihre jeweilige Gefährlichkeit und Schädlichkeit in erster Linie von den Konsumbedingungen abhängig ist und daß man die Illegalität hierbei stets als das größte Hindernis eines (relativ) unproblematischen Konsums betrachtet (vgl. nur Seidenberg 1990: 2). Die sozial bedingte Schädlichkeit durch die Bedingungen der Illegalität wird als gravierender erachtet, als die eigentliche pharmakologisch bedingte Gefährlichkeit[54]. Die pharmakologische Gefährlichkeit der illegalen wie der legalen Substanzen stellt sich heute immer noch so dar, wie es Paracelsus (1493-1541) - in seinem vielzitierten Satz - beschrieben hatte: "Alle ding sind gifft und nichts ohn gifft, allein die dosis macht das ein ding gifft ist." (Zit. bei Leu 1984: 5)

Heute wird allerdings aus den illegalen Substanzen und Mitteln nur allzuleicht Gift, weil die Verbraucher über die Zusammensetzungen und Wirkstoffgehalte ihrer (auf schwarzen, illegalen Märkten gehandelten) Substanzen und damit über die Dosis, die sie zu sich nehmen, nicht informiert sind.

Die Gefahr von legalen und illegalen Substanzen liegt demnach nicht in den Substanzen selbst begründet, sondern vielmehr in der Art und den Bedingungen des Konsums. Dies gilt für legale und illegale psychoaktive Substanzen ebenso wie für Lebens- und Nahrungsmittel[55]. Denn schließlich, so Rath (1984: 273f.), seien ja nicht nur bestimmte Nahrungsmittel oder das Überangebot an Lebensmitteln für die ernährungsbedingten Erkrankungen (Übergewicht, Mangelerscheinungen aufgrund einseitiger Ernährung u.s.w.) zahlreicher Menschen verantwortlich, sondern in erster Linie "die 'Weiterverarbeiter' der Nahrungsmittel (Köche, Hausfrauen, Hausmänner) und vor allem die Esser selbst". Die Gefahren, so könnte man zu-

---

54 Vgl. z.B. Stein-Hilbers 1980: 156f.; Leu 1984: 62; Kaplan 1985: 129ff.; Grimm 1985: 108; Scheerer 1986a: 111; Singhartinger 1987: 114; Schmidt-Semisch 1990a: 40ff. sowie 1992a: 95ff.; Seidenberg 1990: 1f.; Bauer 1992: 38ff. u.v.a.

55 Der Medical Tribune, Praxis Blatt, hat diese Erkenntnis - in gegenseitiger Ausspielung verschiedener Gesetzesstrategien - auf einem Plakat deutlich vorgeführt. Das Plakat enthält den Text: *"Nun stellen Sie sich vor, Ihr Doktor verschreibt Ihnen ein Medikament, auf dessen Beipackzettel folgendes zu lesen ist: An Nebenwirkungen sind bekannt: Zahnverfall, Bauchschmerzen, Übelkeit, Verstopfung. Bei längerer Einnahme sind Fälle von Bluthochdruck, Zuckerkrankheit und Gewichtszunahme erwiesen. In diesem Zusammenhang kann es zu Bewußtlosigkeit, Schlaganfall, Nierenversagen und Erblindung kommen. Todesfälle sind erwiesen.*
Diese Tablette gibt es nicht, aber würde man das strenge Arzneimittelgesetz auch auf Genußmittel anwenden, müßte dieser Hinweis auf Nebenwirkungen in jeder Tafel Schokolade stecken."

sammenfassend formulieren, gehen nicht von den Substanzen und Mitteln, sondern vielmehr vom Menschen selber aus.

Darüber hinaus ist zweifelhaft, ob das Kriterium der Gefährlichkeit überhaupt - also selbst unter Nicht-Beachtung der gemachten Relativierungen - tragen kann, manifestiert sich doch diese Gefährlichkeit in der Regel in der potentiellen Selbstschädigung der jeweiligen Konsumenten. Diese Tatsache wird in der aktuellen Drogendiskussion immer wieder aufgegriffen. Nadelmann (1990: 27) z.B. meint, die Prohibition mache "a mockery of an essential principle of a free society", nämlich dem, daß die, die mit ihrem Verhalten keine anderen Personen schädigten, wegen dieses Verhaltens auch nicht von anderen geschädigt werden sollten - vor allem nicht vom Staat. Gerade im Falle der Kriminalisierung von Drogenkonsumenten sei dies aber der Fall: Sie schädigten keine anderen Personen, allenfalls sich selbst, würden aber trotzdem, sogar staatlich, verfolgt und bestraft (vgl. auch Nadelmann 1988 sowie 1989). Gieringer (1989: 137ff.) bezieht sich auf die liberalen Grundsätze von John Stuart Mill[56] und fordert das Recht der Konsumenten "to do as one will with his own life and body", solange sie keinem anderen Schaden zufügen. Die Freiheit des Drogengebrauchs müsse, so Gieringer, als ein fundamentales menschliches Recht und als Teil des allgemeineren Rechts auf körperliche und mentale Selbstbestimmung berücksichtigt werden (vgl. auch Roberts 1990).

Neben den Fragen der Selbstbestimmung wird potentielle Selbstschädigung in der gegenwärtigen Gesellschaft, deren Kennzeichen unter anderem globale Gefährdungen unübersehbaren Ausmaßes sind, zu einem - an der Größe der Gefahr gemessen - doch recht unscheinbaren Argument, zumindest dann, wenn erhebliche Teile der Macht des Staates sich auf die Bekämpfung solcher Substanzen und Mittel konzentrieren. Die Relationen der Substanzgefährdungen werden aber nicht nur durch globale Gefahren rela-

56 "The only part of the conduct of anyone for which he is amenable to society is that which concerns others. In the part which merely concerns himself, his independence is, of right, absolute. Over himself, over his body and mind, the individual is sovereign." (Mill 1956, zit. bei Gieringer 1989: 137; vgl. auch Kaplan 1985: 103/104 sowie Szasz 1980: 52f. und 1982: 1394; in der deutschsprachigen Literatur zu dieser liberalen Argumentation z.B.: Quensel 1982: 70f.; Behr/Juhnke 1985: 239; Scheerer 1986a: 113; Schmidt-Semisch 1990a: 83ff. sowie 1992: 57ff.; Emmerlich 1991: 53; Bossong 1991a: 82; Wolf 1991: 39ff.; Böllinger 1991a, 1991b sowie 1992: 158ff.; Böllinger/ Stöver 1992: 102ff.; Köhler 1992: 170ff. u.v.a.

tiviert, sondern auch durch den Zuwachs an Möglichkeiten individueller Selbstbestimmung und -entfaltung. Wo es jedem - allenfalls durch finanzielle Ressourcen eingeschränkt - erlaubt ist, die gefährlichsten und riskantesten Sport- und Freizeitaktivitäten zu entwickeln und zu praktizieren, bei denen oft genug das Risiko selbst zum Anlaß von Aktivität und zur Quelle von Genuß, Kompensation u.s.w. genommen und akzeptiert wird, da gerät die selektive Dramatisierung von Risiko und Gefahr zu einem nur noch scheinbaren Argument für Verbote. In einer solchen Situation wird das Verbot einzelner, quasi-willkürlich ausgewählter Substanzen notwenig widerrufbar, wird die Grenze zwischen Legalität und Illegalität zunehmend prekär.

b) ***Die illegalen Substanzen und Mittel verursachen Sucht und Abhängigkeit.*** Die Spaltung der Politik mit Substanzen wird unter anderem damit begründet, die illegalisierten Substanzen verursachten Sucht und Abhängigkeit. Sucht und Abhängigkeit werden in dieser Sichtweise in der Regel als inhärente Qualitäten der verbotenen Substanzen betrachtet, weshalb von den illegalisierten Substanzen häufig auch als "Suchtmitteln" gesprochen wird. Auch die zur Zeit aktuellste Suchttheorie, die sogenannte Rezeptoren-Theorie, geht von einer in der jeweiligen Substanz angelegten Suchterzeugung aus. In dieser Theorie erklärt man z.B. Heroinsucht damit, daß das Heroin Rezeptoren im Gehirn besetze, die sonst mit körpereigenen, morphinähnlichen Stoffen (sog. Endorphinen) besetzt würden (vgl. Zehentbauer 1992: 79ff.). Dadurch, daß man dem Körper diese Stoffe (also z.B. Opiate) zuführe und diese die Rezeptoren besetzten, stelle der Körper die eigene Produktion dieser Stoffe ein, wodurch die jeweilige Person in den Zustand der Sucht gerate: Beim Absetzen des Heroins entstehe dann ein Mangelzustand, da die äußerliche Zuführung gestoppt und die körpereigene Produktion noch nicht wieder eingesetzt habe. Während dieser Mangelzeit komme es dann (im Falle von Heroin) zu den bekannten Entzugssymptomen: Schweißausbrüche, Frösteln, Nasenlaufen, Übelkeit, Schlappheit, Muskelkrämpfe und andere schmerzhafte Zustände.

Nun ist die allgemeine Funktionsweise der Rezeptoren und der dazugehörigen bzw. dazu passenden körpereigenen Substanzen sehr plausibel, gleichwohl aber gibt es zahlreiche Untersuchungen, die die rein naturwissenschaftlichen Erklärungsversuche der aus dem Vorhandensein von Rezeptoren folgenden Zwangsläufigkeit einer (Heroin-) Abhängigkeit in Frage stellen. Einer der profiliertesten Kritiker solcher Erklärungsversuche ist Stanton Peele, der bereits 1977 einige Aspekte aufgezählt und dargestellt hat, die die naturwissenschaftlich konstatierte Zwangsläufigkeit von Abhängigkeit und Sucht als Folge von z.B. Heroinkonsum[57] mit starken Zweifeln versehen. Der erste Einwand betrifft den sogenannten kontrollierten Konsum (Peele 1977: 111). Vor allem die beiden amerikanischen Forscher Zinberg und Harding haben nachgewiesen, daß ein großer Teil der Heroinkonsumenten nicht abhängig wird, sondern vielmehr über Jahre einen kontrollierten, nicht-abhängigen und von Regel- und Erfahrungswissen geleiteten Konsum betreibt[58]. Ein weiterer Einwand von Peele (1977: 112) macht geltend, daß die meisten Abhängigen ihren süchtigen Konsum irgendwann von selbst einstellen. Sie wachsen aus ihrer Sucht ohne professionelle Hilfe heraus *(maturing out*[59]). Als Gründe für ein Herauswachsen aus der Sucht werden meist identitätsstiftende Veränderungen im Leben der Abhängigen angesehen, die außerhalb ihrer eigentlichen 'Junkie-Identität' liegen (z.B. werdende Mutterschaft).

Wäre die Heroinsucht eine wirklich zwangsläufige Folge des Heroinkonsums, wären weder kontrollierter Konsum noch maturing out möglich. Abhängigkeit hat also auch - möglicherweise sogar in erster Linie - etwas mit sozialen und psychologischen Bedingungen zu tun.

> "Zinberg explored this social side of addiction more deeply when he found that withdrawal patterns themselves are markedly influenced by social considerations. For example, Zinberg und Robertson ([60]) (...) report that addicts in Daytop Village, a treatment center in New York, do not manifest significant withdrawal symptoms because they are not

---

57 Ich beschränke mich an dieser dieser Stelle auf Heroinabhängigkeit, da dem Heroin im besonderen und den Opiaten im allgemeinen wohl das größte Abhängigkeitspotential mit wiederum der größten Zwangsläufigkeit zugeschrieben wird.

58 Vgl. Zinberg 1978, 1979, 1983 und 1984; Harding 1982; Berger 1982; aber auch: Bülow 1989a und 1989b; Schmidt-Semisch 1990: 154ff. und 1992: 89ff.; Haves/Schneider 1990; Weber/Schneider 1992a: 22ff. und 1992b: 507ff.; Gerlach 1992

59 vgl. hierzu auch Harding u.a. 1980; Berger/Reuband/Widlizek 1980: 127; Quensel 1982: 155 und 1985: 122; Gekeler 1982: 150ff.; Peele 1983; Projektgruppe TUdrop 1984: 401; Grimm 1985: 20; Schmidt-Semisch 1990a: 54f.; Weber/Schneider 1992a: 19ff. und 1992b: 459ff.

excused from work duties when they do manifest symptoms. Many of the same patients had undergone extreme withdrawal in prison, where such behavior was expected and, in a way, endorsed. Zinberg ([61]) also found that withdrawal patterns amoung soldiers in Vietnam varied from unit to unit, although they were consistent within a given unit. In other words, the men learned how to enact withdrawal as a part of a social learning process. The idea may thus occur that those addicts who do evidence elaborate displays of withdrawal have themselves learned to do so from television and movie depictions!" (Peele 1977: 112f.)

Zusammenfassend bedeutet dies, daß weniger naturwissenschaftliche als vielmehr eine ganze Menge unterschiedlicher kultureller, sozialer und individueller Variablen darüber entscheiden, wie sich der Heroinkonsum beim einzelnen Konsumenten entwickelt, also auch darüber, ob z.B. eine Abhängigkeit entsteht und wie sich diese gestaltet.

Peele (1977: 113) verweist weiterhin auf die Tatsache, daß selbst die Wirkung von Opiaten zu einem erheblichen Teil von den Erwartungen, die man an die Substanz heranträgt, abhängig ist. Er stützt sich dabei unter anderem auf die Untersuchungsergebnisse von Lasagna u.a.[62], die die Reaktionen postoperativer Patienten auf Morphin einerseits und eine Placebosubstanz andererseits erforschten. Weder die Patienten noch die Forscher wußten, welche Substanz zu einer bestimmten Zeit verabreicht wurde (double blind). Unter diesen Bedingungen wirkte bei 30-40% der Patienten das Placebo ebenso befriedigend und(!) schmerzstillend wie Morphin. Auf der anderen Seite war das Morphin selbst nur in 60-80% der Fälle wirksam (vgl. hierzu auch Zehentbauer 1992: 90f.). Peele (1977: 113f.) kommt daher zu dem Schluß, daß "personality differences can influence the most basic effects produced by a narcotic." Es muß an dieser Stelle noch erwähnt werden, daß die medizinische Verabreichung von Morphin an Schmerzpatienten in nicht geringen Dosen und zudem über längere Zeiträume in der Mehrzahl der Fälle nicht zu einer Abhängigkeit führt, zum einen häufig wohl deshalb, weil die Patienten eine Abhängigkeit nicht erwarten, zum anderen weil eventuell trotzdem auftretende Entzugssymptome nicht als solche gedeutet werden.

60 Zinberg, N.E./Robertson, J.A. (1972): Drugs and the Public, New York

61 Zinberg, N.E. (1971): G.I.'s and O.J.'s in Vietnam, in: New York Times Magazine, 5.12.1971, S.112-124

62 Lasagna, L./Mosteller, F./von Felsinger, J.M./Beecher, H.K.A. (1954): A study of the placebo response, in: American Jounal of Medicine (16), 1954, S.770.779

Alles in allem kann man mit Schenk (1975: 83ff.) zusammenfassen, daß nicht Drogen die Eigenschaft besitzen, abhängig zu machen, sondern daß Abhängigkeit vielmehr als eine mögliche Reaktion des jeweiligen Individuums auf die unmittelbare Wirkung der Droge hin verstanden werden muß (vgl. auch Szasz 1978: 106; Gelpke 1982: 38ff.). Sucht und Abhängigkeit markieren hierbei das eine Ende des Verhaltensspektrums im Umgang mit Substanzen und Mitteln aller Art, das von Abstinenz auf der einen und Sucht auf der anderen Seite des Spektrums reicht, wobei sowohl Sucht als auch Abstinenz auf ein zwanghaftes Verhaltensmuster verweisen können.

Dieses Verhaltensspektrum existiert keineswegs nur für Heroin im besonderen und andere legale und illegale, psychoaktive Substanzen und Mittel im allgemeinen, sonderen für alle Verhaltensweisen, die von Menschen ausgeübt werden (vgl.z.B. Peele 1977: 120ff.; Stein-Hilbers 1985: 100; Gross 1990). Die "Inflation der neuen Süchte" spricht hier eine deutliche Sprache: Es ist die Rede von Fernseh-Sucht, Arbeits-Sucht (workaholic), Konsum-Sucht, Ess- und Brech-Sucht (Bulimia nervosa; vgl. nur Habermas 1990), Sex-Sucht (vgl. z.B. Metzger 1990: 75ff.), Spiel-Sucht (vgl. Meyer 1983) etc. Dazu gesellen sich die zahlreichen Risiko- bzw. Extremverhaltensweisen, die über die Ausschüttung von körpereigenen Morphinen zu suchtähnlichem Verhalten führen können. Hierzu gehören z.B. Joggen[63], Free-Climbing, Free-Style-Skispringen, Bungee-Springen, Motorradweitspringen, S-Bahn-Surfen etc. (vgl. Geo-Wissen 1990: 64ff.; Gross 1990: 182ff.; Zehentbauer 1992). Die Erkenntnis von Stein-Hilbers (1985: 96), daß jeder Mensch Verhaltensweisen ritualisiere, die ihm positive Gefühle verursachten oder zumindest negative überdeckten und abmilderten, daß solcherlei Verhaltensweisen zudem häufig zu Dispositionen führen könnten, die im allgemeinen den sogenannten Drogenabhängigen zugeschrieben würden (wie etwa der Zwang zur kurzfristigen Befriedigung von Bedürfnissen, die Einengung von Wahrnehmungs- und Erlebnisvielfalt oder die Verhinderung persönlicher Kreativität und Aktivität[64], legt den

---

63 Joggen wird häufig auch als sogenannte positive Sucht definiert und in diesem Sinne z.B. auch als Entzugstherapie (Lauftherapie) für die substanzzentrierten, negativen Süchte eingesetzt (vgl. hierzu ausführlicher Lehofer 1992)

64 Peele (1977: 120), Stein-Hilbers (1985: 100) sowie Gross (1990) rechnen zu den Verhaltensweisen, die ritualisiert werden und damit potentiell zu zwanghafter Verrichtung führen können, z.B. auch Schlafen, Putzen, Liebe, Musikhören etc.

Schluß nahe, daß es sich bei Sucht und Abhänigkeit nicht um unnormales oder gar krankhaftes Verhalten handelt, sondern vielmehr um *extreme Formen normalen Verhaltens* (Peele 1977: 121).

Wenn Sucht und Abhängigkeit also nicht Eigenschaften bestimmter Substanzen sind, sondern vielmehr potentielle Reaktionen von Individuen auf quasi jedwede Art von Substanzen oder Verhaltensweisen darstellen, wenn zudem nahezu jeder Mensch bestimmte Verhaltensweisen kennt, die für ihn (z.B. aus Gründen der ritualisierten Entspannung, Kompensation) zu einer zwanghaften Verrichtung werden (können), wenn also Sucht und Abhängigkeit individuell und sozial bedingte Verhaltensmuster darstellen, dann ist ein pauschales Verbot bestimmter Substanzen mit der Begründung ihrer sogenannten Abhängigkeitspotentiale ein recht prekärer Zustand. Dies auch deswegen, weil sich ja - wie bei der Gefährlichkeit und Gesundheitsschädlichkeit - auch Abhängigkeit oder Sucht als Selbstschädigung und damit allenfalls als ein in erster Linie sich selbst gegenüber zu verantwortendes Verhaltensmuster darstellen. Mit anderen Worten: Sucht und Abhängigkeit sind keine stabilen Begründungen für pauschale Verbote von Substanzen, weil sie, erstens, keine Eigenschaft von bestimmten Substanzen sind, weil sie, zweitens, quasi alle Substanzen und Verhaltensweisen und alle Individuen betreffen und weil sie, drittens, allenfalls eine Selbstschädigung darstellen, wobei man noch erwähnen sollte, daß selbst im Falle von Opiaten eine körperliche Abhängigkeit unter ärztlichen Gesichtspunkten (z.B. Grimm 1985: 103) als medizinisch unbedenklich eingeschätzt wird.

c) ***Die Wirkungen der illegalen Substanzen und Mittel auf die Individuen sind sozial verheerend.*** In Diskussionen über die Freigabe illegaler Substanzen und Mittel wird von den Gegnern einer solchen Forderung häufig das Argument vorgebracht, die illegalen Substanzen bewirkten Aggressionen, Bereitschaft zur Gewaltanwendung oder sonstigem sozialschädlichen Verhalten. Häufig wird mit der Droge Heroin assoziiert, sie mache kriminell, ohne zu erkennen, daß diese Kriminalität zu einem Großteil auf die Illegalität der Droge zurückzuführen ist und keineswegs auf die Substanz selbst. Andererseits findet man oft die Annahme, Drogen machten grundsätzlich schlapp, schwächten Kreativität und Produktivität etc. (z.B. Kielholz /Ladewig 1972 sowie 1973; Täschner 1979 u.a.). Darauf, wie austauschbar solcherlei generelle Zuschreibungen sind, ist oben bereits eingegangen worden: Cannabis, das in den USA der 20er und 30er Jahre als ein die mexikanischen Einwanderer aggressiv und kriminell machendes "killer weed" angesehen wurde, wurde in den 60er Jahren der Studenten- und Hippie-Bewegung zur Ursache des "amotivationalen Syndroms" erklärt.

Alle diese Annahmen und Behauptungen sind freilich nicht völlig abwegig. Allerdings erscheint die Generalisierung von Drogenwirkungen grundsätzlich als ein unmögliches Unterfangen. Um dies zu erkennen, reicht ein Blick in unseren heutigen legalen Drogenalltag. Es gibt sicherlich Menschen, die nach dem Genuß von einigem Alkohol aggressiv werden; es gibt andere, die nach dem Alkoholgenuß müde werden und einfach einschlafen; wieder andere Personen werden gesprächig, gesellig und lustig. Ähnlich unterschiedliche Wirkungen treten, allerdings in nicht so extremer Form, selbst nach dem Genuß von Koffein auf (vgl. nur Eichler 1976: 65-170). Die Wirkungen der legalen Drogen sind also bei verschiedenen Menschen verschieden. Für die heute noch illegalen Substanzen gilt grundsätzlich dasselbe. Auch bei diesen unterscheiden sich die Wirkungen von Individuum zu Individuum, sind abhängig von *set* und *setting* (vgl. nur Zinberg 1984). Es gibt Personen, die mit ihrer Droge verantwortungsvoll bzw. kontrolliert umgehen und solche, die sich einfach *volldröhnen* wollen, solche, die mäßig aber regelmäßig konsumieren, und solche, die selten, dann aber exzessiv Drogen zu sich nehmen. Auch welche Art von Wirkung als Genuß erlebt wird, ist individuell verschieden. Während manche Leute Alkohol trinken, ohne die Absicht, eine nennenswerte Rauschwirkung zu erleben, zielen andere genau auf diese Rauschwirkung ab. Die Wirkungen des Drogenkonsums auf das Individuum und sein Sozial- und Arbeitsverhalten sind u.a. auch auf solche Konsummuster und Genußpräferenzen zurückzuführen. Jeder Drogenkonsum, ob von Alkohol und Nikotin oder von heute illegalen Drogen, kann zu unangenehmen Situationen, Motivationsverlust, Gewaltbereitschaft etc. führen, aber ebenso entgegengesetzte Wirkungen entfalten, wie Entspannung, Motivationszuwachs, Kreativität, Bewußtseinserweiterung, Geselligkeit u.s.w. Dabei ist jeder Konsument bei der Wahl der von ihm benutzten Substanzen sein eigener Experte, denn nur es kann wirklich wissen und entscheiden, welche positiven und negativen Wirkungen die Substanzen auf ihn in welchen persönlichen (set) und sozialen (setting) Situationen ausüben und welche Bedürfnisse die jeweiligen Substanzen befriedigen können.

Im weiten Spektrum der jeweiligen Drogenwirkungen unterscheiden sich also die heute legalen nicht wesentlich von den heute illegalen psychoaktiven Substanzen. Auf solcherlei Wirkungen Verbotskriterien in bezug auf bestimmte Substanzen und Mittel aufzubauen, kommt daher nicht in Betracht, denn die Grenze zwischen Legalität und Illegalität wäre prinzipiell immer Produkt einer Selektion, die immer auch hätte anderes ausfallen können, sowohl im Hinblick auf die Substanzen selbst, als auch im Hinblick auf den selektiv-thematisierten und gegebenenfalls -dramatisierten Bereich des jeweiligen Wirkungsspektrums.

d) ***Die Bewußtseinszustände und Erfahrungen, die die illegalen Substanzen bewirken, sind künstlich.*** Häufig werden substanzbewirkte Rauschzustände und vor allem solche, die von illegalen Substanzen erzeugt werden, als Erfahrungen zweiter Klasse gewertet, weil der Bewußtseinszustand sich nicht von selbst, sondern künstlich vermittelt - durch das Wirken einer Substanz - einstellt. Immer wieder wird dies negativ als Manipulation von psychischen, sozialen und körperlichen Befindlichkeiten interpretiert (z.B. von Hurrelmann 1991: 20). Amendt (1989: 21) stellt die chemischen Substanzen der menscheneigenen Körperchemie gegenüber; da die Körperchemie versage, greife der Mensch zu Substanzen und Mitteln:

> "Alles deutet darauf hin, daß sich die Anpassungsfähigkeit der menschlichen Subjekte an den von den Menschen geschaffenen und gesellschaftlichen Überbau erschöpft hat. Weil die menscheneigene Körperchemie als Anpassungs- und Steuerungsmechanismus versagt, ist die Arbeit nur noch zu bewältigen und das Leben nur noch zu ertragen durch chemische Fremdsteuerung." (ähnlich auch Jacobs 1990: 41 sowie Stein-Hilbers 1980: 32)

Amendts Ausführungen ähneln zwar den Ausführungen über Substanzen und Mittel als alltagsbewältigende Modulationshilfen, Amendt verkennt aber, daß, erstens, Modulationshilfen keineswegs immer Substanzen sind, und daß, zweitens, die Inanspruchnahme von Substanzen zum Zwecke der Modulation keine Fremdsteuerung, sondern ein weitgehend bewußter und selbstbestimmter Akt ist. Um zu beweisen, wie fragil Amendts Argumentation ist (will man damit selektiv Verbote bestimmter Substanzen und Mittel rechtfertigen), sei zudem darauf verwiesen, daß freilich jedwede nicht-körpereigne Substanz, die man zu sich nimmt, Funktionen der Körperchemie von außen beeinflußt, ausgleicht, stabilisiert u.s.w. Jene heutigen Gesetze, die - neben dem repressiv gestalteten Betäubungsmittelgesetz (BtMG) - den Umgang mit (legalen) Substanzen und Mitteln auf weniger moralische Art und Weise regulieren, erkennen diese Tatsache an. So bestimmt der § 2 des Arzneimittelgesetzes (AMG), daß Arzneimittel unter anderem dazu bestimmt sind, "die Beschaffenheit, den Zustand oder die Funktionen des Körpers oder seelische Zustände zu beeinflussen." Ähnlich verhält es sich mit jenen Substanzen, die als "Genußmittel" im Lebensmittel- und Bedarfsgegenständegesetz (LMBG) geregelt sind: Als Genußmittel gelten solche Substanzen und Mittel, die nicht aufgrund ihres Nährwertes eingenommen und verzehrt werden, sondern von denen anregende oder andere Wirkungen auf körperliche Funktionen ausgehen, etwa auf Magen- und Darmtätigkeit, Gehirn, Kreislauf oder Herz[65]. D.h. die Beeinflussung, Veränderung oder Stabilisierung körperlicher Funktionen, Beschaffenheiten und Zustände sowie der körpereigenen Chemie - mithin also auch die Befriedigung der beschriebenen modulativen Bedürfnisse - sind Ziel und Zweck fast aller Substanzen und Mittel, die wir nicht ausschließlich zum Zwecke der Ernährung zu uns nehmen. Sie sind somit Aspekte, die ein selektives Verbot der heute illegalen Substanzen nicht rechtfertigen können.

Jenseits der Einnahme von Substanzen hat der Mensch zudem immer auch Aktivitäten entwickelt, die die Körperchemie künstlich beeinflussen. Josef Zehentbauer hat die Methoden zusammengestellt, mit denen die Menschen ihre Körperchemie mehr oder weniger bewußt "benutzen", denn der

> "menschliche Körper (...) produziert eigene Psycho-Drogen: beispielsweise schmerzstillende, morphinähnliche Stoffe (Endorphine) oder angstlösende, valiumähnliche Substanzen (das sog. Endovalium) oder LSD-ähnliche endogene Drogen oder anregend wachmachende Neurohormone (z.B. Noradrenalin) oder phantasiefördernde Transmittermoleküle (z.B. Dopamin)." (Zehentbauer 192: 36)

Methoden und Aktivitäten, die dazu führen, daß bestimmte dieser Substan-

65 vgl. hierzu z.B.: Hahn/Muermann 1986: 16; Lips/Marr 1990: 51-57; Schmidt-Semisch 1992a: 73ff.

zen gezielt freigesetzt werden, sind Reizüberflutung (z.B. durch Musik oder Tanz), Reizentzug (z.B. durch Askese), Extrembelastungen (z.B. Steilwandklettern), Monotonisierung (z.B. Marathonlaufen) u.s.w. (vgl. ausführlicher Zehentbauer 1992: 181-189). Man kann sagen, daß auch diese Aktivitäten bestimmte - durch die bewußte Aktivierung körpereigener, psychoaktiver Substanzen bewirkte - Stimmungen, Bewußtseins- oder andere körperliche Zustände künstlich herbeiführen.

In unserer Gesellschaft werden nun solcherlei Aktivitäten tendenziell zu Dienstleistungen. Dies drückt sich einerseits aus in einem, gerade auch die oben genannten Methoden einschließenden "Psychoboom" (Nebel 1991) sowie in einem immer "extremeren" Freizeitbereich aus. Juliane Endres (1993) beschreibt dies in ihrem gleichnahmigen Film[66] als "Freizeit an der Schmerzgrenze", die den "letzten Kick" gewissermaßen zum Ziel und Zweck einer kommerzialisierten Freizeitindustrie macht und die heute schon auf jedem mittleren Jahrmarkt (z.B. in Form mobiler Bungee-Sprung-Anlagen oder der unterschiedlichsten "magen-umdrehenden" Karussels) zu haben ist. In absehbarer Zeit, so Endres, sei wohl damit zu rechnen, daß nicht mehr nur Restaurants mit Gourmet-Sternen ausgezeichnet, sondern daß auch die unterschiedlichsten Freizeitangebote in Katalogen mit so etwas wie "Thrill-Sternen" beworben würden.

Bedenkt man, daß diese außergewöhnlichen Aktivitäten zum einen den oben beschriebenen Forderungen und Bedürfnissen nach Einzigartigkeit und Individualität entsprechen und zum anderen körpereigene, psychoaktive Substanzen freisetzen, die bestimmte Gefühls- und Bewußtseinslagen herbeiführen, dann nimmt es nicht wunder, daß die von Endres interviewten Personen die Beziehung zu ihren jeweiligen Extrem-Aktivitäten mit einer Begrifflichkeit beschreiben, die stark an Aussagen von Drogengebrauchern über die Erlebnisse mit ihren jeweiligen Substanzen erinnert. Da ist von "Radikalität" die Rede, von "Orgasmus" oder auch davon, daß "man sich wieder spüren will" und daß es solcherlei Aktivitäten zu erreichen vermögen, daß "man für ein paar Minuten die ganze Welt umarmt" (vgl. hierzu auch Gross 1990: 185).

---

66 Juliane Endres (1993): Freizeit an der Schmerzgrenze. Der letzte Kick, gesendet am 25.2.1993 (ARD)

Auch liegt der Umgang mit diesen Extrem-Freizeit-Aktivitäten offensichtlich auf einem Spektrum, daß durchaus auch die Kategorie des zwanghaften, süchtigen Verhaltens impliziert: In Endres' Film ist da z.B. ein Mann, der die Hälfte seines Gehalts in eine Verrichtung steckt, die sich "Body-Flying" nennt. Dabei legt man sich auf einen Windstrahl, der mit 200 km/h aus dem Boden gestürmt kommt und auf dem man mit etwas Geschick und Übung etliche Meter über dem Boden schweben kann. Der thrill dieser Art des Fliegens ist es, daß man einfach herunterfällt, wenn man zu dicht an den Rand des (im Durchmesser etwa zwei Meter messenden) Windstrahls gerät.

Auch Tote und Verletzte können beispielsweise gestandene S-Bahn-Surfer nicht davon abhalten, weiterhin dieser (allerdings nicht-institutionalisierten) Freizeitbeschäftigung nachzugehen. "Es ist der Spaß am Risiko", sagt einer von ihnen, "wie Motorradfahren ohne Helm". Und wenn man lebend davonkommt, "dann ist man eben dem Tod knapp entkommen", oder wie es ein moderner Aufkleber zum Ausdruck bringt: "no risk - no fun".

In einer Gesellschaft, in der die eigentlichen gesellschaftlichen und sozialen Risiken global und weder begreifbar noch sinnlich wahrnehmbar zu werden scheinen, da wird das überschaubare, kalkulierte Risiko zum Spaß, zum Erleben einer verlorengegangenen Einheit von Körper und Geist. Und vielleicht ist es in diesem Zusammenhang doch noch wichtig zu erwähnen, daß man an der in Endres' Film gezeigten Bungee-Station nach erfolgtem Sprung gratis ein T-Shirt mit der Aufschrift "I did it!" erhält, sozusagen als Zeugnis und Manifestation der - wenn auch nur scheinbaren - Einzigartigkeit. Das Eingehen des Risikos und die damit verbundene Ausschüttung von körpereigenen, psychoaktiven Substanzen ermöglichen der Person gleichsam die "riskante Chance" (Keupp 1993: 204) einer Modulation in einen Bewußtseins- und Erlebniszustand, den sie als zur selben Zeit schrecklich und schön empfindet und der ebenso ihr Bedürfnis nach Einzigartigkeit erfüllt, da das Eingehen des Risikos ihre Identität und ihre soziale Position zu verändern vermag.

Den nicht wirklich absehbaren Endpunkt einer solchen Entwicklung der künstlichen Erzeugung von Bewußseins- und Körperzuständen bildet das sogenannte Cyberspace oder: die Virtuelle Realität (kurz: VR), "jene imaginäre Wirklichkeit, die der Computerbenutzer selbst erzeugt, in die er mit dem 'Augenhörer' (Eyephone) visuell und akustisch eintaucht und die er mittels eines 'Datenhandschuhs' begeht." (Meier-Rust 1992: 47)

Hier kann - zumindest in absehbarer Zukunft - jede beliebige Situation simuliert werden, d.h. Flugzeugflüge ebenso wie Flugzeugabstürze, das Gehen über eine blühende Wiese gleichermaßen wie das Gehen über ein Schlachtfeld, sowohl die Simulation von Drogenerfahrungen als auch die nahezu beliebige Simulation von Situationen, in denen "normalerweise" körpereigene, psychoaktive Substanzen aktiviert werden[67]. Mit der Produktion Virtueller Realitäten werden das Einnehmen von psychoaktiven Substanzen oder Bungee-Springen und Body-Flying tendenziell überflüssig, oder wie es Endres formuliert:

"Noch ist die Qualität der erreichten Bilder schlecht, das stört die Illusion. In naher Zukunft aber wird das anders sein, dann wird man von Kirchtürmen springen ohne Seil, fliegen ohne Düse, killen ohne Strafe - alles aus dem Sessel heraus."

Und Meier-Rust (1992: 47) ergänzt: "Geographische, sprachliche, politische Grenzen werden obsolet in diesen kybernetischen Räumen und Träumen." Und sie zitiert Timothy Leary, den Alt-Guru der psychedelischen Bewegung der sechziger Jahre, der glaubt, daß der Computer es erlaube, den eigenen Geist ähnlich zu handhaben und die Hirnströme so zu aktivieren, wie es LSD vermag. Mit Cyberspace scheint also die Trennung zwischen wirklicher und virtueller Realität endgültig aufgehoben, scheint die Unterscheidung von "echter" und simulierter, künstlicher Erfahrung kaum noch möglich. Damit allerdings gerät auch die moralische Bewertung von Künstlichkeit und künstlich produzierten Erfahrungen zur Unmöglichkeit, wird die Grenze der Legalität, die für einige Leute durch die Grenze der Künstlichkeit bestimmt war, immer unwirklicher. Möglicherweise wird sich sogar die Ansicht darüber, was künstlich ist, durch die Virtuellen Realitäten so sehr verschieben, daß in einigen Jahren davon die Rede sein könnte, daß die Wirkungen der sogenannten illegalen, psychoaktiven Sub-

---

67 Vgl. zu dem, was möglich ist oder möglich sein wird, ausführlich z.B. Bröckers 1991; Rheingold 1991 sowie 1992: 20-22 sowie 529ff.; Waffener 1991; Barlaow 1991; Bricken 1991; Heidersberger 1991; Leary 1991; Remann 1991

stanzen eine der letzten nicht-simulierten, unmittelbar-körperlichen Erfahrungen darstellen.

Illegalität an das Kriterium einer angeblichen Künstlichkeit anzukoppeln, dürfte jedenfalls, wenn sie denn jemals Legitimität besessen haben sollte, zu einer zunehmend fragilen und prekären Argumentation werden.

Wie die vorangegangenen Ausführungen gezeigt haben, läßt sich das Verbot der heute illegalen Substanzen bereits auf einer - noch nicht an Effektivität und Nützlichkeit der prohibitiven Politik orientierten - allgemeineren, in erster Linie wertrationalen Ebene der Betrachtung als unangemessen kritisieren. Zum ersten deshalb, weil die an diese Substanzen herangetragenen Konzepte bezüglich Sucht, Gefährlichkeit und Wirkung in ihrer einerseits selektiven und andererseits pauschalisierten Anwendung nicht greifen, zum zweiten, weil sich neue Affinitäten zwischen den Substanzen und der gesamtgesellschaftlichen Situation ergeben haben, die das Verbot zunehmend prekär werden lassen. Diese Affinitäten betreffen die zur normalen Form gesellschaftlicher Wirklichkeit werdene Multikulturalität und die damit zusammenhängende und geforderte Akzeptanz unterschiedlichster, z.B. kulturell und religiös-tradierter, Genußformen und -präferenzen. Zudem muß der Konsum von psychoaktiven Substanzen aber auch als eine legitime Möglichkeit (unter vielen anderen) gesehen werden, sich in einer (moralisch, religiös, ideologisch) zunehmend differenzierenden und unübersichtlichen Gesellschaft zu erproben, darzustellen, zu verändern oder schlicht zu amüsieren, die - im Zuge unaufhaltsamer Individualisierung und Enttraditionalisierung - ihren Mitgliedern Selbstentfaltung, Genuß und Einzigartigkeit ermöglicht, die ihnen dies aber auch als latente Anforderung auferlegt.

Auch die Künstlichkeit der Erzeugung bestimmter psychischer oder physischer Bewußtseins- und Körperzustände und Erfahrungen durch Substanzen und Mittel unterscheidet sich in der heutigen Gesellschaft hinsichtlich des Grades der Künstlichkeit nicht mehr wesentlich von anderen Aktivitäten, etwa im Bereich der Freizeitgestaltung. Dies gilt, wie oben aufgezeigt, vor allem für die absichtlich herbeigeführten, zum Teil dienstleistungsmässig organisierten, künstlichen erzeugten Extremaktivitäten. Es gilt aber auch für die Künstlichkeit von Milieus, z.B. im Zusammenhang sich rapide vermehrender touristischer Club-Reise-Angebote oder Aufenthalte in sogenannten Erlebnis- oder Freizeitparks (z.B. *Center Parcs*), Disney-Lands oder Fantasy-Motels u.s.w., in denen mitten in Europa beispielsweise mit tropischem Klima und zum Teil tropischer Pflanzen- und Tierwelt (die wiederum in Disney-Land durchweg künstlich sind) exotische, ökologisch-heile oder andere Zustände und Milieus simuliert werden[68].

Hinzu kommen die oben skizzierten Möglichkeiten, die sich mit der immer schneller werdenden Entwicklung im Computer-Simulations- und Cyber-Space-Bereich ergeben werden, und es ist anzunehmen, daß Künstlichkeit und Simulation bzw. die künstliche, absichtliche und möglicherweise beliebige Erzeugung von Bewußseins- und Körperzuständen und -erfahrungen zu zentralen Aspekten im Leben, in der Arbeit und vor allem in der Freizeit der Menschen werden.

Simulation und Künstlichkeit betreffen darüber hinaus auch, vielleicht sogar in ungeahntem Ausmaß, die Ernährung:

> "In Europa werden immer mehr Produkte verkauft, die zwar noch den Namen Lebensmittel tragen dürfen und dem Verbraucher auch schmecken, aber mit der landläufigen Vorstellung von Lebensmitteln nichts mehr zu tun haben. So werden in Frankreich, Irland und vor allem Großbritannien Wurst-, Fleisch-, Milch- oder Käse-Imitate frei gehandelt. Verpackungen, auf denen grüne Wiesen, kräftige Kühe oder die Produktion im kleinbäuerlichen Betrieb Natur vortäuschen, verheimlichen die wahre Herkunft und Zusammensetzung der Produkte.
>
> Wurst aus Innereien, Bindegewebe, Knorpeln, Schlachtabfällen, vermengt mit chemischen Zusatzstoffen, Konservierungs- und Farbstoffen sowie Sojazusätzen wälzt sich aus den Extrudern auf die Fließbänder der Erzeuger.
>
> Längst schon besteht die Kunst des Wurstmachens darin, Wasser unter Zusatz von Phosphaten schnittfest zu machen. In Amerika gibt es bereits 'Kunstkäse' aus einem Gemisch von Sojaextrakten, Stabilisatoren, Xanthan-Gummi, Wasser, Emulgatoren, Lecithin, Salz, Geliermittel, Pflanzenöl und Aromastoffen.
>
> 'Quorn', die neueste Erfindung eines englischen Fabrikanten, wird mit Hilfe eines Pilzes hergestellt. Er dient vorzugsweise der Fabrikation von Fleischimitaten, da die faserige Struktur seiner Zellen echten Fleischgeschmack vortäuscht. Dieser Pilz produziert aber auch giftige

---

68 Vgl. hierzu z.B. den Katalog '92/'93 von Center Parcs, in dem unter anderem geworben wird mit "mitten in der Natur" und mit einem "Subtropischen Schwimmparadies" (der Katalog ist zu beziehen bei: Center Parcs, PF 100446, Köln).

> Substanzen. Trotzdem ist quorn in Großbritannien seit über einem Jahr auf dem Markt.
>
> 'Weil die Verbraucher es wünschen', züchten holländische Bauern Paprika in den Farben weiß, gelb und orange. In energiefressenden, computergesteuerten Gewächshäusern läuft die Produktion das ganze Jahr über. Steinwolle 'ersetzt' den Boden. Chemisch zusammengesetzte Nährlösungen werden den Pflanzen wie von magischer Hand über ferngesteuerte Pump- und Leitungssysteme zugeführt.
>
> Der Arbeitsplatz des Bauern hat sich von der staubigen, witterungsabhängigen Feldarbeit in ein mit Tastaturen, Monitoren, Temperatur- und Feuchtigkeitsmeßgeräten vollgepacktes High-Tech-Büro verwandelt." (Frühauf/Giesinger 1992: 110ff.)

In der Zusammenschau solcher gesellschaftlichen Entwicklungen erscheint das differenzierte, künstliche Herbeiführen von veränderten Bewußtseins- und Körperzuständen mittels Substanzen und Mitteln als durchaus affines, legitimes Verhalten und wahrscheinlich sogar angemessenes Genußmuster. Dabei sind Risiken einer solchen Entwicklung stets immanent. Einerseits, weil - no risk, no fun - das Risiko beabsichtigt ist, andererseits, weil das Substanzspektrum, gerade auch in Lebensmitteln, so unübersichtlich geworden ist, daß niemand über die Risiken und Gefahren, die sich aus der unzählbaren Schar von Substanzkombinationen ergeben können, sichere Prognosen zu machen in der Lage ist.

So gesehen stellt die bestehende Grenze der Legalität im Umgang mit Substanzen und Mitteln einen prekären Zustand dar, die Grenzpfähle sind morsch geworden. Gleichwohl aber wird das morsche Innere der Pfähle durch einen hell glänzenden Lack von Propaganda, Konsens und politischer, polizeilicher und therapeutischer Aktivität übertüncht, wird die Grenze durch ein massives Truppenaufgebot verteidigt.

5.4.2. Die Verteidigung der Grenze

Ich habe zu zeigen versucht, daß die Grenze der Legalität im Drogenbereich ihre wertrationale - also unabhängig von Effektivitäts- oder Erfolgsmaßstäben bewertete - Legitimität verloren hat, daß sie vor allem in dieser Hinsicht prekär geworden ist. Von den verschiedensten Autoren ist zudem nachgewiesen worden, daß auch die zweckrationale Begründetheit strafrechtlich-repressiver, zentralistischer Interventionsstrategien (mit dem propagierten Ziel der "Ausrottung des Drogensumpfes") nicht (mehr) existiert. Ich möchte diese zweckrationale Ineffektivität hier nur skizzieren[69]: Die sogenannte Drogenbekämpfung, der *War on Drugs*, hat weder zu einer Verringerung des Konsums illegaler Drogen noch zu einer Reduzierung der durch sie produzierten Probleme beigetragen, sondern vielmehr zu einer Verschärfung der Problemlage geführt. Die soziale, physische und psychische Verelendung der Konsumenten sind die Folge der Bedingungen, die die Prohibition geschaffen und aufgrund des sogenannten Leidensdruckmodells (vgl. Schmidt-Semisch 1990a: 51ff.) auch bezweckt hat. Die Expansion des Strafverfolgungsapparates in den letzen zwei Jahrzehnten sowie der vermehrte Einsatz von polizeilichen verdeckten Ermittlern und V-Leuten hat Mißtrauen, Haß und Gewalt in Drogenszene getragen und zu Entsolidarisierung, Vereinzelung und Verelendung geführt[70]. Die so entstandene Lebenssituation der Drogengebraucher und vor allem der Drogenabhängigen verhindert unproblematische und medizinisch unbedenkliche Gebrauchsmuster und Applikationsweisen. Die auf dem Schwarzmarkt um ein vielfaches überteuerten Substanzen, die zu keiner Zeit in ihrer Wirkung eingeschätzt werden können, treiben die Abhängigen in eine sekundäre Illegalität der Beschaffungskriminalität und führen zu einem hohen Anteil von Drogenbenutzern in den Haftanstalten, wo wiederum schwarze, illegale Märkte existieren (vgl. Althoff/Schmidt-Semisch 1992: 23f). Drogenhandel und Drogenproduktion werden durch ein repressives Klima nicht verhindert, sondern vielmehr erhöht die Repression den Preis der Substanzen und macht Produktion und Handel lukrativer (vgl. z.B. Scheerer 1986b; Hartwig/Pies 1992). Die weitgehend paternalistisch strukturierten und häufig intramural organisierten, therapeutischen Hilfen werden nur von einem Bruchteil der Betroffenen (freiwillig) angenommen, was auch in den niedrigen Erfolgsqouten der professionellen Hilfeeinrichtungen deutlich zum Ausdruck kommt. Sachliche und ehrliche Aufklärung über Drogen und ihren Konsum wird durch eine solche Politik systematisch verhindert. Alles

---

69 vgl. ausführlicher z.B. die Sammelbände: Bossong u.a. 1983; Trebach/Zeese 1989 sowie 1990a und 1990b; Schuller/Stöver 1990; akzept e.V. 1991 und 1993; Ludwig/Neumeyer 1991; Schaich-Walch/Neumeyer 1992; Inciardi 1991; Bossong/Stöver 1992

70 Dieser Prozeß dürfte sich durch die Einführung des neuen OrgKG noch verschärfen.

in allem also ist die aktuelle, repressiv-prohibitionistische Drogenpolitik, von zweckrationalen Gesichtspunkten her betrachtet, in hohem Maße ineffektiv und - in bezug auf die offiziellen Ziele dieser Politik - sogar kontraproduktiv.

Zusammengenommen bedeutet dies, daß nicht nur die wertrationalen Grenzpfähle morsch sind, sondern daß darüber hinaus auch die zweckrationale Legitimität, die den Einsatz repressiver Grenztruppen zur Verteidigung der Legalitäts-Grenze in einer technokratischen Sicht noch rechtfertigen könnte, nicht gegeben ist.

Daß die politischen Führungen gleichwohl weiterhin auf einer paramilitärischen Verteidigung der Illegalität beharren, läßt vermuten, daß es ihnen weniger um den Grenzverlauf der Legalität geht, als vielmehr darum, Illegalität grundsätzlich zu erhalten und im Drogenbereich - aufgrund des ihnen durchaus deutlichen Legitimitätsverlustes - zunehmend defensiv zu verteidigen. Im Hinblick auf eine defensive Verteidigungsstrategie lassen sich auch die Veränderungen hinsichtlich der Einstellung zu Methadonprogrammen und der sogenannten *akzeptierenden Drogenpolitik* sowie in jüngster Zeit die Überlegungen in bezug auf Heroinprogramme oder die partielle Legalisierung der "weichen" Droge Cannabis erklären. Denn immer bleiben scheinbar legitime Kerne der Illegalität erhalten, die ohne Gesichtsverlust und umso härter bekämpft werden können. Dieser Sachverhalt läßt sich, im Sinne Naukes (1984: 203ff.), als eine Mischform von "scheinbarer" und "klassisch-wirklicher" Entkriminalisierung verstehen. Scheinbar insofern, als der Status der Drogenkonsumenten abweichend bleibt, er wandelt sich vom ausschließlich kriminellen, strafrechtlich verfolgten Subjekt zum als krank definierten Teilnehmer an Heroin- oder Methadonprogrammen bzw. zum kranken Objekt akzeptierender Drogenarbeit und Drogenhilfe (vgl. hierzu auch Lindenberg/Schmidt-Semisch 1993). "Klassisch-wirklich" ist die Entkriminalisierung in der Hinsicht, als man für Heroin- und Methadonprogramme oder auch für eine partielle Freigabe von "weichen" Drogen unter anderem damit argumentiert, eine solchermassen partielle Einschränkung der Repression erhöhe die verfügbare Kapazität (aber freilich auch Legitimität) zur Verfolgung in anderen Bereichen, sprich: den Bereichen der "harten" Drogen sowie des Drogenhandels[71]. Mit anderen Worten: der Feind bleibt erhalten. Für Beck (1992: 65) hat das einen guten Grund, denn

> "in allen bisherigen Demokratien gibt es zwei Arten von Autorität: Die eine geht vom Volke, die andere vom Feinde aus. Feindbilder integrieren. Feindbilder ermächtigen. Feinbilder haben höchste Konfliktpriorität. Sie erlauben es, alle anderen gesellschaftlichen Gegensätze zu überspielen, zusammenzuzwingen. Feindbilder stellen sozusagen eine alternative Energiequelle für den mit der Entfaltung der Moderne knapp werdenden Rohstoff Konsens dar."

Auf einer allgemeineren Ebene kann man deshalb sagen, daß (Drogen-) Kriminalität und -Kriminalisierung nicht nur negative, sondern auch positive Funktionen aufweisen. Abweichendes Verhalten und Kriminalität markieren zudem auch jenen Punkt, bis zu dem Verhalten gesellschaftlich oder kulturell annehmbar ist. Sie definieren die Verhaltensgrenzen von Devianz bzw. machen diese wahrnehmbar und damit thematisierbar. Durch die Wahrnehmung und Thematisierung einer Normverletzung wird die Norm selber verdeutlicht. Obwohl oder gerade weil (Popitz 1968) nur ein kleiner Teil der Normbrüche thematisiert werden kann, allein schon aus Kapazitätsgründen, trägt diese selektive Thematisierung zur Stabilisierung der dominanten gesellschaftlichen Ordnung bei (vgl. z.B. Coser 1979: 23f. m.w.V.). Kriminalität ist als selektiver und selektierender Prozess daher ein brauchbares Element der Aufrechterhaltung von gesellschaftlicher Ordnung und damit von Herrschaft.

Die Gesellschaft sammelt sich solidarisch in dem gemeinsamen Ziel der Bekämpfung der jeweiligen Kriminalität, des Feindes, und legitimiert diese Bekämpfung durch die staatlichen Instanzen und damit auch deren Erhalt und Ausbau. So kann Johns (1990: 17) zusammenfassend sagen, daß "the War on Drugs is too beneficial to give up." Nicht umsonst nannten daher auch Nils Christie und Kettil Bruun (1991) ihr Buch *Der nützliche Feind*, denn Drogen sowie vor allem der sogenannte Drogenhai, der Drogendealer, sind nach ihrer Auffassung für die Kontroll- und Herrschaftsinstanzen ein idealer Feind. Anstatt den eigentlichen, die Existenz der Menschen in Frage

---

71 So z.B. argumentiert einer der politisch prominentesten Befürworter einer repressionsverminderten Drogenpolitik, der Hamburger Bürgermeister Henning Voscherau (vgl.z.B. Voscherau 1990 sowie hierzu auch Schmidt-Semisch 1992a: 40ff.)

stellenden Problemen den Kampf anzusagen und an dieser Front eine Schlacht gegen aktuellen Probleme zu schlagen, sucht sich der Staat im sogenannten Drogenproblem einen besseren Feind. Christie/Bruun finden hierfür sieben einleuchtende Gründe: Drogen sind deshalb ein idealer Gegner, weil sie, *erstens*, einen Feind darstellen, hinter dem keine gesellschaftlich mächtige Gruppe steht.

> "Eine Erklärung liegt vermutlich in der Stärke des Feindes. Maßnahmen gegen die Arbeitslosigkeit würden das Machttriumvirat selbst betreffen: den Staat, die Arbeitgeber und die Gewerkschaften. Forderungen nach Alkoholrestriktionen sind für die meisten von uns unangenehm. Ein gesellschaftlich nützliches soziales Problem ist dagegen durch folgende Merkmale charakterisiert: Niemand will die Angegriffenen verteidigen; die Angreifer bekommen Auszeichnungen; die Kosten des Krieges werden den Schwachen aufgebürdet; das gute Leben der Mehrheit bleibt ungestört. Gesellschaftliche Oberflächenprobleme sind ideale Gegner." (Christie/Bruun 1991: 16)

Dieses Feindbild läßt sich, *zweitens*, in Form von gefährlichen, teuflischen, unmenschlichen Drogenhaien personifizieren[72]. *Drittens* rechtfertigen die den Drogendealern zugeschriebenen Eigenschaften gewisse Sondervollmachten für die Kontrollinstanzen, die über offizielle Verlautbarungen und Propaganda legitimiert werden können.

> "Er (der Drogenhai, H.S.-S.) ist gefährlich, er bringt den Tod oder Lebensgefahr. Er ist ein Verführer, er bringt Unglück über die Menschen, verleitet sie zur Droge, ehe sie wissen, was ihnen geschieht und schafft somit Abhängigkeit. Er ist skrupellos, denkt nur an den eigenen Gewinn und scheut vor keinem Mittel zurück. Er ist profitorientiert, macht enorme Gewinne und nimmt sich selbst vor Drogen in acht. Gefährlich lockend, skrupellos, profitorientiert - gegen eine solche Person sollten die meisten Mittel recht sein." (Christie/Bruun 1991: 79)

Viertens bleibt der Feind immer am Leben, was symbolisiert, daß der Kampf noch erfolgreicher geführt werden könnte, "würden die Generäle

---

72 Mit Ksir (1989: 163) wäre zu ergänzen, daß der Feind überdies Gesichter hat. Es sind Individuen (Konsumenten wie Dealer), in denen sich die Normverletzung gewissermaßen manifestiert (vgl. auch Chapin 1990: 299f.). Der Normverletzende, der Abweichende, symbolisiert die scheinbare Normalität, denn nur vor dem Hintergrund von Nonkonformität und ihren Konsequenzen für die Individuen werden Konformität und Normalität sichtbar und attraktiv. Dies ist, nach Mathiesen (1979), die sog. *Symbolfunktion* der Kriminalisierung, die verschleiert, wie ähnlich uns, den Konsumenten legaler Substanzen, die illegalen Konsumenten und die illegalen Händler eigentlich sind.

mit noch mehr Vollmachten und Mitteln ausgestattet" (Christie/Bruun 1991: 54). Der Drogenfeind kann, *fünftens*, zugleich überwunden und behalten werden: "Der perfekte Feind ist klar genug, um bekämpft zu werden, zugleich aber unklar genug, damit er nach Bedarf hinter der nächsten Ecke vermutet werden kann" (Christie/Bruun 1991: 54). *Sechstens* lenkt die Dramatisierung des Drogenfeindes von anderen Problemen ab und enthält, *siebtens*, einen wahren Kern.

Das Feindbild Drogen oder das sogenannte Drogenproblem sind daher ein Produkt politstrategischer Machtspiele.

> "Sie dienen als Erklärung für andere soziale Schwierigkeiten - Jugendprobleme, Armut und Kriminalität - und lassen auf diese Weise Machtzentren und die großen Mehrheiten in Frieden, indem sie die Auseinandersetzungen mit den eigentlichen und gefährlichen sozialen Problemen in den Hintergrund rücken lassen." (Christie/Bruun 1991: 16; vgl. auch Christie 1986)

Die Konzentration auf die Dramatisierung einer Gruppe von Individuen und auf individuelles Fehlverhalten ist auch für die massenmediale Thematisierung attraktiv, da die großen gesellschaftlichen und globalen Gefahren und Probleme, wie etwa Umweltzerstörung, Arbeitslosigkeit oder Rüstung, zu abstrakt sind (vgl. Mathiesen 1979; Wayburn 1990: 336f.).

> "The presence of deviant drug-taking behavior thus provides an opportunity for television, newspapers and magazines to attract viewers and readers. This results not only in increased advertising revenues, but also in professional opportunities for reporters and editors to work on a topic considered to be significant. They can see the impact of their work on peoples' attitudes and feel good not only about the skill with which they have worked but also feel that they are doing work that ist beneficial to society." (Ksir 1989: 160)

> "We might like to choose environmental pollution or urban poverty as real threats to be dealt with, but my pessimistic view is that they will be poor substitutes because they are devils without faces." (Ksir 1989: 163)

Die prohibitive Drogenpolitik hat demnach sowohl für das staatliche Gewaltmonopol und seine Agenten als auch für die Medien positive Funktionen, die sich zudem gegenseitig legitimatorisch ergänzen und von einander abhängig sind. Der Gesetzgeber hat die Voraussetzungen des Verbots bestimmter Substanzen geschaffen und der Staat die (Straf-) Verfolgung gegen die Konsumenten und Vertreiber dieser Substanzen organisiert. Die

Medien schildern und kommentieren dankbar die Kämpfe gegen das Rauschgift, zumeist in Form von "Gesichtern" der Opfer und Täter.

> "Bilder von Drogentoten in Toiletten, ausgemergelten und arbeitsunfähigen Haschisch-Orientalen, Opiumhöhlen, unheimlichen Drogen-Scenarien, Heroin-Laboratorien - Bilder, die durch entsprechend farbige Stories von minderjährigen Prostituierten, LSD-Selbstmorden und allmächtigen Dealer-Organisationen plastisch ergänzt werden." (Quensel 1982: 23)

Der entstandene und nun herrschende Konsens der Drogenideologie und -berichterstattung, wie er von Quensel (1980 sowie 1982) anschaulich gezeichnet wurde, dient wiederum den professionell Interessierten im Polizei- und Sanktionsbereich zur Legitimierung ihrer Tätigkeiten[73] ebenso, wie er von den von Beck (1986 und 1988) beschriebenen Großgefahrenlagen abzulenken vermag.

Es ist diese versteckte Drogenideologie, die der Gesellschaft und vor allem auch dem Staat das erhält, was sie durch die weitgehende Aufweichung universaler Moralen und konsensstiftender allgemeinverbindlicher Normen und Werte, durch die Unmöglichkeit, die globalen Großgefahren begreifen und sinnlich wahrnehmen zu können, durch die Auflösung des östlich-kommunistischen Schreckgespenstes sowie der damit verbundenen Feindlosigkeit des Staates verloren zu haben scheinen: ein Feindbild.

Man kann also sagen, daß die prohibitive Drogenpolitik einerseits Herrschaftsfunktionen erfüllt, indem sie durch die Konstruktion des Drogenproblems gesellschaftlichen Konsens herstellt, eine Ressource also, die, wie Beck (1992) gesagt hatte, in der fortschreitenden Moderne zunehmend knapper wird. Andererseits übernimmt sie makro-soziale kompensatorische Funktionen, indem sie von anderen Großgefahrenlagen und Problemen sowie deren politischer und rechtlicher Nicht-Handbarkeit ablenkt.

Freilich aber wird das "Interesse" an der Repression auch durch andere Funktionen gestützt. So ist es offensichtlich, daß das Drogenverbot für viele Personen und Institutionen die identifikatorische und ökonomische

73 Kaum ein anderer "krimineller Bereich" hat wohl in den letzten Jahrzehnten so sehr zur personellen, technischen und gesetzlichen Ausweitung der polizeilichen Kompetenzen beigetragen wie die sog. Rauschgiftbekämpfung (vgl. ausführlicher Behr/Juhnke 1985;150ff.; Busch u.a. 1985: 84; Scheerer 1986b: 205ff.; Schmidt-Semisch 1990a: 25ff.; Joset 1991: 85f. u.v.a.).

Existenz bedeutet. Zu diesen zählen die Bediensteten im nationalen und internationalen Polizei- und Strafvollstreckungsbereich ebenso, wie die Beschäftigten in Wissenschaftseinrichtungen, in Gesundheits-, Justiz- und Verwaltungsbehörden oder in Wohlfahrtsverbänden, Therapie- und Beratungsinstitutionen. Denkt man an die Rolle des Handels mit illegalen Substanzen und dessen Funktion bei der Finanzierung von Befreiungsbewegungen, Kriegen, Geheimdiensten oder an die derzeitige Abhängigkeit ganzer Volkswirtschaften von der Produktion illegaler Drogen[74], dann wird sowohl auf der mikro- als auch makrosozialen Ebene plausibel, welche massiven ökonomischen Interessen das Drogenverbot stützen und welche ökonomisch-existenziellen Funktionen die weltweite Prohibition erfüllt.

Obwohl vor diesem Hintergrund die Verteidigung der Legalitätsgrenze und damit der Illegalität bestimmter Substanzen verstehbar wird, so ist sie doch zur selben Zeit einer sich als "zivilisiert" verstehenden Gesellschaft nicht mehr angemessen, da das Drogenverbot zunehmend zur einseitigen Symbolisierung, Bestätigung und Aufrechterhaltung der staatlichen Macht funktionalisiert worden ist. In einer demokratischen Gesellschaft allerdings, so Scheerer (1991d: 294f.), "ist die autoritäre Selbstbestätigung des Staates keine hinreichende Legitimation - was vom Strafrecht bleibt, ist die Zufügung von Leiden." Diese autoritäre und repressive Selbstbestätigung des Staates steht den verfassungsmäßigen Grundsätzen der Bundesrepublik Deutschland entgegen.

> "Funktionalistisch betrachtet geht es bei der gesamten Drogenpolitik um 'symbolische Politik'. Externer Zweck ist die Profilierung einer subalternen konformen Moral durch die globale Negativbewertung bestimmter Lebensstile und systemdyskonformer Verhaltensweisen und

---

74 Hess (1991: 37f.) hält die illegale Drogenproduktion für den wichtigsten Zweig der sog. parallelen Ökonomie in vielen Gebieten der sog. Dritten Welt, die manches Land vor dem Bankrott bewahrt habe. Die Exporterlöse des Libanon und von Jamaika stammten z.B. zu ca. zwei Dritteln aus dem illegalen Cannabis-Handel. "Bolivien soll zur Zeit aus dem Export von Coca und Coca-Produkten, obwohl ein Großteil der Erlöse im Ausland bleibt, doch jährlich 600 Millionen Dollar zurükkerhalten, während die legalen Exportgüter nur 400 Millionen einbringen. Kolumbien soll schon 1979 Marihuana und Kokain im Werte von sechs Milliarden Dollar ausgeführt haben. Der durch die Eigenproduktion der USA gefallene Export von Marihuana wird heute durch den steigenden von Kokain wettgemacht. Auch hier bleibt ein großer Teil der Erlöse auf ausländischen Konten, aber immerhin drei Milliarden Dollar sollen doch der inländischen Wirtschaft zugute kommen, deren Legalexporte 1984 eine Höhe von 3,5 Milliarden Dollar erreichten." (Hess 1991: 38; vgl. auch z.B. Hoffmann 1991: 135ff.; Franke 1991: 104f.)

die Erhöhung der Folgebereitschaft der Wähler durch Suggestion politischer Aktivität und Handlungsfähigkeit. Solche verborgenen Begründungen entziehen dem Staatshandeln die Legitimität und sind eo ipso verfassungswidrig.

Als Konsequenz aus dem Scheitern der Drogenpolitik bzw. des BtMG auf instrumenteller Ebene sowie der strukturellen Definzienz des gesamten drogenpolitischen Konzepts in verfassungsrechtlicher Sicht folgt die Notwendigkeit einer durchgreifenden, systematischen, konsistenten und wissenschaftlich begründeten Neukonzeption der gesamten Drogenpolitik und der dazu gehörigen Gesetze." (Böllinger 1991: 408)

Eine solche Neukonzeption läßt sich, um in dem hier entworfenen Bild zu bleiben, als Öffnung der Grenze beschreiben und verstehen.

5.5. Konsequenz: Die Öffnung der Grenze

Wenn die bisherigen Ausführungen dieses Kapitels richtig sind, wenn es also weder wert- noch zweckrationale Begründungen für die Aufrechterhaltung der Illegalität ausgesuchter Substanzen gibt, wenn die Kriminalisierung und die damit verbundene Verelendung der Konsumenten dieser Substanzen allenfalls der Symbolisierung und der Erhaltung staatlicher Macht dienen, wenn die Legitimierung des Verbots nur noch über pauschale und moralische Behauptungen aufrechterhalten werden kann, die allerdings in der fortschreitenden Moderne schon lange den Aspekt der Allgemeingültigkeit und Universalität und damit von zentralistischer Legitimität eingebüßt haben, wenn zudem der Ge- und Mißbrauch von Drogen Verhaltensmuster sind, die in ähnlicher Weise auch für alle anderen Verhaltensweisen gelten, dann ist es an der Zeit, die Grenzbefestigungen, zumindest im sogenannten Drogenbereich, zu beseitigen und die Regelungen der Legalität auch in dem bisher illegalisierten Sektor gelten zu lassen. Damit gestände man den Konsumenten der heute illegalen Drogen jenes zu, was ihnen (und allen anderen Bürgern) im Zuge von Enttraditionalisierung und Individualisierung schon längst in den meisten Bereichen gesellschaftlichen Lebens "zugemutet" bzw. zugetraut wird, nämlich: Eigenverantwortung.

Diese Regelungen sind im Prinzip solche, die heute z.B. für Alkohol oder Zigaretten gelten. Das bedeutet nicht, daß diese gesetzlichen Regeln Schädigungen, Sucht oder Verelendung allgemein verhindern könnten, aber es bedeutet, den Konsumenten dieser Substanzen Verantwortung nicht pauschal abzusprechen und sie nicht generell zu entmündigen, sondern ihnen die Chance und die Pflicht zur Eigenverantwortung auch in diesem Bereich einzuräumen. Dies darf freilich nicht mit der zynischen Aussage, die Süchtigen seien selber schuld, verwechselt werden.

> "Die Zuschreibung von Verantwortung ist an sich noch keine moralische oder rechtliche Verurteilung und setzt in diesem Fall auch keine solche voraus. Wer z.B. wie der Kapitän im Sturm handelt, der zur Rettung der Passagiere die Fracht über Bord werfen läßt, übernimmt die volle Verantwortung für seine Entscheidung. Er handelt unter Druck, aber nicht inkompetent und auch nicht moralisch verwerflich. Daß sich manche Alkoholiker dagegen wehren, als Patienten betrachtet und behandelt zu werden, ist ein Indiz dafür, daß sie die Verantwortung selber übernehmen wollen und dagegen protestieren, wie Kinder bevormundet zu werden (...)
>
> Verantwortlich machen oder zur Verantwortung ziehen heißt primär, jemandem eine Last oder Bürde *nicht* abnehmen, aber nicht notwendig, jemandem eine zusätzliche Last aufzubürden, d.h. zu drohen, zu verurteilen oder zu strafen." (Wolf 1991: 58f.)

Die Verantwortlichkeit für das eigene Konsumverhalten, welches ja auch das Bedürfnis und die Notwendigkeit beinhaltet, die verschiedenen sozialen und persönlichen Übergänge zu handhaben, muß für die Konsumenten illegaler Drogen ebenso wie für die Gebraucher von Alkohol und Tabak oder die Aktiven in verletzungsgefährdeten Sportarten stets beide Rechte selbstverständlich implizieren: ein Recht auf Genuß, auf Rausch sowie die individuelle Auswahl der Modulationshilfen und ein Recht auf Hilfe. Ihnen im Namen des einen Rechts das andere zu verwehren ist, so Sebastian Scheerer (1992b: 18), schlicht zynisch: "Man verbietet ja auch nicht Bier und Wein im Namen der Hilfe, die man den Alkoholgefährdeten und Alkoholabhängigen in dieser Gesellschaft anbietet."

Eine solche Politik wäre sowohl im Hinblick auf ihre Zwecke als auch in Hinsicht auf ihre Mittel rationaler und effektiver. Indem sie sich des doppelten moralischen Bodens der gegenwärtigen Drogenpolitik entledigte, würde sie glaubwürdiger und der gesellschaftlichen Situation angemessener. Und gemäß der alten Weisheit, daß weniger häufig mehr sei, würde sie durch den Verzicht auf die heute massiven, repressiven Kontrollen ein Mehr an wirklicher Kontrolle gewinnen - nicht unbedingt über die Konsumenten, aber auf jeden Fall über die Hersteller, Händler und Vertreiber der Substanzen und über die Substanzen selbst.

Wie eine solche Politik bzw. solche gesetzlichen Regelungen aussehen und was sie erreichen könnten, ist Gegenstand des folgenden Kapitels.

6. Ein Modell zur Freigabe illegaler Drogen

> **"Nicht nur ein Widersinn, sondern eine Anti-Utopie, ein Horrortrip wäre Drogenkultur als Programm, als Verordnung, als Strategie von oben. Das wäre das Soma-Programm der "Brave new World". Niemand darf deshalb darauf hoffen, Drogenkultur zur herrschenden Politik zu machen. Nur als in Ruhe gelassene Vielheit ist sie denkbar."**
>
> **(Christian Marzahn 1983: 132)**

Eine rationale Drogenpolitik zu betreiben, bedeutet zweierlei: Sie muß, erstens, möglichst plausibel sein im Rahmen der gesamten Drogenpolitik, und sie sollte, zweitens, jene negativen und problematischen Aspekte vermeiden, die die Politik mit legalen Substanzen (durchaus auch) beinhaltet. Dabei ist es wichtig, bei gleichzeitiger Vermeidung paternalistischer oder repressiver Interventionen, eine möglichst große Sicherheit für die Konsumenten dieser Substanzen zu schaffen.

Betrachtet man die gegenwärtigen Vorschläge zu einer "liberaleren" Ausgestaltung der Drogenpolitik, so wird deutlich, daß diese sich immer auf selektierte Gruppen von "Patienten" beziehen, die zudem stets paternalistischen Organisationsstrukturen und Einflußversuchen unterliegen. So sind alle Methadonprogramme in der Bundesrepublik so konzipiert, daß sie sich an mehr oder weniger stark erkrankte Abhängige von Heroin (sogenannte *Schwerstabhängige*) wenden. Solche und ähnliche Verelendungsvoraussetzungen werden auch für die zur Zeit noch in der Planungsphase befindlichen Heroinprogramme genannt. Das geplante Hamburger Heroinprogramm ist z.B. gedacht für langjährige Opiatabhängige, die

> "- sich gewohnheitsmäßig und vorzugsweise intravenös Heroin injizieren,
>
> - bei denen eine andere Behandlungsform - namentlich die Abstinenzbehandlung oder die Methadon/L-Polamidon-Substitution - gegenwärtig nicht in Betracht kommt,
>
> - bei denen der Prozeß fortschreitender gesundheitlicher und sozialer Verelendung anders nicht aufzuhalten ist,

- und die seit einer längeren Zeit bereits in Hamburg ihren gewöhnlichen Aufenthalt haben." (Bürgerschaft 1992: 12f.)

Bei solchen und ähnliche Zugangsvoraussetzungen[75] wird deutlich, daß es den konzipierenden Stellen im Grunde lediglich um eine Behandlung schwer kranker Menschen geht. Solche Konzepte ändern freilich für die überwiegende Mehrzahl der Konsumenten illegaler Drogen nichts, da sie in ihrer Ausgestaltung höchst selektiv sind. Ihre Effizienz ist zum einen

> "auf die Programm-Teilnehmer beschränkt; die übrigen Konsumenten-Gruppen (Neueinsteiger, gelegentliche bzw. kontrollierte Konsumenten etc.) sind weiterhin der Illegalität und ihren Folgen ausgesetzt. Insofern wird ein Zwei-Klassen-System der Konsumenten geschaffen: Die einen, die die Droge legal beziehen können - paradoxerweise erst dann, wenn sie körperlich abhängig (und relativ verelendet, H.S.-S.) sind, was ja eigentlich verhindert werden soll. Die anderen, die die Droge illegal beziehen müssen, weil sie entweder noch nicht abhängig sind (Neueinsteiger) und/oder mit der Droge umzugehen gelernt haben (gelegentliche Gebraucher) sowie die, die die (staatliche) Öffentlichkeit ihrer Abhängigkeit scheuen oder die staatliche Kontrolle über ihr Verhalten ablehnen." (Schmidt-Semisch 1990b: 122)

Zum anderen ist die Effizienz dieser Konzepte deshalb nur selektiv wirksam, als sie lediglich Heroingebraucher erfassen, die Konsumenten aller anderen illegalen Substanzen aber unberücksichtigt lassen. Alles in allem behalten solcherlei Programme die Illegalität mit allen ihren Problemen bei - effektiv sind sie lediglich für die recht begrenzte Zahl ihrer Teilnehmer (vgl. ausführlicher Schmidt-Semisch 1993: 126f.).

Auch das von Seidenberg (1989a, 1989b sowie 1990) konzipierte Modell der Konsumläden, in denen er neben Opiaten auch andere Substanzen und zudem an nicht-abhängige Konsumenten abgeben will (vgl. ausführlicher Schmidt-Semisch 1992a: 48ff.), bleibt in seinem Grundbestand sehr paternalistisch, da vorgesehen ist, daß die Substanzen in der Vergabestelle und zudem unter den Augen der (behandelnden) Ärzte konsumiert werden müssen. Neben der zweifelhaften Attraktivität eines bewachten Konsums (vgl.

---

75 Ähnlich konzipiert war z.B. auch das vor einigen Jahren unternommene Amsterdamer Morphinexperiment; vgl. hierzu ausführlich Derks/Daansen 1986; Dannsen/Derks o.J.; Noller 1990: 67ff.; Schmidt-Semisch 1992a: 37ff.; Trautmann 1992: 223f.; als gute und aktuelle Übersicht bezüglich der im deutschsprachigen Raum (Hamburg, Frankfurt, Zürich) geplanten und/oder bereits operationalisierten Programme vgl. Bauer/Bossong 1993

Schmidt-Semisch 1992a: 51ff.) ist mit Scheerer (1992b: 17) zu konstatieren, daß kein Arzt das Recht hat, "anderen Menschen Genußmittel zu verschreiben, die weder der Heilung dienen noch von ihren schädlichen Nebenwirkungen jemals völlig befreit werden können." Dieser Einwand ist im übrigen auch gegenüber Vorschlägen zu erheben, die Drogen-Freigabe in Anlehnung an das sogenannte *Britische System*[76] konzipieren - bei allen positiven Effekten, die dieses System gegenüber seinen selektierten Klienten aufzuweisen hat.

Eine Beibehaltung des repressiven Betäubungsmittelrechts oder eine Integrierung der heute illegalen Drogen ins Arzneimittelrecht (vgl. hierzu Bauer 1992) und die mit diesen beiden Optionen verbundenen selektierenden und(!) stigmatisierenden *Behandlungsmaßnahmen* erscheinen daher weder plausibel, noch rational, noch umfassend effektiv. Eine rationale Drogenpolitik erscheint nur als eine dem Umgang mit Tabak und Alkohol angelehnte Regulierung angemessen und erfolgversprechend. (In diesem Zusammenhang ist es selbstverständlich, daß Erfolg nicht im Sinne des Ziels einer *drogenfreien Gesellschaft* gemeint ist und auch nicht gemeint sein kann, sondern daß unter Erfolg ein in seinen Risiken minimierter und in seiner Sicherheit und Kompetenz maximierter Gebrauch psychoaktiver Substanzen verstanden wird.) Eine solche Politik legt daher entweder die Installierung eines Genußmittelgesetzes (in das dann allerdings auch die heute legalen Genußmittel eingegliedert werden sollten) nahe oder die Transformation der heute illegalen Substanzen ins Lebensmittel- und Bedarfsgegenstände-Gesetz (LMBG), in dem heute ja bekanntermaßen der Umgang mit Alkohol, Nikotin, Kaffee, koffein- und chininhaltige Getränken u.s.w. bereits geregelt ist. Für welche dieser beiden Optionen man sich entscheidet, ist weniger interessant, als die grundsätzlichere Frage, wie solcherlei gesetzliche Regelungen inhaltlich gefüllt werden sollten. Hierfür allerdings dürfte das Lebensmittelgesetz auf jeden Fall plausible Orientierungsmöglichkeiten bieten (vgl. auch Joset 1992: 31).

---

76 vgl. hierzu weiterführend z.B. Kappel 1980; Quensel 1982: 261ff.; Fazey 1989; Newcombe 1989; Wilks 1989; Parry 1990; Herger/Prins 1990; Mino 1990: 227ff.; Noller 1990: 41-66 m.w.V.; Schmidt-Semisch 1992a: 34ff.; Zeller 1992

6.1. Welche Drogen freigeben?

Die Frage, welche Drogen man freigeben sollte, entscheidet sich an den Kriterien, die man bei der Beantwortung dieser Frage zugrunde legt. Mögliche Kriterien wären etwa das Abhängigkeitspotential der Substanzen, ihre Schädlichkeit und Gefährlichkeit oder ihre Wirkung auf den Konsumenten. Wir haben oben (Kapitel 5.4.1.) allerdings bereits ausführlich verdeutlicht, daß diese drei Kriterien bei einer Grenzziehung der Illegalität nicht greifen. Vielmehr bedeuten diese Kriterien, daß man entweder sowohl die heute illegalen als auch die gegenwärtig legalen Genußmittel erlauben oder alle gleichermaßen verbieten muß. Für unseren Zusammenhang können also diese Kriterien keine Droge von der Legalisierung ausschließen.

Eine andere Frage in diesem Zusammenhang ist die nach den Dosierungen und Applikationsformen, in denen man die Substanzen freigeben sollte. Bei der Überlegung bzgl. der Dosierungen spielt die Frage der Applikation eine entscheidende Rolle, da sich die Drogenwirkungen je nach Applikation in Dauer, Eintritts-Geschwindigkeit und Intensität unterscheiden. Nicht nur die Dosis ist also wichtig, sondern auch die Art und Weise, in der diese Dosis dem Körper zugeführt wird.

Seidenberg[77] z.B. will in seinen Konsumläden (s.o.) möglichst alle zu verabreichenden Drogen in allen möglichen Formen abgeben. Er ist der Meinung, daß alle Drogen auf jeweils mehrere verschiedene Arten appliziert werden (können), wobei die einzelnen Applikationsformen sich in ihrer Problematik unterscheiden. Das Schlucken sei grundsätzlich die unproblematischste Form der Einnahme, gefolgt vom Schnupfen der Substanzen; problematischer sei das Rauchen von Drogen und die gefährlichste Variante der Applikation bilde das Injizieren. Gleichwohl hätten die verschiedenen Konsumenten sehr unterschiedliche Applikations- und Konsumbedürfnisse, denen man gerecht werden müsse, um ein Abwandern auf den schwarzen Markt zu verhindern.

Wenn man mit Seidenberg davon ausgeht, daß alle Drogen in allen Applikationsvarianten hergestellt werden können, also schluckbar, schnupfbar,

77 Vortrag auf dem 4.Internationalen Kolloquium der Wissenschaftlichen Einheit Kriminalpolitikforschung "Legalisierung von Heroin - Die neue Debatte" am 3.Mai 1991 an der Universität Bremen

rauchbar und spritzbar, dann bieten sich (vor allem für eine Übergangszeit von der Illegalität bis zur vollständigen Angleichung der heute illegalen Substanzen an die Handhabung von Tabak und Alkohol) diverse Möglichkeiten für eine Abstufung der Zugänglichkeit zu den Substanzen für die Konsumenten.

Hess (1990: 70 sowie 1991: 48) und Alexander (1990: 7) schlagen z.B. die Einführung leichterer Formen der jeweiligen Substanzen vor. Zu denken ist hierbei etwa an eine Rückkehr zur Coca Cola in der Zusammensetzung vor 1906, als dieses Getränk noch beide Substanzen enthielt, denen es seinen Namen verdankt, d.h. Coca (Kokain) und Cola (Koffein). Es wäre auch zu denken an leichte opiathaltige Getränke, cannabishaltige Kekse oder an leichte Cannabis-, Heroin- und Kokain-Zigaretten. Bedenkenswert ist auch die Herstellung von Tee-Sorten und Tee-Mischungen, die natürliche Genußmittel, wie etwa Coca oder Marihuana enthalten. Alle diese leichten Genußmittel ließen sich problemlos herstellen und könnten von den Konsumenten weitgehend gefahrlos konsumiert werden, wie andere Stimulantien auch (vgl. Hess 1991: 48f.). Neben Verordnungen über koffein- oder chininhaltige Erfrischungsgetränke, würde man dann möglicherweise eine Verordnung über kokainhaltige Erfrischungsgetränke installieren, die Aussagen über Höchst- und Mindestwerte bestimmt sowie über Kennzeichnungspflichten etc.

Höhere Dosierungen der jeweiligen Drogen ließen sich mit unterschiedlichen Wirkstoffgehalten in Form von Sirup oder Tabletten vertreiben, bei denen vor allem die Applikationstechnik (schluckbar!) relativ unproblematisch bliebe. Ebenso könnte man schnupfbares Kokain und Heroin in unterschiedlichen Dosierungen produzieren.

Als letzte Stufe wäre auch der Vertrieb und Verkauf von unterschiedlichen Wirkstoffkonzentrationen injizierbaren Heroins und Kokains möglich. Durch genaue und sachliche Kenntlichmachungen und Warnhinweise liessen sich Überdosierungen und unsachgemäßer Gebrauch weitgehend, aber freilich - ebenso wie bei Nikotin und Alkohol - nicht vollständig ausschließen.

Auch wenn alle diese Möglichkeiten bestehen, stößt man auf zwei grundsätzliche Probleme, die nicht ganz so einfach geklärt werden können. Das erste ist ein rechtliches. Bis zum gegenwärtigen Zeitpunkt ist das Injizieren von Genußmitteln in der Begrifflichkeit des Verzehrens im Lebensmittelrecht nicht vorgesehen, so daß der Verkauf von injizierbarem Heroin oder Kokain gesetzlich nicht gedeckt wäre. Dies ließe sich freilich durch eine schlichte gesetzliche Änderung oder aber durch die Installierung eines eigenen Genußmittelgesetzes, das diese Applikationsform enthielte, bewerkstelligen. Es ist aber zu überlegen, ob man diese (gefährlichste) Applikationsart (vor allem während einer Übergangsphase von der Illegalität zur Legalität) nicht eher z.B. im Arzneimittelgesetz regelt, in dem diese Technik bis heute geregelt ist. Man könnte injizierbare Drogen, die man dann auch hochprozentig abgeben könnte, grundsätzlich apothekenpflichtig machen, was nicht bedeuten würde, daß sie von einem Arzt verschrieben werden müßten. Gleichzeitig könnten diese Substanzen allerdings verschreibungsfähig sein und damit auch als Medikament Anwendung finden[78]. Das würde praktisch bedeuten, daß alle Drogen in allen Wirkstoffkonzentrationen und allen Applikationsformen zugänglich wären, daß man aber die hohen Wirkstoffkonzentrationen in der Art des Zugangs von den leichteren (wenn auch vielleicht nur symbolisch) absetzt, indem man sie eben in einer Apotheke erwerben muß. (Auf den Ort des Verkaufs von Drogen wird im folgenden Kapitel 6.2. ausführlicher eingegangen.)

Mit den letzten Ausführungen ist das zweite Problem bereits angeschnitten, nämlich das, ob und wo man den Dosierungen, d.h. den Wirkstoffkonzentrationen der einzelnen Substanzen eine Grenze setzen will. Diese Frage ist in der Tat schwer zu beantworten. Zum einen erscheint es sinnvoll, bestimmte Grenzen zu setzen, um eine für das jeweilige Individuum gefährliche Dosierung zu vermeiden. Andererseits könnten diese Grenzziehungen einen Anlaß bieten, starke Konzentrationen dann wiederum auf einem schwarzen Markt (mit den bekannten Gefahren) anzubieten. Vielleicht könnte man der Gefahr der problematischen Dosierungen - die im übrigen

[78] Fast alle illegalen Drogen haben eine lange Geschichte als Medikamente. Allerdings hat die Total-Prohibition der meisten Substanzen dazu geführt, daß diese nicht einmal mehr in der Medizin zu ihrem durchaus indizierten Gebrauch genutzt werden können. Die Verschreibungsfähigkeit von Opiaten wäre z.B. für die Schmerzbehandlung sehr vorteilhaft. Vgl. zur medizinischen Verwendung von Koka(in) z.B. Freud 1884: 304ff.; Schlaadt/Shannon 1986: 86f.; Spotts/Shontz 1982: 1402ff.; zur medizinischen Anwendung von Opiaten z.B. Seefelder 1990; Schmitz 1982.; zur medizinischen Anwendung von Cannabis z.B.Rätsch 1992.

ja auch beim Konsum heute legaler Drogen (vor allem beim Alkohol) bestehen - begegnen, indem man die Verpackung so gestaltet, daß eine (ungewollte) gefährliche oder gar tödliche Dosis weitgehend ausgeschlossen werden kann. Es wäre z.B. möglich, die Substanzen so zu portionieren, daß jede einzelne Portion unterhalb der durchschnittlichen letalen Dosis für jeweils einen nicht an die Substanz gewöhnten Konsumenten gehalten wird. Wenn man diese Einzelportionen zudem mit den entsprechenden Warnhinweisen versieht, erscheint es unwahrscheinlich, daß es zu ungewollten gefährlichen oder tödlichen Dosierungen kommt. Erfahrenen und an die Substanz gewöhnten (Toleranz) Konsumenten stände es frei, mehrere Portionen auf einmal einzunehmen.

Der skizzierte Vielfalt von Produkten mit unterschiedlichen Wirkstoffgehalten sollte es möglich machen, alle Konsumbedürfnisse zu befriedigen, sowohl die der gelegentlichen, als auch der regelmäßigen sowie die der (ohne Zweifel weiterhin existierenden) abhängigen Konsumenten. Gleichzeitig wird durch die oben dargestellten verschiedenen Wirkstoffkonzentrationen und Portionierungen ein Spektrum geschaffen, daß einige Sicherheit im Umgang mit diesen Substanzen bietet und zudem die (erneute) "Notwendigkeit" eines schwarzen Marktes verhindert.

6.2. Wer darf Wo mit Drogen handeln?

Die heutige Situation des Verkehrs und Handels mit psychoaktiven Substanzen ist, wie wir gesehen haben, gespalten. Auf der einen Seite werden eine Reihe von Genußmitteln legal vertrieben und verkauft sowie in ihrer Qualität von den zuständigen Behörden kontrolliert; Einschränkungen und Verpflichtungen der unterschiedlichsten Art können per Gesetz den Herstellern und Vertreibern auferlegt werden. Auf der anderen Seite existiert für eine andere Zahl von Genußmitteln eine Totalprohibition, die jegliche Kontrolle über die Qualität der Substanzen sowie die Händler und ihre Verkaufs- und Vertriebsformen verhindert.

Die Einordnung der (noch) illegalen Substanzen ins LMBG oder ein entsprechendes Genußmittelgesetz bringt die Möglichkeit bzw. die Notwendigkeit mit sich, die Art und Weise des Handels mit diesen Substanzen zu regeln und gegebenenfalls zu reglementieren. Die beiden Fragen, einerseits wer mit Drogen handeln dürfte im Falle einer Legalisierung und andererseits wo diese Drogen dann verkauft werden sollten, hängen unmittelbar zusammen. Denn die Entscheidung darüber, wo man Drogen verkaufen will, hat häufig auch eine Personengruppe im Blick, die diese Verkäufe tätigen soll. Stellt man sich z.B. auf den Standpunkt, daß die Apotheken die richtigen Orte seien, dann müßten die Apotheker notwendig den Verkauf übernehmen. Unabhängig davon, ob dies eine glückliche Entscheidung wäre, ist es die Frage, ob die ausgesuchte Personengruppe (in unserem Beispiel: die Apotheker) dieses Geschäft übernehmen wollte. Die Fragen des Wer und Wo sind also nicht unabhängig von einander zu beantworten.

Überlegungen zum Handel mit den zu legalisierenden Substanzen sind vor allem in der angloamerikanischen Literatur angestellt worden (vgl.z.B.Lord 1989: 374f.; Wilmot/Ryan 1989: 148ff.; Beauchesne 1990: 43ff.; Sweet 1990: 207f.). In der Regel plädieren diese Konzepte für die Einrichtung von *Liquor Stores* bzw. *Drug Stores*, von denen man glaubt, daß sie am besten geeignet sind, die gegebenenfalls gesetzten Verkaufsbeschränkungen, Kontrollen etc. einzuhalten. Der Staat solle, so z.B. Sweet (1990: 207), zum einen diese Drug Stores betreiben und zum anderen die Mengen und Preise der Substanzen bestimmen (vgl. auch Beauchesne 1990: 43).

Den konkretesten Vorschlag zur staatlichen Monopolisierung des Drogenhandels, der gleichzeitig allerdings auch sehr reglementierend und kontrollierend anmutet, machen Wilmot/Ryan (1989: 148ff.). Sie plädieren weder für die Einrichtung von Drug Stores noch für staatliche Lizenzen für Händler und Vertreiber, sondern vielmehr für eine Lizenz ("Führerschein") der Konsumenten. "People would be licensed much the same way they are licensed to drive." (Wilmot/Ryan: 148) Sie müßten das Basiswissen des Drogenkonsums (Theorie und Geschichte der Drogen, Dosierungen, Applikationstechniken, Gebraucherpflichten etc.) erlernen, die Lizenz beantragen, eine Prüfung absolvieren und eine Gebühr bezahlen.

> "Only by obtaining a license could a person legally purchase a limited amount of the particular drug for he or she is licensed to use." (Wilmot/Ryan 1989: 149)

Die Lizenz solle in der Art einer Kreditkarte vergeben werden. Mit dieser

Karte könne der Lizenzinhaber dann die ihm per Lizenz erlaubte Droge aus einem Automaten bis zu einer bestimmten Tages- oder Wochendosis ziehen.

> "The information on the license would include the persons vital statistics, pictures, thumb print, and the type of drug(s) the license is good for. (...) Like an ATM card that is used at machines to dispense money, the license would be used at ATM machines that dispense drugs. The only difference being that the person has to insert money to receive the drug (...) The machines would be located in centers set up each state. The centers would be staffed by people to verify that the license was issued to the person who wants to access the machine. These people would also sell paraphernalia, provide drug use advice and treatment information. The state governments would operate the centers and manage the drug distribution." (Wilmot/ Ryan 1989: 150)

Profit und Werbung sollen ausgeschlossen sein, und bei Mißbrauch würde die Karte eingezogen. Die Autoren räumen allerdings ein, daß es - wie beim Autoführerschein - dazu kommen werde, daß einige auch ohne Drogenführerschein Drogen nähmen. Der schwarze Markt existiere daher auf einem gewissen Niveau weiter. Dieser Einwand bedeutet aber gleichzeitig, daß die Lizenzinhaber an einen Automaten gehen könnten, während die anderen, die nicht im Besitz einer Lizenz sind, weil sie durch die Prüfung gefallen sind, die Gebühr nicht bezahlen konnten oder schlicht keine Lust hatten, die Prüfung zu absolvieren, dieselben Drogen - allerdings wahrscheinlich in schlechterer Qualität - auf dem schwarzen Markt beziehen müßten. Und dies zudem mit dem Profit für die illegalen Händler, den man den legalen Händlern vorenthält. Überdies ist nicht verständlich, warum in einem Center, in dem sich ein bestimmtes Beratungs- und Kontrollpersonal befindet und angestellt ist, die Konsumenten ihre Drogen aus einem Automaten ziehen sollten. Alles in allem scheint dem Vorschlag von Wilmot/Ryan ein Maß an Kontrolle und organisatorischem Aufwand anzuhaften, der bei dem erreichbaren Erfolg (z.B. Drogenkonsum ohne Führerschein) recht übertrieben scheint. Die komplette Erfassung aller Drogenkonsumenten - inclusive aller Daten über die Häufigkeiten und Mengen der Drogenkäufe - führt zudem zu einer datenmäßigen Kontrolle, die m.E. wenig wünschenswert ist. Hier würde ein ebenso privater Raum gewissermaßen öffentlich, wie wenn man sich vorstellt, daß die staatlichen Behörden jederzeit abfragen könnten, wieviel Flaschen Bier, Tassen Kaffee oder Gramm Tabak man innerhalb einer bestimmten Zeitspanne oder überhaupt in seinem Leben konsumiert hat. Diese Informationen wären vermutlich nie so sicher, als daß sie nicht bei Entscheidungen über die Vergabe von Arbeitsstellen, Versicherungsleistungen etc. "berücksichtigt" würden.

Nancy Lord (1989: 374f.) geht bei ihren Überlegungen zu einem "Practical Model for Drug Regulation" etwas anders vor und gleichzeitig einen Schritt weiter. Sie ist der Meinung, daß "anyone should be permitted to apply for a license", um Drogen verkaufen (!) zu können.

> "To establish a freely available market in drugs, the government should not determine what sorts of businesses can sell them, and some that might be chosen may not want to. Small-scale dealers who are now operating illegally out of their own homes should not be prevented from continuing as legitimate sellers, with reduced profit. Purchasing from these dealers is often a social experience, with several customers using drugs together and talking. This enviroment, admittedly might promote 'pushing', but if it were eliminated by regulation, black market enterprises would quickly spring up to replace it. An alternative, dispensing free drugs, is an unacceptable burden on the taxpayer. Of course, all local and federal restrictions applying to public sellers, such as bars and pharmacies, would also apply to them."

Zusammengefaßt hieße dies, daß jeder eine Lizenz erwerben könnte, die ihn berechtigt, mit Drogen zu handeln. Auch ehemalige (illegale) Drogenhändler, aber ebenso Drogenkonsumenten könnten sich mit dieser Lizenz selbstständig machen, mit dem Unterschied, daß ihr Profit, im Vergleich zur heutigen Zeit, erheblich reduziert wäre. Die Einbeziehung dieser letzten beiden Personengruppen hat einiges für sich, sind sie doch die eigentlichen Experten im Umgang mit Drogen.

Untersagen will Lord lediglich Preisnachlässe beim Kauf größerer Mengen, um die Käufer nicht dazu zu animieren, aufgrund preislicher Vorteile, grössere Mengen zu erwerben. Zudem will sie die Abgabe von Drogen an Minderjährige, d.h. an unter 21jährige verbieten und bei Zuwiderhandlung bestrafen. (Hierauf wird unten ausführlicher eingegangen werden.)

Der Vorschlag von Lord sehr plausibel. Jeder kann eine Verkaufslizenz erwerben und unterstellt sich damit, wie bei anderen Genuß- und Lebensmitteln auch, den für diese Substanzen bzw. für den Verkehr und Handel mit ihnen vorgesehenen Regelungen. Eine Einschränkung der Geschäftszweige, die mit Drogen handeln können, wird nicht bestimmt. Allerdings wäre zu überlegen, ob man nicht doch eine gewisse sachliche Einschränkung vornehmen sollte. Zu denken ist etwa an eine Einschränkung der Verkaufsstätten auf sachkundige und erfahrene Händler, d.h. den im Handel mit psychoaktiven Substanzen erfahrenen "Fachhandel", also z.B. Apotheker, Gastwirte, ehemalige und/oder erfahrene Drogenkonsumenten etc. Zudem wäre es möglich, spezifische Drogen-Lokale (vielleicht in Anlehnung an die niederländischen Coffee-Shops[79]) zu betreiben, in denen sachkundige und erfahrene Drogenkenner die Substanzen verkaufen, den Konsumenten beraten, den Überblick über die Kundschaft ihres Lokals behalten, ohne allerdings eine aufdringliche Kontrollinstanz darzustellen. Wir kennen Haschisch- und Opium-"Höhlen" aus früheren Zeiten, in denen sich die Konsumenten trafen, um sich mit Gleichgesinnten dem Genuß ihrer Droge hinzugeben. Die Ermöglichung einer *social experience*, von der Lord (oben) sprach, sollte nicht ein notwendiges Kriterium für die Vergabe einer Lizenz sein, sollte aber gleichzeitig eine Möglichkeit darstellen, ein geselliges Drogenerlebnis zu begünstigen.

Wiederum hätte man mit einem solchen Modell weitgehend alle Konsumentenbedürfnisse und Konsummuster berücksichtigt. Denjenigen, die ihre Drogen lieber in den eigenen vier Wänden oder bei und mit Freunden oder Bekannten genießen wollen, wird dieses durch den Verkauf in den verschiedenen Fachgeschäften ermöglicht. Denjenigen, die die gesellige Kneipenatmosphäre bevorzugen oder die noch keinen Kreis von Freunden gefunden haben, mit denen sie die jeweilige Droge konsumieren können, bietet sich die Möglichkeit, in eine spezifische "Drogenkneipe" zu gehen und dort Bekanntschaften zu knüpfen, sich mit anderen über Drogenerfahrungen oder andere Themen auszutauschen oder einfach die Atmosphäre zu erleben - die Gründe für den Besuch einer Drogenkneipe sind wahrscheinlich ähnliche wie jene, die uns heute auch in die "Alkoholkneipen" gehen lassen[80].

---

79 Vgl. zur niederländischen Drogenpolitik allgemein z.B. Rüter 1988 und 1990 sowie Trautmann 1992

80 Ähnliche Vorschläge hatte bereits 1982 Manfred Josuttis (1982: 1288ff.) unterbreitet. Er plädierte dafür, soziale Gelegenheiten und Institutionen zu schaffen, in deren Rahmen der Genuß einzelner Drogen ohne gefährliche Folgen ermöglicht und ihr jeweiliger Gebrauch mit anderen Lebensbereichen verknüpft werden könne. Josuttis fragte in seinen "unbeholfenen Überlegungen" damals zu Recht, ob es nicht möglich sein könnte, z.B. eine Art Drogen-Urlaub zu arrangieren, "so daß man seinen Urlaub nicht nur in den Bergen oder auf Mallorca verbringen kann, sondern auch bei psychedelischen Exerzitien." (Josuttis 1982: 1289)

Der Handel mit Drogen würde nach dem dargestellten Modell alle Konsumbedürfnisse befriedigen und zudem Institutionen zulassen, in denen das Erlernen eines sachgerechten Konsums ermöglicht würde.

6.3. Soll es Konsumbeschränkungen geben?

Die Konsumbeschränkungen, die wir aus unserem Umgang mit den heute legalen Drogen kennen, sind nicht wenige. Konsumbeschränkungen sollen der Sicherheit von (potentiellen) Konsumenten und Gesellschaft dienen.

Eine der wichtigsten Konsumbeschränkungen für die heute legalen Genußmittel wird durch die Gesetze zum Jugendschutz bestimmt. So ist es nicht erlaubt, Alkohol oder Tabakerzeugnisse an Jugendliche (bis 16 Jahre) abzugeben. Daß solcherlei Gesetze allerdings in ihrer Wirkung sehr effektiv sind, ist stark zu bezweifeln. Einerseits können sowohl Tabakerzeugnisse als auch alkoholische Getränke aus Automaten gezogen werden, andererseits ist die Beschaffung dieser Genußmittel über ältere Freunde und Bekannte sowie nicht zuletzt über den elterlichen Haushalt zu bewerkstelligen. Eventuell läßt sich mit solchen Einschränkungen der Einkauf im Laden oder in der Kneipe etwas schwieriger gestalten, keineswegs allerdings verhindern. Eine gesetzliche Altersgrenze weist demnach in der Praxis allenfalls als symbolischer Warnhinweis eine gewisse Sinnhaftigkeit auf. Allerdings ist die Forderung nach einer Altersgrenze in der Legalisierungsliteratur durchgängig, auch wenn man um ihre nur mäßige Effektivität weiß (vgl.z.B. Gieringer 1989: 143; Lord 1989: 375; Sweet 1990: 207; Stöver 1993a). Lediglich Clausen (1972: 225) weist (speziell für Marihuana) auf die Pardoxie hin, daß man mit einem Verbot der Abgabe an Jugendliche gerade die Gruppe treffe, die möglicherweise am meisten in den Marihuanakonsum involviert sei.

Alles in allem scheinen derlei Verbote keine große Wirkung zu haben, wenn man bedenkt, daß selbst in Zeiten der Totalprohibition eine große, wenn nicht die größte Zahl der Konsumenten Minderjährige sind. Dieser Konsumentengruppe (aber nicht nur ihr) ist allein mit einer frühzeitigen sachlichen Aufklärung zu begegnen, um die größten Risiken des Drogenkonsums weitestgehend auszuschließen. Verhindern können wird man den Drogenkonsum (legalen und illegalen) bei Jugendlichen nicht (ausführlicher Schmidt-Semisch 1992b; vgl. auch Hess 1991: 48).

Weitere Drogen-Konsum-Beschränkungen existieren in bezug auf die legalen Substanzen (speziell für Alkohol) im Bereich der Arbeitswelt. Aber trotz dieser Beschränkungen (die natürlich nicht in allen Branchen und/oder Betrieben eingeführt und durchgehalten werden) wird häufig Alkohol in den Betrieben und Behörden konsumiert (bei Geburtstagen, Jubiläen und vielen anderen Anlässen). Viele Betriebsunfälle sind auf Alkoholeinfluß zurückzuführen. Nach Vogt (1989b: 67) liegt der Prozentsatz der alkoholisierten Unfallopfer bei Betriebsunfällen zwischen 10-40 %. Nicht erfaßt sind hierbei die Arbeitsunfälle von Hausfrauen.

> "Es liegen keine Schätzungen darüber vor, wie hoch bei Haushaltsunfällen der Risikofaktor Alkohol einzuschätzen ist. Es wird allerdings, da Frauen generell weniger alkoholische Getränke konsumieren als Männer, erheblich geringer sein als bei Arbeitsunfällen.
> Neben den Arbeitsunfällen selbst verursachen auch die Arbeitsausfallzeiten beträchtliche Kosten (...) Arbeitsausfälle als Folge von Alkoholkonsum kommen auch im Haushalt vor. Welche Kosten auf diesem Sektor entstehen, ist bislang noch nicht geschätzt worden." (Vogt 1989b: 68)

Ein Verbot bzw. eine Beschränkung des Alkohol-Konsums während bestimmter Tätigkeiten ist daher geboten. Allerdings werden Verbote und Beschränkungen nicht allen Konsum während der (betrieblichen) Arbeit verhindern können.

Einen weiteren Bereich von Konsumbeschränkungen bildet der Straßenverkehr. Auch hier kann der Konsum von Drogen die Sicherheit der Konsumenten und anderer Verkehrsteilnehmer erheblich beeinträchtigen. So haben, nach Vogt (1989b: 68), ca. 15-20 % derjenigen, die in tödliche Verkehrsunfälle verwickelt sind, vorher Alkohol konsumiert. Das gleiche gelte für schwere Unfälle mit Verletzungen von Personen und Sachschäden. Trunkenheit am Steuer (ohne Unfall) sei darüber hinaus der häufigste Grund, der zum Entzug der Fahrerlaubnis führe. Solche Zahlen drücken zwar nicht die wirkliche Gefahr des Alkohols im Straßenverkehr oder am Arbeitsplatz aus, da hier auch die Personen erfaßt werden, die zwar Alkohol konsumiert, aber nicht immer einen Unfall verursacht haben.

Fest steht aber, daß das Konzentrations- sowie das Reaktionsvermögen durch Alkohol- und anderen Drogenkonsum in jeweils unterschiedlichem Maße beeinträchtigt werden und somit zu erheblichen Gefahren führen kann (vgl. auch Fahrenkrug 1989: 85ff.). Die Verrichtung bestimmter Arbeiten, das Fahren von Kraftfahrzeugen etc. unter Drogeneinfluß sollte daher verhindert werden. Die Kontrollen könnten ähnlich erfolgen, wie es heute beim Alkohol geschieht. Bewußt sein muß man sich allerdings darüber, daß derlei Drogen-Kontrollen keinen absoluten Schutz bieten - beim Alkohol-Konsum wird dies sehr deutlich. Diese Tatsache sollte aber keinen Anlaß bieten, von der Freigabe illegaler Drogen abzusehen. Denn die Unvernunft, Unvorsichigkeit, Fahrlässigkeit von Menschen ist ein Risiko-Faktor in jeder Gesellschaft. Eine Prävention solchen Verhaltens kann nur über eine informierte und sachliche Aufklärung und Erziehung erfolgen, die die Verantwortlichkeit bzw. das verantwortliche Bewußtsein im Umgang mit psychoaktiven Substanzen zum Ziel hat.

Ähnliches gilt auch für alle anderen Bereiche, in denen es sinnvoll erscheint, sich der Drogenwirkungen bewußt zu sein und in bestimmten Situationen eventuell vom Drogengebrauch abzusehen, so etwa während der Schwangerschaft, bei Sport- und Freizeitaktivitäten etc. Gefahren dieser Art sollten in den Warnhinweisen auf und in den Verpackungen der einzelnen Substanzen enthalten sein.

6.4. Sollen Steuern erhoben werden?

Die Frage der Besteuerung von Drogen ist eine der umstrittensten in der Freigabedebatte. Der Autor der vorliegenden Abhandlung hat sich noch vor einiger Zeit (Schmidt-Semisch 1990a: 138f.) gegen eine Besteuerung der zu legalisierenden Drogen ausgesprochen. Dies wurde im Anschluß an Austin (1982: 127-132) sowie Levine (1982a: 249ff.) so begründet, daß jede Politik, die die Regierung an der Steuerung des Drogenhandels finanziell beteilige, die Vorausetzung dafür schaffe, daß politische Entscheidungen durch ökonomische Interessen kontrolliert werden könnten, die um die

Produktion, Distribution und den Konsum von Drogen herum entstünden[81]. Diese Gefahr ist freilich nicht gebannt.

Gleichzeitig allerdings wird von vielen Autoren die Besteuerung von Drogen gefordert, allein schon zum Zwecke der Finanzierung der durch die Umdefinition von illegalen Rauschgiften in legale Genußmittel entstehenden Aufgaben im Falle einer Legalisierung (z.B. Lebensmittelüberwachung, Qualitätssicherung, Lizenzvergabe, Behandlung etc.; vgl. Grinspoon 1989: 42ff.; Lord 1989: 375; Wilmot/Ryan 1989: 151; Beauchesne 1990: 43; King 1990: 24 u.a.).

Diese "Finanzierungs-Gründe" der Drogen-Legalität haben ihre Berechtigung, obwohl man andererseits sagen könnte, daß durch die Legalisierung soviel Geld eingespart wird (z.B. im Strafverfolgungs- und Strafvollstrekkungsapparat), daß eine zusätzliche Besteuerung unnötig wäre. Gleichwohl werden die heute legalen Genußmittel ebenfalls besteuert. Faßt man also eine Angleichung der heute illegalen an die heute legalen Genußmittel ins Auge, erscheint es nur recht und billig, auch diese Substanzen zu besteuern. Dies ist wahrscheinlich schon aus Gründen der politischen Umsetzung einer Legalisierung illegaler Drogen geboten.

Wenn man sich also für die Besteuerung der legalisierten Substanzen entscheidet, ist es die Frage, wie man diese Steuer gestaltet, d.h. nach welchen Kriterien man sie erhebt und für was man die eingenommenen Gelder verwendet.

Das wichtigste Kriterium einer Drogensteuer sollte es sein, die Steuer nicht so hoch anzusetzen, daß erneut ein Schwarzmarkt entsteht, der aufgrund der hohen Besteuerung billiger anbieten kann, als die lizensierten Fachgeschäfte (vgl. z.B. Lord 1989: 375).

Nach Grinspoon (1989: 44) muß die Steuer so hoch sein, daß sie die entstehenden Kosten deckt und so niedrig, daß kein schwarzer Markt entsteht.

---

81 Austin (1982: 127ff.) sowie auch Hess (1989b: 26f.) beschreiben z.B., wie der Widerstand der Regierungen im 16. und 17. Jhd. gegen das Tabakrauchen brach, als deutlich wurde, daß sie wirtschaftlichen Nutzen, d.h. Steuern und Zölle daraus ziehen konnten. Levine (1982a: 250) beschreibt, daß die Anti-Prohibitions-Bewegung in den USA vor allem deshalb vom sog. Großkapital getragen und finanziert wurde, da dieses sich durch die Einführung der Getränkesteuer eine erhebliche Senkung der persönlichen und geschäftlichen Einkommenssteuer versprach.

Unter den Kosten versteht Grinspoon den Schaden, den der Drogenkonsum beim einzelnen und/oder bei der Gesellschaft verursacht. Deshalb schlägt er eine sog. *Harmfulness Tax,* also eine Gefährlichkeitssteuer (oder besser: Gefährlichkeitsabgabe) vor. D.h. wer Drogen nimmt, muß höhere Steuern zahlen, um das Risiko, welches er mit dem Konsum eingeht, nicht der Gesellschaft aufzubürden.

> "To illustrate the kind of calculation involved, it was recently estimated that direct health care costs plus indirect losses in productivity and earnings due to cigarettes amount to 65 billion dollars a year, or about two dollars a pack. (The exact figures depend on how costs are defined; for example, the economic loss from smoking may be 'balanced', in a perverse way, by the lowered cost of caring for chronic disabling diseases of old age in a society where many die young of smoke-related illness.) Such a taxation policy might be regarded as a way of making people buy insurance for the risks to themselves and others in their use of drugs. Life insurance companies already offer substantial discounts in their premiums for non-smokers, and this insurance preference is slowly being extended to fire and other insurance policies." (Grinspoon 1989: 42)

Eine solche Gefährlichkeitsabgabe ist nicht ganz unrealistisch, wird derlei doch für Raucher im Zusammenhang mit Krankenversichungs-Beiträgen auch in der Bundesrepublik diskutiert (s.u.: Kap.6.7.). Gleichzeitig kommt eine Gefährlichkeitssteuer für bestimmte Verhaltensweisen einer Besteuerung des individuellen Lebensstils gleich, die dann auch alle anderen gefährlichen Lebensstile extra bzw. spezifisch besteuern müßte. Was ist z.B. mit Drachenfliegern, Aktiven in verletzungsgefährdenden Sportarten, Fahrradfahrern, Biertrinkern etc.? Wollte man für alle Gefahren des Lebens spezifische Abgaben fordern, und nur so wäre eine Gleichbehandlung mit den Konsumenten von psychoaktiven Genußmitteln gewährleistet, würden die Verwaltungskosten eines solchen Systems bald die Kosten übersteigen, die die jeweiligen Gefahren des Einzelnen in finanzieller Hinsicht für den Fiskus bedeuten. Ganz abgesehen von der Entlohnung der zur Sicherung eines solchen Systems notwenigen *Genuß- und Lebensstilsdetektive*, denn daß viele versuchen würden, die Gefahren, denen sie sich in ihrem alltägliche Leben aussetzen, zu verheimlichen, ist doch sehr wahrscheinlich.

Etwas anders verhält es sich mit der Besteuerung der Substanzen an sich. Von vielen Autoren wird gefordert, daß solcherlei Abgaben erhoben werden und gleichzeitig (zweckgebunden) in die Behandlung, Aufklärung und

Erziehung von Drogenkonsumenten fließen sollten (vgl. Wilmot/Ryan 1989: 151; Sweet 1990: 207 u.a.). Vor dem Hintergrund einer Gleichstellung der heute illegalen mit den heute legalen Drogen liegt eine so geartete Besteuerung nahe; allerdings fließt heute lediglich ein Bruchteil der eingenommenen Steuern aus dem Tabak- und Alkoholkonsum (für Tabakwaren 1989 ca. 15,5 Milliarden; für Alkoholika 1989 ca. 6 Milliarden; vgl. Jahrbuch Sucht 1990: 73 u. 20) in die oben genannten Bereiche. Die Zweckgebundenheit sollte man im Falle einer Freigabe illegaler Drogen also sicherstellen. Dies schon deswegen, um dem Staat einen Verdienst bei einer solchen Unternehmung zu untersagen, der ansonsten, wie oben bereits angeführt, nur allzuleicht korrumpierbar machen könnte.

Die jeweilige Höhe der Besteuerung sollte sich nach dem Gehalt an Wirkstoff in den jeweiligen Produkten richten, d.h. Produkte mit sehr geringen Wirkstoffkonzentrationen (z.B. Coca Cola) wären erheblich billiger, d.h. niedriger besteuert als z.B. höher konzentriertes Heroin oder Kokain. Möglicherweise könnte man die Steuer auf die konkrete Menge (Milligramm) des enthaltenen Stoffes beziehen, so daß die Steuer auf die Menge bezogen immer gleich bleibe. Dies würde auch der oben angeführten Forderung nach dem Verbot von Mengenrabatten Rechnung tragen.

Alles in allem erscheint eine solche an Wirkstoffmengen orientierte Steuer, die gänzlich den Hilfe-, Beratungs-, Erziehungs- und Behandlungsinstitutionen im Drogensektor zukommen würde, berechtigt und sinnvoll. Ob der Staat sich allerdings die zu erwartenden Einnahmen tatsächlich gänzlich "abnehmen" ließe bzw. sie in diesen Sektor investieren würde, ist fraglich. Dies ist weder bei der Alkohol- noch bei der Tabak-Steuer der Fall. Vielleicht aber gäbe die Einführung einer solchen zweckgebundenen Besteuerung der heute (noch) illegalen Drogen Anlaß dazu, auch über den Umgang mit heute legalen Drogen und gerade auch mit den damit erwirtschafteten Drogensteuergeldern nachzudenken. Denn "es ist ja nicht die Politik gegenüber den illegalen Drogen allein, die reformbedürftig ist" (Hess 1991: 48).

6.5. Soll für Drogen geworben werden dürfen?

Wenn man von Werbung spricht, dann denkt man in der Regel an Werbespots im Fernsehen und im Rundfunk sowie an Werbeanzeigen in Zeitungen und an Plakatwänden etc. Werbung ist aber viel mehr. Werbung, so Lips/Marr (1990: 72), sei der Oberbegriff für die Vermittlung jeglicher Informationen über ein Erzeugnis. Auch die Informationen, die über ein Erzeugnis auf der Verpackung oder in Prospekten und sonstigem Verkaufsmaterial enthalten seien, fielen unter den Begriff Werbung (vgl. auch Blume/Müller 1976: 52ff.). Dementsprechend muß in diesem Kapitel sowohl die vermarktungsorientierte Werbung und die sog. Produktinformation abgehandelt werden, als auch die Art der Verpackung der Produkte als solche sowie die auf oder in ihr enthaltenen Warnhinweise.

Nach der genannten Definition ist auch die sachliche Information über ein Produkt Werbung. Für unseren Zusammenhang ist diese Tatsache insofern wichtig, als von fast allen Autoren ein Werbeverbot für Drogen im Falle einer Legalisierung gefordert wird, gleichzeitig aber auch die sachliche Aufklärung über Drogen.

So entwirft z.B. Lord (1989: 375ff.) detailierte Konzepte, was, wo, wie groß etc. auf der Packung kenntlich gemacht werden soll. Zudem sollten den Packungen ausführliche Beipackzettel mit Warnhinweisen sowie Informationen über Institutionen, die im Falle einer Abhängigkeit zu Rate gezogen werden können, beigefügt werden. Gleichzeitig sagt sie explizit, daß "absolutely NO advertising would be allowed, either in media, billboards, or within the sellers facility" (Lord 1989: 376).

Ähnlich wie Lord argumentieren auch viele andere Autoren. Grinspoon (1989: 42f.) plädiert für eine umfassende Drogen-Erziehung und Drogen-Aufklärung, gleichzeitig aber für ein totales Reklame-Verbot.

Beauchesne (1990: 43) weist auf die spärlichen Informationen hin, die über die heute legalen Genußmittel und Medikamente in der jeweiligen Werbung für diese Produkte geliefert werden. Die Vermarktung dieser Produkte sei zum einen aggressiv, zum anderen hinterlasse sie ein "lack of information".

"A new drug market-place must not operate on classical commercial principles, that is, principles of creating markets and increasing consumers demand to generate continued profits. Marketing regulations for prescription drugs have demonstrated their ineffectivness in promoting informed use, in preventing addiction, or in meeting public health concerns. In the current health system, the consumer is inadequately informed about the drug he or she consumes, and about drugs in general." (Beauchesne 1990: 43)

Beauchesne plädiert daher für ein *passive marketing*. Darunter sind Einschränkungen oder Verbote solcher Werbung zu verstehen, die zu Produktion, Verkauf und/oder Konsum ermutigen. Vielmehr sollten Kampagnen, Informationen etc. verbreitet werden, die die Autonomie und Verantwortlichkeit des Konsumenten stärken (vgl. Beauchesne 1990: 43f.).

Man kann also festhalten, daß stets eine Unterscheidung getroffen wird zwischen Werbung und Produktinformation, obwohl in der oben genannten Definition beide Varianten unter dem Oberbegriff Werbung zusammengefaßt sind. Folgt man dieser Definition, so ist das grundsätzliche Verbot von Werbung im Drogenbereich weder möglich noch sinnvoll - es lassen sich lediglich Einschränkungen der Werbung rechtfertigen.

Will man nun diese Einschränkungen bestimmen, so muß man nach den Kriterien fragen, die man hierbei zugrunde legen will. Die Unterscheidung zwischen Werbung, die neue Märkte schaffen oder bereits bestehende ausweiten will, und Werbung, die sachliche Informationen über ein Produkt und den angemessenen Umgang mit ihm liefert, scheint plausibel, geht es doch um einen selbstbestimmten und weitgehend gefahrlosen Konsum der jeweiligen Substanzen. Das schwierigste Problem hierbei ist die Frage der Grenzziehung. Wo hört sachliche Information auf und wo beginnt die auf die Erzeugung und/oder Ausweitung von Bedürfnissen zielende Vermarktung von Produkten?

Nach Schweiger/Schrattenecker (1989: 47ff.) kann man unterscheiden zwischen ökonomischen und außerökonomischen Werbezielen. Allerdings ist diese Begrifflichkeit etwas irreführend, denn sowohl die ökonomischen als auch die außerökonomischen Werbeziele haben die Intention, der werbenden Firma über den vermehrten Verkauf des jeweiligen Produkts Umsatz- und Gewinnsteigerungen einzubringen. Dabei übernehmen die sog. außerökonomischen Werbeziele die Aufgabe, die Aufmerksamkeit auf ein bestimmtes (markenunabhängiges) Produkt zu lenken, über dieses Produkt zu informieren, das Produkt mit einem gewissen Image zu versehen und darüber die Einstellung der Konsumenten zum Produkt an sich positiv zu beeinflussen. Die sog. ökonomischen Ziele dienen, nach Schweiger/Schrattenecker (a.a.O.), konkret dem Umsatz, dem Gewinn und der Vergrößerung des jeweiligen Marktanteils der werbenden Firma. Es wird deutlich, daß beide dargestellten Werbezielarten im Grunde auf dasselbe hinauslaufen. Man will sein Produkt so gut und soweit wie möglich vermarkten. Auch die oben als sinnvoll angesehene *Produktinformation* wird von Schweiger/ Schrattenecker (1989: 16) vermarktungsstrategisch definiert.

> "Jedes Produkt besitzt eine mehr oder minder ausgeprägte Fähigkeit, Informationen über seine Existenz, Verfügbarkeit und Nützlichkeit zu vermitteln. Besonders bei Gütern, bei denen die Kaufentscheidung zum Großteil von direkter Begutachtung (z.B. Investitionsgüter) oder vom Berührungskontakt (z.B. Kleider) abhängt, ist die Information durch das Produkt selbst von großer Bedeutung.
> Bereits die ersten Anmutungen, die das Produkt durch Dimension, Form, Oberflächenstruktur, Materialbeschaffenheit, Geruch, Farbgebung usw. auslöst, lassen auf dessen Eigenschaften schließen. Aus diesem Grund steigt die Bedeutung des Produktdesigns." (Schweiger/ Schrattenecker 1989: 16)

Wie man sieht, wird der Begriff der Produktinformation hier eher kommunikationstheoretisch gedeutet. Was in dieser Abhandlung unter Produktinformation verstanden wird, ist dagegen etwas anderes. Hier geht es nicht darum, daß über die Produktinformation, also z.B. das Design, das Produkt anspechender gemacht werden soll, sondern darum, dem Produkt sachliche Informationen beizufügen, die den Konsumenten über das Produkt aufklären und ihm einen unproblematischen Konsum ermöglichen sollen. Vielleicht sollte man das, was in unserem Zusammenhang mit Produktinformation gemeint ist, eher mit dem Begriff der Gebrauchsanweisung benennen.

Eine Gebrauchsanweisung wäre etwas, das beschreibt, wie man ein bestimmtes Genußmittel gebrauchen kann und wie, wann und gegebenenfalls wo(bei) man es nach Möglichkeit nicht gebrauchen sollte. Solche Gebrauchsanweisungen können als *Beipackzettel* der Produktverpackung beigefügt und in den jeweiligen Fachgeschäften als Prospekte oder Ähnliches ausgelegt sein sowie in Form von Büchern veröffentlicht werden. Ein gutes Beispiel einer recht gelungenen Gebrauchsanweisung für das Genußmittel

Kokain stellt das Buch von Voigt (1985) "Zum Thema: KOKAIN" dar. Es informiert über die Geschichte des Kokains und des Kokainkonsums, über die positiven Wirkungen der Droge, aber auch über die Gefahren, die mit ihrem Konsum verbunden sein können. Gleichzeitig enthält es Ratschläge über Applikationsformen, die Orte und Anlässe des Gebrauchs sowie Dosierungsanleitungen. Ähnlich informativ ist z.B. für Cannabis und seinen Gebrauch "Das Definitive Deutsche Hanf Handbuch" (Hai o.J). Für den Heroingebrauch (allerdings vor allem unter illegalen Bedingungen) kann als aufklärend und sachlich das Faltblatt der Initiative JES (Junkies, Ex-Junkies, Substituierte) angeführt werden, in dem über die gesundheitlichen Risiken des Heroinkonsums und deren Vermeidung in nicht-moralisierender Weise informiert wird. Ähnliche Bücher oder Broschüren könnte man sich für alle Drogen vorstellen und diese Werke könnten bzw. sollten dann in den für den Verkauf lizensierten Fachgeschäften zu einem günstigen Preis verkauft werden. Die Drogensteuer-Einnahmen könnten z.B. zur finanziellen Förderung solchen Informationsmaterials ausgegeben werden.

Gleichzeitig könnte jene Werbung, die auf Gewinn, Umsatz und/oder Marktanteile zielt, verboten werden. Ähnlich, wie in § 22 LMBG für Tabakerzeugnisse eine Werbeverbot definiert wird, könnte es dann per Gesetz für psychoaktive Substanzen lauten: *Es ist verboten, für die in diesem Gesetz bestimmten psychoaktiven Genußmittel im Rundfunk, im Fernsehen, in den Printmedien oder anderen öffentlichen Medien zu werben. Hersteller-unabhängiges Informations- und Aufklärungsmaterial darf in den zum Verkauf psychoaktiver Genußmittel lizensierten Fachgeschäften sowie im Buchhandel ausgelegt und verkauft werden.*

Für etwaige Unsicherheiten bezüglich der Sachlichkeit und Richtigkeit des Informationsmaterials könnte eine ständige Kommission eingesetzt werden, die sich aus Pharmakologen, Drogenkonsumenten, Juristen, Drogenforschern, Delegierten der Verbraucherschutzverbände etc. zusammensetzen könnte, und die in Zweifelsfällen über die Zulassung des Materials entscheidet.

Mit diesem Modell würde man einerseits eine bedürfniserzeugende und marktexpandierende vermarktungsorientierte Werbung verhindern und andererseits eine bestmögliche Aufklärung und Information über die jeweiligen Substanzen bzw. Genußmittel ermöglichen. Die beschriebenen Werbebeschränkungen entsprechen zwar nicht einer vollständigen Angleichung der Handhabung der illegalen Substanzen an die der legalen Genußmittel, sie sind aber m.E. während einer Übergangsphase gerechtfertigt: Es ist anzunehmen, daß es eine gewisse Zeit benötigt, bis die Menschen es gelernt haben, mit den "neuen" Genußmitteln umzugehen, sich mit deren Vor- und Nachteilen vertraut zu machen und ein angemessenes Gebrauchs-Wissen zu internalisieren. Während dieser Phase der Enkulturation scheint es sinnvoll, die (potentiellen) Konsumenten mit sachlichen und hilfreichen Informationen und nicht mit marktexpansiven, manipulierenden Werbestrategien zu konfrontieren.

Die Konzepte zu Werbebeschränkungen ließen sich ergänzen durch bestimmte Auflagen an die Hersteller, die jeweiligen Verpackungen der einzelnen Genußmittel auf bestimmte Art zu gestalten und diesen Verpakkungen spezielle Warnhinweise beizufügen. Dies würde sicherstellen, daß die notwendigen Gebrauchsinformationen auch unabhängig vom Erhalt oder Erwerb sonstigen Informations- und Aufklärungsmaterials in die Hand des Verbrauchers gelangen.

Wir hatten oben gesagt, daß, abgesehen von den Produkten geringer Wirkstoffkonzentration (z.B. Coca Cola), jede einzelne Dosis die letale Wirkstoffmenge eines "durchschnittlichen", ungeübten Konsumenten nicht überschreiten dürfe. Dies wird, im Anschluß an Lord (1989: 392ff.), an dieser Stelle folgendermaßen ergänzt: Jede dieser einzelnen Dosen sollte extra verpackt und mit genauen Angaben über die Wirkstoffkonzentration sowie den wichtigsten Warnhinweisen versehen sein. (Ein ausführlicher Entwurf solcher Warnhinweise, die auf allen Verpackungen angebracht werden sollten, findet sich in: Schmidt-Semisch 1992a: 126-130). Die Verpakkung, die eine gewisse Anzahl dieser einzeln verpackten Einzeldosen enthält, sollte zudem eine detailliertere und ausführlichere Gebrauchanweisung enthalten. Ähnlich, wie heute bei alkoholischen Getränken und Zigaretten, sollte die Wirkstoffkonzentration auf jeder Packung genau angegeben werden. Um das Vertauschen einzelner Drogen zusätzlich zu verhindern, könnte man für jede Drogenart eine bestimmte Farbe für die Verpackung vorschreiben, die sich darüber hinaus je nach Wirkstoffgehalt in ihrer Intensität unterscheiden könnte (z.B. von hellgrün für rauchbares Opium bis dunkel- oder giftgrün für spritzbares Heroin).

Alle diese Vorschläge ließen sich problemlos im Lebensmittelrecht und den jeweiligen Verordnungen regeln und böten einen weitgehenden Schutz vor ungewollten Verwechslungen, Überdosierungen etc. Sie böten zudem einen Schutz und eine Information der Konsumenten, die weit über die Unterrichtung der Konsumenten heute legaler Drogen hinausginge.

6.6. Wer garantiert/kontrolliert Herstellung und Qualität?

Nach allen diesen Fragen der Distribution der zu legalisierenden Genußmittel, muß nun auch die Frage geklärt werden, wer die Substanzen herstellt und - vor allem - wer ihre Qualität sichert. Die Frage der Herstellung betrifft zwei Aspekte, nämlich zum einen den Anbau der Rohstoffe, d.h. den Anbau von z.B. Coca (Kokain, Crack), Schlafmohn (Opiate), indischem Hanf (Cannabis) etc., zum anderen die chemische Aufbereitung und Verarbeitung dieser (Natur-)Drogen zu hochpotenten psychoaktiven Substanzen.

Mit der Frage nach der Herstellung von Rohstoffen und der Verarbeitung dieser Rohstoffe treffen wir auf die existentielle und finanzielle Grundlage der unterschiedlichsten Personengruppen, die die illegale Produktion von Drogen diesen Menschen heute sichert. Da sind zum einen die Bauern der sog. Dritten Welt, deren Existenz weitgehend am Anbau der Drogenpflanzen hängt[82]. Das existentielle Interesse dieser Gruppe an Drogenhandel und Drogenproduktion zeigen heute bereits die repressiven und friedlichen Versuche, eine *crop substitution* zu installieren, d.h. den Anbau von Dro-

---

82 "Über zwei Millionen Arbeitsplätze hängen direkt oder indirekt an dem 'einzigen erfolgreichen transnationalen Wirtschaftszweig', den Lateinamerika hervorgebracht hat.
An der wachsenden Drogenabhängigkeit der südamerikanischen Volkswirtschaften tragen die großen Industrienationen eine gehörige Portion Mitschuld. Der Verfall der Weltmarktpreise für ihre Agrar-Erzeugnisse (Kaffee, Baumwolle et cetera) und industriellen Rohstoffe (Zinn, Kupfer), die hohen Zollbarrieren der Ersten Welt und deren Konkurrenz mit eigenen hochsubventionierten Nahrungsmitteln haben viele Anden-Bauern und Bergarbeiter überhaupt erst zum Koka-Anbau gezwungen." (Arfs 1991)

genpflanzen durch andere subventionierte Anbauprodukte zu ersetzen, die meist am Widerstand der Bauern scheitern.

> "Bedenkt man beispielsweise, daß ein bolivianischer Bauer aus dem Ertrag eines Hektars Tee, Kaffee, Kakao oder tropischer Früchte nur rund 140 Dollar, aus dem Ertrag eines Hektars Coca aber bis zu 2000 Dollar erlösen kann, so wird der ökonomische Anreiz zur Erhaltung und Ausweitung der Produktion (bei einem bolivianischen Durchschnittseinkommen von 450 Dollar) ohne weiteres deutlich. Vielerorts ist der Bauer außerdem durch die Schuldknechtschaft, in der er von den Aufkäufern seiner Ernte gehalten wird, dazu gezwungen. Ebenso lassen sich die Abzweigungen aus der legalen Produktion erklären: Für 1 Kilo Rohopium erhält der indische Bauer von den staatlichen Stellen 250 Rupees, vom illegalen Händler 1200 bis 1500. Damit erweisen sich auch Vorschläge an die amerikanischen Regierung, doch einfach jährlich die gesamte Ernte aufzukaufen, als illusorisch - zumindest, solange es eine illegale Nachfrage gibt, die immer höhere Preise zahlen kann." (Hess 1991: 37)

Aber nicht allein die Existenz der Bauern hängt an den hohen bzw. höheren Preisen sowie der größeren Absatzsicherheit der Drogenpflanzen, sondern häufig genug die gesamte Volkswirtschaft der Anbauländer. Hess (1991: 37f.) hält die illegale Drogenproduktion für den wichtigsten Zweig der sog. parallelen Ökonomie in vielen Gebieten der sog. Dritten Welt, die manches Land vor dem Bankrott bewahrt habe. Die Exporterlöse des Libanon und von Jamaika stammten z.B. zu ca. zwei Dritteln aus dem illegalen Cannabis- Handel.

> "Bolivien soll zur Zeit aus dem Export von Coca und Coca-Produkten, obwohl ein Großteil der Erlöse im Ausland bleibt, doch jährlich 600 Millionen Dollar zurückerhalten, während die legalen Exportgüter nur 400 Millionen einbringen. Kolumbien soll schon 1979 Marihuana und Kokain im Werte von sechs Milliarden Dollar ausgeführt haben. Der durch die Eigenproduktion der USA gefallene Export von Marihuana wird heute durch den steigenden von Kokain wettgemacht. Auch hier bleibt ein großer Teil der Erlöse auf ausländischen Konten, aber immerhin drei Milliarden Dollar sollen doch der inländischen Wirtschaft zugute kommen, deren Legalexporte 1984 eine Höhe von 3,5 Milliarden Dollar erreichten." (Hess 1991: 38)

Wenn man diese Zahlen betrachtet, verwundert es nicht, daß sich auch verantwortungsbewußte und nicht eigentlich in den Drogen-Handel involvierte Politiker dieser Länder heute nur halbherzig an einer effektiven Drogenbekämpfung beteiligen. Hess (1991: 48f.) unterstreicht daher zu Recht, daß deren Existenz durch langfristige Lieferverträge gesichert werden müßte. Gleichzeitig sollte man versuchen, den Menschen in diesen Ländern dazu zu verhelfen, ihre Grundstoffe in Kleinindustrien zu exportierbaren Produkten zu verarbeiten. Zu denken ist an die Produktion von stimulierenden Teesorten oder Teemischungen, etwa Cocatee oder Cannabistee. Es wäre auch eine mit diesen Naturdrogen arbeitende pharmazeutische Industrie denkbar. Hess (1989a: 463) macht z.B. den Vorschlag, die heute massenhaft aus den Industriestaaten importierten synthetischen Antidepressiva durch pharmazeutische, im südamerikanischen Inland produzierte Cocaprodukte zu ersetzen. Solcherlei Produkte könnten dann möglicherweise auch in die sog. Erste Welt exportiert werden.

Auch im Bereich der Opiate gibt es - vor allem unter Schmerztherapeuten - einen großen Bedarf. Auf Schmerzkongressen wird immer wieder die Unterversorgung chronischer Schmerzpatienten mit Opioiden beklagt, mittlerweile sogar - zur Verbesserung der Versorgungssituation - die ersatzlose Streichung des BtmG gefordert (vgl. Die Neue Ärztliche vom 28.9.1990).

Ähnliche medizinisch-pharmazeutische Verarbeitungsmöglichkeiten, die sinnvoll wären, heute aber durch die Prohibition (auch in der medizinischen Anwendung) stark behindert werden, könnten zum volkswirtschaftlichen Nutzen der Anbauländer gereichen. Man würde quasi die Notwendigkeiten der Existenzsicherung der Anbauer und Verarbeiter mit dem Nützlichen (z.B. einer besseren Behandlung von Schmerzpatienten) verbinden können.

Allerdings werden auch heute schon die meisten Naturdrogen in ihren Herkunftsländern weiterverarbeitet. So findet ein großer Teil der Verarbeitung von Coca zu Kokain in den kolomianischen Urwäldern statt. Auch die Verarbeitung von Rohopium zu Heroin geschieht z.T. in Labors im und um das sog. Goldene Dreieck. Man könnte sich also vorstellen, daß der Anbau und ein Teil der Weiterverarbeitung an den Stellen verbleibt, wo sie heute auch schon stattfinden.

Jacobs (1990: 29f.) problematisiert allerdings diese Vorstellung:

> "Paralleling what occurred at the end of alcohol prohibition, some of the people who have gotten rich from illegal drugs would probably launder their images and play key roles in the now-legal distribution system. The South American drug barons would certainly continue to control the supply of cocaine, and since their sales to American importers would be legal (at least under American law), their position in South American politics would be greatly strengthened - a develop-

ment that might not ease tensions between those countries and the United States."

Dieser Einwand hat einige Berechtigung, allerdings nur unter der Voraussetzung, daß sich das Paradigma der herrschenden Drogenpolitik nicht grundsätzlich wandelt. Wenn man allerdings die Fehler der prohibitiven Vergangenheit erkennt, und nun einen anderen, angemesseneren Weg in der Drogenpolitik zu gehen sucht, dann ist es nur recht und billig, den Haß auf die bisherigen *folk devils* beizulegen. Jacobs sagt an anderer Stelle, "Drug legalization would be more like a cultural revolution than a change in policy" (a.a.O.: 40). Wenn diese Aussage richtig ist, dann ist eine Generalamnestie der bisherigen Vertreiber von illegalen Drogen geboten. Bedeuten doch Revolutionen (fast) immer, daß die Helden der Revolution stets die Staatsfeinde des alten Regimes waren. Nun kann es natürlich nicht darum gehen, die Dealer von einst als Helden zu glorifizieren, aber auch nicht darum, sie an ihrem früheren Geschäft nicht mehr zu beteiligen. Denn schließlich sind die dramatisierten Methoden dieser heutigen *Drogenmafia* die Methoden der Illegalität, an denen die Staaten durch ihre Verbotspolitik durchaus eine Mitverantwortung tragen. Und wieso sollten sich die illegalen Drogendealer nicht zu verantwortungsbewußten Geschäftsleuten entwickeln, so wie sich die Al Capones der Alkoholprohibition nach deren Aufhebung in die legalen Distributions- und Herstellungsstrukturen integrierten?[83]

Man hätte auf diese Art und Weise die Existenzen derer, die heute von der

[83] Zumal sie ja auch schon heute die Macht, die sie besitzen, nicht aus dem illegalen Drogenhandel allein beziehen, sondern vielmehr ermöglichen ihnen die beträchtlichen Gewinne aus dem illegalen Handel mit Drogen ein breitgefächertes Engagement in legalen Wirtschaftsbereichen, welches ihnen wiederum Einfluß auf politökonomische Entscheidungen verleiht. Arlacchi (1989: 190) erklärt z.B., daß der Ein- und Verkauf großer Heroinmengen, welche zur Verteilung auf den heimischen Märkten bestimmt sind, vor allem unter der Beteiligung von Personen betrieben wird, die nach außen der legalen und anerkannten Wirtschafts- und Finanzwelt angehören. Diese Beteiligungen seien meist auf bestimmte Phasen großer Geschäfte oder auch nur auf ein bestimmtes größeres Geschäft begrenzt. Es handle sich bei diesen Personen um Geschäfts- und Kaufleute sowie Freiberufler, die den Ankauf einer bestimmten Drogenmenge finanzierten, da sie so ihr investiertes Kapital in relativ kurzer Zeit vervielfachen könnten.
Die Ausführungen von Arlacchi zeigen, daß eine scharfe Trennung zwischen einer sog. legalen und einer sog. illegalen Wirtschaft kaum mehr möglich ist (vgl.z.B. auch Amendt 1984).

(noch) illegalen Herstellung der Drogen und ihrem illegalen Export abhängen, gesichert und zugleich die Herstellung der notwendigen Rohstoffe.

Die Endverarbeitung sowie die Verpackung der Produkte könnte sodann in den Absatzländern geschehen. Da für die Verpackung, wie oben bereits beschrieben, bestimmte standardisierte Formen vorgeschrieben werden sollen, bedarf es hier diesbezüglich keiner weiteren Ausführungen. Entscheidender ist, wie die Qualität der jeweiligen Substanzen gesichert und kontrolliert werden soll und kann. Da wir uns mit den vorliegenden Überlegungen im Bereich des Lebensmittelrechts bewegen, kommen für die Kontrolle der Substanzen die lebensmittelrechtlichen Kontroll- und Überwachungsmöglichkeiten der Absatzländer (in unserem Fall: der Bundesrepublik, eventuell der europäischen Gemeinschaft) zur Anwendung. Zu unterscheiden ist hier zwischen betrieblichen Kontrollmaßnahmen und der staatlichen Lebensmittelüberwachung.

Nach Lips/Marr (1990: 102ff.) existieren vier betriebliche Strategien der Lebensmittel- bzw. Qualitätskontrolle.

a) Zunächst sind die Hersteller dazu verpflichtet, sich die notwendigen *Kenntnisse über die einschlägigen Verordnungen, Gesetze, Leitsätze sowie Handelsbräuche* zu verschaffen. Diese Kenntnisse sind auf dem neuesten Stand zu halten und auch an die Mitarbeiter in geeigneter Form weiterzugeben.

> "Als Mittel hierzu dienen der regelmäßige Bezug von Fachliteratur, die Beteiligung an einschlägigen Fortbildungsveranstaltungen sowie die Mitgliedschaft in einem Fachverband." (Lips/Marr 1990: 102)

b) Darüber hinaus sind *organisatorische Vorkehrungen* zur Sicherung und Überwachung der Qualität zu treffen. Zum einen müssen die Gerätschaften, Anlagen und Transportmittel auf dem aktuellen technischen Stand gehalten werden. Zum anderen müssen die Verantwortlichkeiten zur Einhaltung der Sorgfaltspflichen für jeden Betriebsabschnitt abgrenzt und bestimmten Personen übertragen sein. Für die Abwesenheit (Krankheit, Urlaub etc.) dieser verantwortlichen Personen müssen adäquate Vertretungen bereitstehen. Der Betriebsleiter trägt für diesen organisatorischen Bereich die Verantwortung. Ihm obliegt die Sorgfalts- und Aufsichtspflicht. Die Verteilung der Verantwortlichkeiten und Zuständigkeiten der einzelnen Mitarbeiter muß ständig auf ihre Einhaltung hin überwacht werden.

c) Einen weiteren wichtigen Bereich der Kontrolle stellt die *Eingangskontrolle* dar. Die eingehenden Rohstoffe, Halbfabrikate, Fertigwaren und Verpackungsmaterialien müssen auf ihre Übereinstimmung mit den einschlägigen Gesetzen, Vorschriften etc. hin überprüft werden. Darauf kann auch nicht verzichtet werden, wenn der Lieferant vertrauenswürdig ist und die Qualität der Lieferung garantiert.

> "Bei Importen ist die Berufung auf die Vertrauenswürdigkeit des ausländischen Vorlieferanten nach vorherrschender Meinung im lebensmittelrechtlichen Schrifttum und in der Rechtssprechung ausgeschlossen bzw. stark eingeschränkt. Auch Untersuchungsbefunde ausländischer Stellen, die der ausländische Lieferant vorlegt, heben die Verpflichtung des Importeurs bzw. Warenempfängers, sich durch eigene Stichproben von der Verkehrsfähigkeit der Ware zu überzeugen, nicht auf." (Lips/Marr 1990: 104)

d) Neben diesen Kontrollen der angelieferten Waren ist der Hersteller auch dazu verpflichtet, dafür zu sorgen, daß die von ihm in Verkehr gebrachte Ware einwandfrei ist. Dementsprechend ist die *Qualitätsüberwachung der eigenen Erzeugnisse* mittels Probenahmen erforderlich. Diese Kontrollen können durch betriebseigene Fachleute erfolgen oder durch sog. Handelslabors. Es wird nicht nur die einwandfreie Zusammensetzung der Produkte kontrolliert, sondern es werden z.B. auch Lagerversuche zur Überprüfung der Haltbarkeit durchgeführt. Die betrieblichen Qualitätsprüfer haben zudem Rückstellmuster der einzelnen Chargen zurückzuhalten, um bei eventuellen Beanstandungsfällen eine Überprüfung der jeweiligen Produktionsphasen zu ermöglichen.

Neben diesen betrieblichen Überwachungsmaßnahmen, gibt es die staatliche Lebensmittelüberwachung. Nach § 40 LMBG sind für die Wahrnehmung dieser Aufgabe die Landesbehörden zuständig. Die zuständigen Behörden und Beamten[84] haben sich durch regelmäßige Überprüfungen und Probenahmen davon zu überzeugen, daß die einschlägigen Vorschriften

---

84 Zur Lebensmittelüberwachung können einerseits akademisch ausgebildete Personen (z.B. (Lebensmittel-) Chemiker etc.) eingesetzt werden, andererseits aber auch nicht-akademisch ausgebildete Personen, für die es besondere Ausbildungsanforderungen gibt, die in der sog. *Lebensmittelkontrolleur-Verordnung vom 16.Juni 1977* (BGBl. 1977, I., S.1002) ausgeführt sind.

und Gesetze eingehalten werden (§ 41 (19) LMBG). Bei Gefahr im Verzug sind die Beamten ermächtigt, auch außerhalb der Geschäftszeiten

> "Grundstücke und Betriebsräume, in oder auf denen Lebensmittel, Tabakerzeugnisse, kosmetische Mittel oder Bedarfsgegenstände gewerbsmäßig hergestellt, behandelt oder in Verkehr gebracht werden, sowie die dazugehörigen Geschäftsräume (...) zu betreten" (§ 41(3) LMBG).

Die staatliche Überwachung der Lebens- und Genußmittelherstellung findet demnach auf zwei Arten statt, zum einen durch Betriebskontrollen und zum anderen durch Probenahmen. Bei den Proben können wiederum zwei Arten unterschieden werden: Erstens die sog. Planproben, die nach einem bestimmten Probenahmeplan routinemäßig gezogen werden und somit die regelmäßige Kontrolle der Erzeugnisse gewährleisten (sollen). Zweitens die sog. Verdachtsproben, die gezogen werden, wenn der Verdacht besteht, daß ein Lebens- oder Genußmittel nicht den lebensmittelrechtlichen Vorschriften entspricht oder wenn sich z.B. ein Verbraucher über die Qualität eines Lebens- oder Genußmittels beschwert (vgl. Lips/Marr 1990: 111).

Eine weitere Kontrollfunktion bzgl. der Qualitätsicherung und der Qualitätsdefinition der Produkte wird von der *Deutschen Gesellschaft für Qualität e.V.* ausgeübt.

> "Die 'Deutsche Gesellschaft für Qualität e.v.' befaßt sich in Schriften und Seminaren mit den statistischen Grundlagen der Qualitätssicherung. Diese besteht aus drei Elementen:
>
> - der Qualitätsfestlegung: diese Funktion umfaßt das Ausarbeiten von Richtlinien und Vorschriften für Entwurf und Fertigung im weitesten Sinne;
>
> - der Qualitätsbeherrschung: sie umfaßt alle Maßnahmen, die auf eine zielgerechte Qualitätsverwirklichung gerichtet sind und
>
> - die Qualitätsbeurteilung, durch die überprüft wird, ob das Erzeugnis mit den festgelegten Qualitätvorschriften übereinstimmt." (Lips/Marr 1990: 105)

Zudem übernehmen auch die Verbraucher(-Schutz)-Verbände (z.B. die Stiftung Warentest u.a.) Funktionen der Qualitätsüberwachung und -sicherung[85].

---

85 Ähnliche Funktionen übernehmen auch das sog. Deutsche Lebensmittelbuch (vgl. Lips/Marr 1990: 30ff.) sowie der sog. Codex Alimentarius, der eine Sammlung internationaler lebensmittelrechtlicher Standards darstellt. Diese "bezwecken eine

Zusammenfassend bedeutet dies, daß die Qualität weitestgehend sichergestellt werden kann, zum einen durch die betrieblichen Überwachungs- und Kontrollmaßnahmen, zum anderen durch die staatlichen Maßnahmen der Lebensmittelüberwachung sowie die Untersuchungen der (freien) Verbraucher(-Schutz)-Verbände. Rechnet man noch die oben beschriebenen Pflichten bzgl. der Verpackung und Kennzeichnung der heute (noch) illegalen Genußmittel dazu, so entsteht für den Konsumenten dieser Substanzen eine maximale produktbezogene Sicherheit beim Gebrauch.

6.7. Wer trägt die Verantwortung bei "Drogen-Unfällen"?

Trotz aller dieser oben beschriebenen Maßnahmen zur Gewährleistung einer maximalen Sicherheit des Konsums bzw. der Konsumenten ist es nur zu wahrscheinlich, daß sich beim Konsum von Genußmitteln Unfälle, Krankheiten und ähnliches ereignen; dies ist schließlich auch bei den heute legalen Drogen der Fall. Man weiß von Alkoholvergiftungen, von Alkoholabhängigen, von alkoholbedingten Betriebs- und Verkehrsunfällen, von Kindern, die Zigaretten essen und eine Nikotinvergiftung erleiden, von Rauchern, die ein erhöhtes Lungenkrebsrisiko aufweisen etc. Man weiß aber auch um die gesundheitsschädigenden Manipulationen von Genußmitteln durch die Hersteller. Eines der bekanntesten Beispiele in unserem Zusammenhang ist wohl der sog. Weinskandal gewesen, als an die Öffentlichkeit gelangte, daß zahlreiche österreichische Weinhersteller ihre geringwertigen Weine nach dem Zusatz giftiger Frostschutzmittel als "Prädikatsweine" verkauften (vgl. Hippel 1986: 64).

Es gibt daher zwei Arten von "Drogen-Unfällen", die hier zu berücksichtigen sind, a) die vom Hersteller fahrlässig oder mutwillig verursachten

---

zunächst unverbindliche Aufstellung von international weitgehend anerkannten Standardbedingungen für die Hygiene-Praxis, die Herstellung und Beschaffenheit von Lebensmitteln durch eine gemeinsame Kommission der Weltgesundheitsorganisation (WHO) und der Welternährungsorganisation (FAO). Zu dieser Kommission hat jeder Mitgliedsstaat der UNO stimmberechtigten Zutritt. Andere Staaten oder internationale Organisationen können ohne Stimmrecht mitberaten. Nach dem Statut der Codex Alimentarius Kommission ist oberste Richtschnur der Schutz der Gesundheit der Verbraucher und die Sicherstellung des lauteren Wettbewerbs im Verkehr mit Lebensmitteln." (Lips/Marr 1990: 41)

Schädigungen (also Unfälle aufgrund mangelhafter oder gesundheitsgefährdender Qualitität) und b) die vermittels sachgemäßem oder unsachgemäßem Gebrauch durch den Konsumenten selbst absichtlich oder unabsichtlich verursachten Schädigungen und "Unfälle". Die Frage, die hier zu beantworten ist, ist die, wer die Verantwortung für die jeweiligen Schädigungen übernehmen soll, d.h. wer für den Schaden haftet und wer für die Kosten einer eventuellen Genesung oder Rente aufkommt.

a) Das LMBG und die einzelnen Verordnungen enthalten eine große Zahl von Straftats- und Ordnungswidrigkeitsbeständen, die quasi alle Zuwiderhandlungen gegen dieses Gesetz und seine Verordnungen abdecken. Darüber hinaus ist es nach § 8 LMBG grundsätzlich verboten:

> "1. Lebensmittel für andere derart herzustellen oder zu behandeln, daß ihr Verzehr geeignet ist, die Gesundheit zu schädigen;
>
> 2. Stoffe, deren Verzehr geeignet ist, die Gesundheit zu schädigen, als Lebensmittel in den Verkehr zu bringen."

Wer solches tut, wird nach § 51 LMBG mit Freiheitsstrafe bis zu zwei Jahren oder Geldstrafe bestraft, in schweren Fällen ist die Strafe Freiheitsstrafe von sechs Monaten bis zu fünf Jahren. Im Falle der Fahrlässigkeit ist die Strafe Freiheitsstrafe bis zu einem Jahr oder Geldstrafe.

Nun müssen diese Straftatbestände allerdings relativiert werden, denn obwohl z.B. das Rauchen von Tabak oder das Trinken von Alkohol erwiesenermaßen extrem gesundheitsschädigend sein kann, ist ihre Herstellung und ihr Vertrieb erlaubt und der Hersteller in der Regel für die auftretenden Schädigungen nicht verantwortlich zu machen. Konkret bedeutet dies, daß zumindest bei den Genußmitteln der § 8 LMBG nicht wirksam wird, denn sonst kämen ja, etwas unwissenschaftlich formuliert, sämtliche Alkohol- und Zigarettenhersteller aus dem Knast nicht mehr heraus. Sie sind aber nach § 52 (2) LMBG lediglich dann haftbar, wenn sie entgegen dem Gesetz verbotene Zusatzstoffe verwenden (z.B. Weinskandal), verbotene Bestrahlungstechniken anwenden, Kenntlichmachungspflichten nicht nachkommen, Warnhinweise nicht anbringen etc. Für die grundsätzlich vom Tabakrauchen oder Alkoholtrinken ausgehenden Gefahren sind die Hersteller nicht verantwortlich.

Ebenso sollte man mit den künftigen Herstellern der heute noch illegalen

Genußmittel verfahren. Wer die Substanzen ordnungsgemäß herstellt, seinen Kenntlichmachungspflichten nachkommt, die Verpackung in der vorgeschriebenen Form (Farbe, Beschriftung, Einzeldosisverpackung etc.) gestaltet, die vorgeschriebenen Warnhinweise ordnungsgemäß anbringt, den vorschriftsmäßigen Beipackzettel beifügt u.s.w., der ist für Schäden, die dem Konsumenten aus seinem Konsum entstehen, nicht haftbar zu machen. Im Falle des fahrlässigen oder mutwilligen Verstoßes gegen diese Auflagen ist der Hersteller dagegen auf jeden Fall zivilrechtlich vom Konsumenten oder anderen Geschädigten haftbar zu machen, d.h. z.B. im Sinne von Schmerzensgeld- oder Rentenansprüchen, Verdienstausfalls-Entschädigungen etc.

Die meisten Fälle von Produkthaftung sind darüber hinaus bereits im Haftpflichtrecht erfaßt. Die neueren europäischen Überlegungen und Unternehmungen zielen z.B. darauf ab, eine vom Verschulden unabhängige, außervertragliche, strikte Haftung des Herstellers für Schäden, die durch einen Fehler seines Produkts verursacht wurden, zu installieren. Dabei gilt ein Produkt dann als fehlerhaft,

> "wenn es bei bestimmungsmäßigem Gebrauch für Personen oder Sachen nicht die Sicherheit bietet, die man unter Berücksichtigung aller Umstände (insbesondere seiner Darbietung und des Zeitpunkts, zu dem es in Verkehr gebracht wurde) zu erwarten berechtigt ist." (Hippel 1986: 48)

Vier Arten von Produkthaftung sind, nach Hippel (1986: 49ff.), zu unterscheiden.

1. *Konstruktionsfehler*: Hierbei handelt es sich um ganze Produktionsserien, die nach dem Stand der aktuellen Wissenschaft und Technik eine Fehlkonstruktion darstellen.

2. *Instruktionsfehler*: Bei dieser Art Fehler handelt es sich um Mängel in der Gebrauchsanweisung, d.h. mangelnde Hinweise auf die Anwendungsweise und die möglichen Gefahren beim Gebrauch des Produkts.

3. *Fabrikationsfehler*: Hier wird der Schaden durch ein einzelnes fehlerhaftes Produkt einer ansonsten tadellosen Serie angerichtet.

4. *Entwicklungsgefahren*: Diese Fehlerart liegt vor, wenn sich ein nach bisherigem Erkenntnisstand als gefahrlos geltendes Produkt unerwartet als

schädigend erweist (z.B. Langzeitschäden bei Medikamenten, die erst nach vielen Jahren erkannt werden).

Während es sich bei den Konstruktions- und Instruktionsfehlern eindeutig um Fälle für die Produzentenhaftung handelt, da der Hersteller entweder falsch konstruiert oder falsch oder unzureichend informiert hat, ist diese Eindeutigkeit bei den Fabrikationsfehlern und Entwicklungsgefahren nicht gegeben.

Ohne an dieser Stelle auf die von Hippel (1986: 52-62) ausführlich dargestellte Debatte über das Für und Wider einer Produzentenhaftung für Fabrikationsfehler und Entwicklungsgefahren einzugehen, sei ein pragmatisches Modell zum Umgang mit diesen Gefahren vorgeschlagen. Das Modell ist angelehnt an das Deutsche Arzneimittelgesetz sowie Vorbilder in Schweden, Japan und Spanien.

Das *Gesetz zur Neuordnung des Arzneimittelrechts vom 24.August 1976* (§§ 84ff.) sieht eine begrenzte Gefährdungshaftung des Herstellers vor, die durch Arzneimittel infolge von Entwicklungs-, Herstellungs- oder Instruktionsfehlern verursacht werden. Das Deckungsrisiko ist von den Versicherern übernommen worden.

> "Der Hersteller haftet nach dem neuen Arzneimittelgesetz nun im Einzelfall bis 500.000 DM Kapitalsumme oder 30.000 DM Jahresrente, bei Serienschäden bis 200 Mill. DM Kapitalsumme oder 12 Mill. DM Jahresrente. Der Hersteller ist in dieser Höhe zur Deckungsvorsorge verpflichtet, sei es durch eine Haftpflichtversicherung, sei es durch eine Freistellungs- oder Gewährleistungsverpflichtung eines Kreditinstituts.
>
> Da die Deckungsvorsorge von 200 Mill. DM die Kapazität einzelner Versicherer (selbst bei Einschluß der Rückversicherung) bei weitem übersteigt, haben die deutschen Versicherer inzwischen einen Rückversicherungspool gegründet. Der Einzelversicherer übernimmt im Schadensfall 10 Mill. DM, für weitergehende Schadensansprüche tritt der Pool ein. Die Tarifgestaltung richtet sich nach drei Risikogruppen (rezeptpflichtige, apothekenpflichtige, frei verkäufliche Arzneien). Die Versicherungsprämien sind insgesamt relativ gering: Nach Angaben der pharmazeutischen Industrie ergeben sich Belastungen in Höhe von ca. 0,4 Prozent vom Umsatz. Es liegen keine Anzeichen dafür vor, daß durch diese Kostenbelastung kleinere oder mittlere Betriebe in wirtschaftliche Schwierigkeiten geraten sind. Im übrigen ist anzumerken, daß der Pharmapool bisher noch in keinem Fall in Anspruch genommen worden ist." (Hippel 1986: 58; vgl. auch ausführlich Meyer 1989: 209f.)

Seit 1978 besteht in Schweden eine Versicherung gegen Arzneimittelschäden, die von den Herstellern der Substanzen finanziert wird und die Schäden auch dann deckt, wenn den Hersteller kein Verschulden trifft.

Die Opfer von Arzneimittelschäden in Japan haben seit 1979 Anspruch auf (durch Höchstsummen begrenzte) Entschädigungsleistungen, gerade auch dann, wenn es an einem Verschulden des Herstellers fehlt. Die Entschädigungen werden aus einem Fond gezahlt, der durch Beiträge der Arzneimittelhersteller und staatliche Zuschüsse finanziert wird. (Vergleichbare Entschädigungsansprüche bestehen auch in den USA und Spanien[86]; vgl. Hippel 1986: 58f.)

Ähnliche Versicherungen und/oder Fonds könnten zur Deckung von Schädigungen durch Genußmittel eingerichtet werden, solange diese Schäden auf Entwicklungs- und Fabrikationsfehler zurückzuführen sind. Solche "Geldtöpfe", aus denen die eventuell anfallenden Entschädigungsleistungen zu bezahlen wären, könnten zum Teil von den Herstellern finanziert werden, zum anderen aber auch - vielleicht sogar ausschließlich - aus einem Teil der eingenommen Drogensteuer-Einnahmen. Für Schädigungen, die durch eventuelle Konstruktions- und Instruktions-Fehler entstehen, müßte, wie oben bereits festgestellt, der Hersteller selbst bzw. seine Haftpflichtversicherung aufkommen.

Mancher Leser mag denken, daß die Arzneimittel-Beispiele darauf hindeuten, daß die zu legalisierenden Genußmittel wohl doch nicht so unbedenklich seien. Diese Folgerung wäre allerdings nicht ganz richtig, denn was oben dargestellt wurde, ist Ausdruck eines neuen Bewußtseins im Bereich des Verbraucherschutzes allgemein und betrifft darüber hinaus lediglich Schädigungen, die aus der mangel- oder fehlerhaften Produktion resultieren sowie andere Schädigungen, für die der Konsument durch seinen Konsum selbst nicht verantwortlich ist. Die Haftung für solche Schädigungen ist auch bei allen anderen Produkten durch die Produkthaftpflicht abgedeckt oder sollte dies zumindest sein. Der gemachte Vorschlag ist daher nicht außergewöhnlich.

---

86 In Spanien erstreckt sich die grundsätzliche Haftung für Entwicklungsgefahren beispielsweise auch auf alle anderen Nahrungsmittel sowie auf pharmazeutische Produkte jeglicher Art, Spielzeug, Haushaltsgeräte etc. (Hippel 1986: 59)

Anders verhält es sich dagegen mit Schädigungen, die aus dem sachgerechten oder unsachgerechten Gebrauch einwandfrei hergestellter Substanzen resultieren, wie etwa Schädigungen der Organe bei Alkohol- oder Tabak-Genuß.

b) Auch bezüglich der vom Konsumenten selbst verursachten Schädigungen muß man keine grundsätzlich neuen Regelungen erfinden - die Regelungen für den Fall eines selbst verschuldeten Leidens existieren bereits. Egal was eine Person auch tut, für den Fall, daß sie krank wird, bezahlt die Krankenkasse (nach den gesetzlichen Tarifen). Oben war bereits darauf hingewiesen worden, daß der Konsum von heute illegalen Drogen im Falle der Legalität keineswegs gefährlicher wäre, als der Konsum heute legaler Drogen auch. Die Schädigungen und Krankheiten, die aus dem Genuß der legalen Drogen entstehen bzw. die Kosten für die Behandlung derselben, übernehmen in unserer Gesellschaft die gesetzlichen und privaten Krankenkassen. Dabei ist es ohne Belang, ob es um die Finanzierung der Langzeitschädigungen, wie etwa Alkoholismus, Leberzirrhose, Lungenkrebs und Raucherbein geht, oder um akute Schädigungen und Krankheiten, wie z.B. Alkoholvergiftung, Nikotinvergiftung, akute Atemwegserkrankungen etc. Auch die Behandlung von Verletzungen oder Erkrankungen, die aus anderen riskanten Beschäftigungen des Lebens und/oder bestimmten Lebensstilen folgen, werden von den Versicherungen bezahlt.

Wenn der Konsum von psychoaktiven Substanzen also ein in dieser Gesellschaft "normales" Verhalten darstellt bzw. Teil bestimmter Lebensstile ist und wenn er in seiner Gefährlichkeit die Gefahren sehr vieler anderer Beschäftigungen und Lebensstile teilt, dann kann nichts dagegen sprechen, die Schäden und Leiden, die aus ihm erwachsen, über die Krankenversicherungen abzurechnen. Gleichwohl hat der Präsident der Bundesärztekammer, Karsten Vilmar, jüngst erneut den Vorschlag unterbreitet, bestimmte riskante Lebensstile mit Risikoprämien zu belegen. Anders als Grinspoon (1989: 42ff.), der risikohaftem Verhalten durch Aufschläge auf die Steuer (Harmfulness Tax) begegnen will, schlägt Vilmar vor, nicht bestimmte "Lebensstile" (etwa Drachenfliegen, Übergewicht, Rauchen), sondern vielmehr die dazu erforderlichen Konsumgüter als solche mit bestimmten

Aufschlägen zu versehen. Denn was oben bereits vom Autor der vorliegenden Abhandlung als zu verwaltungsaufwendig abgelehnt wurde, hält auch der Präsident der Bundesärztekammer für unrealistisch:

> "Es wäre wohl unsinnig, Krankenkassenschnüffler oder Wiegekommissionen durch die Lande zu schicken, um zu prüfen, wer sich gesundheitsgerecht verhält und wer nicht." (Interview in: DER SPIEGEL 31/1991: 30)

Die Frage ist allerdings, wie und ob sich die Einführung solcher Prämien politisch durchsetzen ließe. Denn es steht außer Zweifel, daß sich die Lebenshaltungskosten durch eine solche *Konsum-Gefahr-Prämie* erheblich erhöhen würden, noch dazu, wenn Vilmar soweit geht, auch Übergewicht bzw. Waren, die hierzu beitragen (also z.B. Schokolade), mit einem Aufschlag zu versehen. Eine solche Maßnahme ließe sich wohl nur dann rechtfertigen, wenn man gleichzeitig die tarifgebundenen Beiträge senken würde. Eine solche Senkung der Beiträge wiederum hält Vilmar für unrealistisch.

Gleichwohl hatten wir oben für die zu legalisierenden Drogen eine Steuer vorgeschlagen, die zweckgebunden in Drogenerziehung, -hilfe und -therapie fließen sollte. Diese Steuer würde zwar nicht den Krankenkassen direkt zukommen, aber durch die Finanzierung diverser Hilfs- und Erziehungsangebote für Drogenkonsumenten würde den Krankenkassen doch ein großer Betrag der möglichen finanziellen Kosten abgenommen.

Für den Fall, daß der Leser trotzalledem meint, daß dies zu einer Kostenexplosion im Gesundheitsapparat führen würde, soll an dieser Stelle noch einmal wiederholt werden, daß der Konsum psychoaktiver Substanzen nicht per se Krankheitswert besitzt (vgl. Bossong 1991b: 6) geschweige denn von den Konsumenten grundsätzlich als eine krankhafte Verhaltensvariante betrachtet wird. Vielmehr sind fast alle akuten und chronischen Erkrankungen von Konsumenten heute illegaler Drogen in ihrer Intensität und Häufigkeit vor allem auf die Bedingungen des Konsums, d.h. auf die Bedingungen der Illegalität zurückzuführen. Auch ist es, wie wir gesehen haben, durchaus möglich, mit allen Drogen einen kontrollierten Umgang zu pflegen.

Im Falle einer Legalisierung sollten wir deshalb lernen, auch die Entscheidung über das Ob und Wie einer Krankheit an die Konsumenten zurückzugeben. Jeder Konsument hat, wie alle anderen Personen auch, das Recht und die Selbstbestimmung, zu entscheiden, ob er sich krank fühlt oder nicht, und darüber, ob er einen Arzt aufsuchen will oder nicht. Das gilt sowohl für Fälle von akuten Erkrankungen als auch für Fälle von Langzeitschädigungen und Sucht. Diesbezüglich hatten wir mit Peele (1977) festgestellt, daß sich selbst Sucht prinzipiell lediglich als eine "extreme Form normalen Verhaltens" legitim betrachten läßt, die keineswegs aus sich heraus schon eine Krankheit darstellt - selbst eine Sucht nach z.B. Opiaten ist nicht einfach als Krankheit zu bezeichnen: Wie wir wissen, gab es nach dem zweiten Weltkrieg bis in die 60er Jahre hinein einen Typus von Opiat-Abhängigen (die sog. Klassischen Morphinisten; vgl. Schmidt-Semisch 1990a: 31f. m.w.V.), die nicht auffällig wurden und darüber hinaus ihren regulären Tätigkeiten (als z.B. Ärzte, Apotheker, Professoren etc.) nachkamen (vg. auch Kaplan 1985: 128).

Eine Krankheit, so könnte man (gerade für unseren Themenbreich) sagen, liegt in der Regel dann vor, wenn der Betroffene sein Befinden auch subjektiv als Leiden empfindet (vgl.z.B. Szasz 1978). Bossong (1991b: 7) hat recht, wenn er sagt, daß sich im Fall des subjektiven Empfindens des Leidens eine intrinsische Behandlungsmotivation entwickele, auf die die professionelle oder Laienhilfe dann zu antworten habe. Wie diese Hilfe auszusehen hätte, müßte sodann in einem Dialog zwischen dem Hilfesuchenden und dem Arzt/Therapeuten/o.ä. ausgehandelt werden, und die Krankenkassen hätten diese Behandlungskosten zu tragen.

Zusammenfassend bedeutet dies, daß die Kosten zur Behandlung der möglichen Schäden und Erkrankungen durch den Konsum heute illegaler Drogen ebenso behandelt würden, wie die Schäden und Erkrankungen, die durch die Ausübung zahlreicher anderer riskanter Lebensstile verursacht werden können. Man hätte darüber hinaus eine Situation geschaffen, in der die Bereitschaft zur Behandlung von Erkrankungen und damit auch die Effektiviät der Behandlungsmaßnahmen sehr erhöht wäre. Denn mit Bossong (1991b: 7) kann man für die heutige Situation festhalten,

> "daß die mitunter beobachtbare geringe Behandlungsbreitschaft der Drogengebraucher eher prohibitionsbedingt als ein Ausdruck von suchtbedingter Gleichgültigkeit ist. Angehörige kriminalisierter und sozial geächteter Subkulturen haben es prinzipiell schwer, sich zu of-

> fenbaren; dies aber ist unverzichtbar, wenn Behandlungen sinnvoll einsetzen sollen."

Mit der so beschriebenen Normalisierung des Drogengebrauchs auch im Gesundheitssystem hätte man also zweierlei erreicht: Erstens die Deckung der entstehenden Kosten, die im übrigen wohl nicht höher ausfallen würden, als bei anderen sog. Risikogruppen auch und zweitens die Möglichkeit zur relativ selbstbestimmten bzw. eigenverantwortlichen und damit effektiveren Behandlung der auftretenden Erkrankungen. Dabei muß es selbstverständlich sein, daß das Recht auf Hilfe auch für Drogenkonsumenten gewährleistet wird. Mit Wolf (1991: 60) läßt sich dies noch einmal prägnant zusammenfassen:

> "Daß mehr Freiheit mehr Verantwortung involviert, bedeutet nicht eine Restitution des alten Vorurteils, 'Drogensüchtige' seien 'selber schuld' und verdienten deshalb eine 'gerechte Strafe', sondern den Verzicht auf eine unterschiedlose Pathologisierung und Entmündigung."

6.8. Resümee

Das vorgeschlagene Genußmittelmodell bietet den bestmöglichen Schutz für die Konsumenten von Genußmitteln sowie für die Gesellschaft als ganze. Es versucht diesen Schutz der Konsumenten und der Gesellschaft nicht mit Hilfe strafrechtlicher Strategien zu sichern, sondern geht den Weg der bestmöglichen Information und der Qualitätssicherung der Produkte. Der Konsument kann sich mit der Droge seiner Wahl ausführlich und sachlich vertraut machen, ist immer darüber informiert, welche Substanz er in welcher Konzentration zu sich nimmt und kann sich der Qualität der angebotenen Produkte sicher sein. Er hat die Wahl zwischen wirkstoffärmeren und hochkonzentrierten Substanzen sowie zwischen verschiedenen Applikationsformen. Er kann sich mit den negativen wie auch den positiven Wirkungen der Drogen vertraut machen und hat die Möglichkeit, sie unter verschiedenen, seinen Bedürfnissen entsprechenden Umständen zu konsumieren. Es besteht die Möglichkeit, die Droge alleine (z.B. in den eigenen vier Wänden) oder mit anderen zusammen zu gebrauchen sowie in eine der speziellen Drogenkneipen zu gehen, um seinen Konsum in einer bestimmten Atmosphäre zu betreiben. Der Konsument kann die Art der Applikation frei wählen und darüber entscheiden, in welcher Konzentration er die Substanz zu sich nehmen will. Er ist nicht mehr, wie heute, dazu gezwungen, *die* Substanz zu konsumieren, die auf einem schwarzen Markt gerade im Angebot ist, sondern kann frei über das Was und Wie des Drogenkonsums entscheiden. Er hat jederzeit Zugang zu gesundheitlich unbedenklichem und sterilem Zubehör (z.B. Einwegspritzen). Im Falle von Problemen mit Genußmitteln steht ihm ein breites Angebot von Hilfen zur Verfügung. Er kann sich entweder an die bestehenden Drogenberatungs- oder Hilfestellen wenden oder einen Arzt seines Vertrauens aufsuchen. D.h. er kann Hilfe, Behandlung oder Therapie dann und so in Anspruch nehmen, wann und wie er dies für subjektiv richtig und notwendig erachtet. Der Konsument ist, um es zusammenfassend zu formulieren, sowohl in der Art und Weise seines Drogenkonsums frei als auch bei der Wahl der ihm persönlich notwendig erscheinenden Hilfe.

Die Gesellschaft als ganze profitiert von der erfolgten Legalisierung in Form von Einsparungen im Strafverfolgungs- und Strafvollstreckungsbereich, der Tatsache, daß die Konsumenten und Abhängigen nicht mehr dazu gezwungen sind, sich die finanziellen Mittel mit Hilfe von Beschaffungskriminalität zu sichern etc. Die mit bis zu zwei Dritteln mit Drogenkonsumenten belegten und z.T. überfüllten Gefängnisse werden sich leeren. Zum einen deshalb, weil die Drogen und der Verkehr mit ihnen nicht mehr verboten sind, zum anderen aufgrund der Tatsache, daß die sog. Beschaffungskriminalität nicht mehr notwendig ist. Darüber hinaus wird der Staatshaushalt geringer belastet, da die notwendig gewordenen Maßnahmen weitgehend aus den Drogensteuereinnahmen bestritten werden können. King (1990: 12) bezeichnet diese Einsparungen wohl mit einigem Recht als *peace dividends*, als Friedensdividenden.

Schlußbetrachtung: Neue Affinitäten

Substanzen und Mittel weisen zahlreiche Gemeinsamkeiten auf, die für ein neues Verständnis von Drogen- oder, allgemein gewendet, Substanzen-Politik nutzbar gemacht werden können. Diese Gemeinsamkeiten betreffen keineswegs nur die Tatsache der Aufnahme dieser Substanzen in den Körper und die damit verbundenene Intimität dieser Handlung. Vielmehr läßt unter anderem diese Intimität den Substanzen und Mitteln sekundäre Funktionen und Bedeutungen zuwachsen, die weit über deren primäre Finalitäten der Ernährung, Heilung und Bewußtseinsveränderung hinausweisen. Solche Funktionen und Bedeutungen betreffen sowohl die Bereiche Identität, Integration, Distinktion und Kompensation als auch gewichtige Aspekte von Ökonomie, Politik und Herrschaft und dieses sowohl auf mikro- und meso- als auch auf makrosozialer Ebene. Dabei sind die sich entwickelnden Bedeutungen und Funktionen von Substanzen und Mitteln eingebunden in die individuellen, (sub-) kulturellen, politischen, wissenschaftlichen, ökonomischen und religiösen Wissens-, Glaubens- und Bedeutungssysteme der jeweiligen Individuen, Gruppen und Gesellschaften. Sie nehmen in diesen Bedeutungssystemen bestimmte funktionale Positionen ein, die zwischen den Polen einer mehr oder weniger positiven und einer mehr oder weniger negativen Bewertung rangieren. In diesem Geflecht der Bedeutungen und Bewertungen können Substanzen und Mittel wiederum zu Symbolen werden, die Teile oder Aspekte der verschiedenen größeren oder kleineren Systeme oder Sub-Systeme zum Ausdruck bringen, sie stabilisieren oder in Frage stellen.

In den Bedeutungen, Bewertungen und Funktionen von Substanzen und Mitteln sowie in der Ausgestaltung der jeweiligen Konsumsituationen spiegelt sich die jeweilige sozialhistorische, gesellschaftliche und politische Situation der Konsumenten sowie der Nichtkonsumenten wider. Das bestätigt die These von Schivelbusch (1990: 11f.), die besagt, daß die Wirkungen von Genußmitteln auf den menschlichen Organismus lediglich jenes chemisch vollenden, was vorher bereits geistig, kulturell und politisch angelegt war. Vor diesem Hintergrund wird auch die heute aktuelle, politisch-offizielle Trennung in sogenannte "weiche" und "harte" Drogen als eine Art

Vorentscheidung der Frage, ob die sogenannten weichen Drogen gesellschaftlich grundsätzlich akzeptabel seien könnten, plausibel.

> "Durch die Deklaration zur weichen Droge sind Haschisch und Marihuana aus der unheimlichen Welt der Rauschgifte herausgenommen und in die 'harmlose' Nachbarschaft von Tabak und Alkohol versetzt worden, ein entscheidender Schritt auf dem Weg der Verwandlung vom 'Rauschgift' zum Genußmittel." (Schivelbusch 1990: 237)

Hieraus lassen sich nach Schivelbusch (1990: 238) einige berechtigte Schlußfolgerungen ziehen, die an dieser Stelle noch einmal ausführlicher zitiert werden sollen:

> "Es könnte sich in diesen Vorgängen eine ähnlich epochale Veränderung in der Genußmittelkultur ankündigen wie diejenige, die vor 300 Jahren vom Kaffee und vom Tabak eingeleitet wurde. Sollten die weichen Drogen einmal allgemein verfügbare Massengenußmittel einer Gesellschaft werden, die in Ermangelung eines besseren Begriffs 'postindustriell' zu nennen wären, dann ließe sich daran die neue Qualität dieser Gesellschaft ebenso ablesen wie vor dreihundert Jahren die damals neue Qualität der frühbürgerlichen Gesellschaft am Kaffee- und Tabakverbrauch. Man kann die Analogie noch weiter verfolgen. So wie im 17. Jahrhundert die Kaffee- und Tabakverbote Rückzugsgefechte mittelalterlicher Weltanschauung waren (welche zu Recht in den neuen Genußmitteln die bürgerlich-neuzeitliche Dynamik witterte), so lassen sich die heute *noch* geltenden Verbote der Rauschdrogen interpretieren als Rückzugsgefechte bürgerlicher Rationalität und Selbstdisziplin."

Und in der Tat konnten wir mit Bourdieu (1991) und Beck (1986) beobachten, daß sich die bürgerliche Moral einer lustfeindlichen Rationalität und Selbstdisziplin auf dem Rückzug befindet und mehr und mehr einer "Pflicht zum Genuß" (Bourdieu) bzw. einer "Pflicht gegenüber sich selbst" (Beck) gewichen ist: Individualität, Einzigartigkeit und Selbstverantwortung für das eigene Verhalten werden den Menschen nicht mehr nur ermöglicht, sondern ihnen zunehmend auch als Pflichten angetragen - in Massenproduktion und Massenkonsum erhebt sich gleichzeitig der Anspruch der Einzigartigkeit. Was aus dieser Entwicklung folgt, sind Erscheinungen wie etwa der "Psychoboom" (Nebel 1991), die "Erlebnisgesellschaft"(Schulze 1992) oder die "stoffungebundenen Süchte" (Gross 1990). Konkret manifestiert sich dies in Selbsterfahrungswochenenden, Kreativitätsferien oder ähnlichem, in durchorganisierten und durchkapitalisierten Freizeitparks, die z.B. exotisch-tropische Erfahrungen mitten in Norddeutschland anbieten, oder in riskanten Freizeit- bzw. Extremaktivitäten (Steilwandskifahren, S-Bahnsurfen u.s.w.). Den vorläufigen Gipfelpunkt dieser Entwickung stellt die Schöne Neue Welt der Computersimulationen dar, in der dann in naher Zukunft nahezu alles, was der jeweiligen Individualität und Einzigartigkeit angemessen erscheint, virtuell er- und gelebt werden kann - Verbrechen, Perversionen, Drogenexzesse u.s.w. (vgl. hierzu auch Lindenberg/Schmidt-Semisch 1993)

Mit dieser gesellschaftlichen Situation, in der sich Bedürfnisse nach Individualität und Einzigartigkeit zunehmend vergesellschaften und hedonistischen, identitätsstiftenden und vor allem modulativen Funktionen zunehmend Gewicht beigemessen wird, ist auch eine (neue) Affinität zwischen diesen Entwicklungen und Funktionen und den teilweise illegalen, psychoaktiven Substanzen entstanden, die partielle, absolute Substanz- und Genußverbote unverständlich und damit in ihrer Akzeptanz fragil werden läßt. Gleichwohl aber scheint der über Jahre gewachsene und entwikkelte Konsens in bezug auf illegale Drogen so stabil, daß diese immer noch und vielleicht gerade heute eine starke Affinität zu den Herrschaftsinteressen bilden - sie geben ein funktionierendes Feindbild ab, was gerade für einen "feindlosen Staat" (Beck 1992) notwendig zu sein scheint. Daß Substanzen und Mittel Herrschaftsfunktionen bedienen können, stellt, wie im Verlaufe dieser Arbeit deutlich geworden ist, keine Besonderheit der heutigen Zeit dar. Schon immer bot die mit der Substanz-Einnahme verbundene Intimität und die daraus resultierende Symbolhaftigkeit und Bedeutung für individuelle, soziale und kulturelle Identitäten gern genutzte Ansatzpunkte zur Funktionalisierung von Substanzen und Mitteln für ökonomische oder politische Macht- und Herrschaftsansprüche. In demokratisch-pluralistischen Gesellschaften allerdings müssen gerade die schärfsten Eingriffe in die Selbstbestimmung der Bürger und vor allem die Anwendung der staatlichen Sanktions-Ultima-Ratio, also von Freiheitsstrafen, stichhaltig begründet werden. Der zur Rechtfertigung der Drogenverbote vorgebrachte Begründungszusammenhang, der sich vor allem auf die vier skizzierten Säulen der Schädlichkeit der Substanzen, des Suchtpotential, der Gefährlichkeit der Substanzwirkungen und der Künstlichkeit der Wirkung stützt, wird heute nun sowohl wissenschaftlich als auch in seinen Relationen zu anderen sozialen und gesellschaftlichen Bereichen unhaltbar. In einer gesellschaftlichen Situation, in der das Risiko zum spaßigen Vergnügen und das Eingehen solcher Risiken auch noch als Chance individueller Einzigartigkeit gefeiert wird, in der zudem zur Handhabung der beschleunigten und vermehrten, individuellen und sozialen Übergänge eine ganze Palette von Dienstleistungen, Trainings und Substanzen bereitgehalten und akzeptiert werden, in der nicht zuletzt computersimulierte, virtuelle Realitäten die Wirklichkeit zunehmend zu ersetzen beginnen, in einer solchen gesellschaftlichen Situation also werden die oben genannten Begründungen der Drogenverbote und damit diese Verbote selbst prekär. Der Staat erweckt durch sein Festhalten an der repressiven Drogenpolitik den Eindruck, als ginge es ihm nunmehr nur noch um die Aufrechterhaltung eines altgedienten Feindbildes, das es ihm weiterhin ermöglicht, durch die monströsen Aktivitäten im Drogenbereich seine eigentlichen Verantwortlichkeiten zu verschleiern und zudem sowohl nationale als auch internationale Interventionen und Kontrollen der unterschiedlichsten Art zu legitimieren. Der Anachronismus eines solchen staatlichen und politischen Denkens und Handelns ist evident. Gegen diesen Anachronismus steht, daß in einer pluralistischen und sich soziokulturell zunehmend differenzierenden (multikulturellen) Gesellschaft das Verstehen und die Akzeptanz verschiedener Lebensstile Basis und Ziel des gesellschaftlichen und politischen Lebens und Handelns sein muß. Durch Verbote, denen durch die zwanghafte Konstruktion und Aufrechterhaltung von Feindbildern zum Leben verholfen wird und die der repressiven Unterdrückung bestimmter Lebensformen, Lebensstile oder Verhaltensweisen, wie z.B. eben der Vorliebe für bestimmte Genußmittel, dienen, wird nichts weiter gewonnen. Nur dies: die Rechtschaffenen fühlen sich im Recht auf Kosten von Individuen, die ihr Leben anders gestalten als die Mehrheit.

ABKÜRZUNGSVERZEICHNIS

a.a.O.	: am angegebenen Ort
Bd./Bde.	: Band/Bände
BtmG	: Betäubungsmittel-Gesetz
bzw.	: beziehungsweise
DDD	: Diversifizierte Drogenverschreibung & Drogenvergabe
d.h.	: das heißt
etc.	: et cetera
f.	: folgende
ff.	: fortfolgende
GG	: Grundgesetz
Hg.	: Herausgeber
hg.v.	: herausgegeben von
i.v.	: intravenös
JES	: Junkies, Ex-Junkies, Substituierte
KB	: Kriminalsoziologische Bibliographie
KJ	: Kritische Justiz
KZfSS	: Kölner Zeitschrift für Soziologie und Sozialpsychologie
KrimJ	: Kriminologisches Journal
LMBG	: Lebensmittel- und Bedarfsgegenstände-Gesetz
m.E.	: meines Erachtens
m.w.V.	: mit weiteren Verweisen
Nr.	: Nummer
NZZ	: Neue Züricher Zeitung
o.g.	: oben genannt/e/er/es
S.	: Seite
s.	: siehe
s.o.	: siehe oben
s.u.	: siehe unten
sog.	: sogenannt/e/er/es
TabakVO	: Tabak-Verordnung
u.a.	: und andere/ unter anderem
u.v.a.	: und viele andere
vgl.	: vergleiche
Vol.	: Volume
z.B.	: zum Beispiel
ZRP	: Zeitschrift für Rechtspolitik
ZStW	: Zeitschrift für die gesamte Strafrechtswissenschaft

LITERATURVERZEICHNIS

Agiri, A. (1982): Kola- Handel in Westafrika, in: Völger/Welck 1992, a.a.O., Bd.2, S.911-920

akzept e.V. (Hg.) (1991): Leben mit Drogen. Akzeptierende Drogenarbeit als Schadensbegrenzung gegen repressive Drogenpolitik, Berlin

akzept e.V. (Hg.) (1993):Menschenwürde in der Drogenpolitik. Ohne Legalisierung geht es nicht!, Hamburg

Alberti-Fidanza, Adalberta (1985): Current Life-styles and Nutritional Behaviour in Italy, in: Somogyi/Varela 1985, a.a.O., S.85-88

Alberti-Findaza, Adalberta (1990). Mediterian Meal Patterns, in: Somogyi/Koskinen 1990, a.a.O., S.59-71

Alexander, Bruce K. (1990): Alternatives to the War on Drugs, in: The Journal of Drug Issues, 20, 1990, S.1-27

Alexander, Bruce K./Wong, L.S. (1990): Adverse Effects of Cocaine on the Heart: A Critical Review, in: Trebach/Zeese 1990b, a.a.O., S.257-267

Althoff, Martina/Schmidt-Semisch, Henning (1992): Methadon-Substitution im Strafvollzug. Kritische Überlegungen zwischen Theorie und Pragmatismus, in: Wiener Zeitschrift für Suchtforschung 1/1992, S.23-28

Amendt, Günther (1989): Drogenfront, in: Konkret 7/1989, S.18-21

Amendt, Günther (1984): Sucht - Profit - Sucht, Frankfurt a.M.

Anwari-Alhosseyni, Schams (1982): Haschisch und Opium im Iran, in: Völger/Welck 1982, a.a.O., Bd.2, S.822-833

Arfs, Jörn (1991): Unter dem Fluch des Kokains. Lateinamerikas Wirtschaft wird immer abhängiger von der Droge - der Kampf dagegen immer aussichtsloser, in: Die Zeit, 16.8.1991

Arlacchi, Pino (1989): Mafiose Ethik und der Geist des Kapitalismus. Die unternehmerische Mafia, Frankfurt a.M.

Arnhem, Quirinius J.van (1990): Drogen und Aids in Amsterdam, Referatspapier für die Münchner Aids-Tage 1990, Amsterdam und München

Austin, Gregory (1982): Die europäische Drogenkrise des 16. und 17. Jahrhunderts, in: Völger/Welck 1982, a.a.O., Bd.1, S.115-132

Baethge, Martin (1985): Individualisierung als Hoffnung und Verhängnis. Aporien und Paradoxien der Adoleszenz in spätbürgerlichen Gesellschaften oder: die Bedrohung von Subjektivität, in: Soziale Welt (36), 1985, S.299-312

Baratta, Alessandro (1990): Rationale Drogenpolitik? Die soziologischen Dimensionen eines strafrechtlichen Verbots, in: KrimJ (22), 1990, S.2-25

Barlaow, Jerry P. (1991): Im Nichts Sein, in: Waffener 1991, a.a.O., S.255-273

Bartholdy, Thomas Ben (1992): Das Kokainverbot, unveröff. Dipl.-Arb., Hamburg

Barz, Heiner (1992): Religion ohne Institution? Eine Bilanz der sozialwissenschaftlichen Jugendforschung, Opladen

Bauer, Christine (1992): Heroinfreigabe. Möglichkeiten und Grenzen einer anderen Drogenpolitik, Reinbek

Bauer, Christine/Bossong, Horst (1993): Konzepte einer kontrollierten Heroinabgabe am Beispiel der Schweiz und Deutschlands, in: akzept e.V. 1993, a.a.O., S.133-141

Beauchesne, Line (1990): Health Promotion and Protection of Civil Rights of Drug Users, in: Trebach/Zeese 1990b, a.a.O., S.40-45

Becht, Werner (1983): Genuß und Magersucht, in: Lutz 1983, a.a.O., S.156-164

Beck, Ulrich (1986): Risikogesellschaft. Auf dem Weg in eine andere Moderne, Frankfurt a.M.

Beck, Ulrich (1988): Gegengifte. Die organisierte Unverantwortlichkeit, Frankfurt a.M.

Beck, Ulrich (1992): Der feindlose Staat. Militär und Demokratie nach dem Kalten Krieg, in: Die Zeit vom 23.10.1992, S.65

Beck, Ulrich (1993): Von einer kritischen Theorie der Gesellschaft zu einer Theorie gesellschaftlicher Selbstkritik, in: Sozialwissenschaftliche Literatur Rundschau (16), 1993, Heft 26, S.38-53

Becker, Howard S. (1981): Außenseiter. Zur Soziologie abweichenden Verhaltens, Frankfurt a.M.

Behr, Hans-Georg (1984): Weltmacht Droge. Das Geschäft mit der Sucht, aktualisierte Neubearbeitung, Wien und Düsseldorf

Behr, Hans-Georg/Juhnke, Andreas (Hg.) (1985): Drogenpolitik in der BRD, Reinbek

Berger, Herbert (1982): Fixersein als Lebensstil, in: Völger/Welck 1982, a..a.O., Bd.3, S.1207-1216

Berger, Herbert/Reuband, Karl-Heinz/Widlitzek, Ulrike (1980): Wege in die Heroinabhängigkeit. Zur Entwicklung abweichender Karrieren, München

Berridge, Virginia/Edwards, Griffith (1987): Opium and the People. Opiate Use in Nineteenth-Century England, New Haven, London

Besteman, Karst J. (1991): War Is Not the Answer, in: Inciardi 1991, a.a.O., S.130-134

Bianchi, Herman/van Swaaningen, René (Eds.) (1986): Abolitionism. Towards a non-repressive approach to crime, Amsterdam

Bitsch, Irmgard/Ehlert, Trude/Ertzdorff, Xenya von (Hg.) (1987): Essen und Trinken in Mittelalter und Neuzeit, Sigmaringen

Bitsch, Roland (1987): Trinken, Getränke, Trunkenheit, in: Bitsch u.a. 1987, a.a.O., S.207-216

Blanke, Thomas (1986): Autonomie und Demokratie. Die Krise der Integrationskraft des Rechts und die Wiederbelebung der Demokratiediskussion, in: KJ (19), 1986, S.407-422

Blätter, Andrea (1990): Kulturelle Ausprägungen und die Funktionen des Drogengebrauchs. Ein ethnologischer Beitrag zur Drogenforschung, Hamburg

Blume, Otto/Müller, Gislinde (1976): Werbung für Markenartikel. Auswirkungen auf Markttransparenz und Preise, Göttingen

Boettcher, Jürgen (Hg.) (1979): Caféhäuser, Berlin

Böllinger, Lorenz (1991a): Rechtsgutachten für die Deutsche AIDS-Hilfe e.V.: "Möglichkeiten und Grenzen der Legalisierung und Entkriminalisierung des Betäubungsmittelgebrauchs im Rahmen einer Novellierung des BtMG", Bremen

Böllinger, Lorenz (1991b): Drogenpolitik und Verfassung, in: KJ (24), 1991, S.426ff.

Böllinger, Lorenz (1993): Soziale Disziplinierung und Moralstrafrecht - Illegaler Drogenkonsum und BtMG, in: Frehsee u.a.1993, a.a.O., S.271-280

Böllinger, Lorenz/Stöver, Heino (1992): Drogenpraxis, Drogenrecht, Drogenpolitik. Ein Leidfaden für Drogenberater, Drogenbenutzer, Ärzte, Juristen, 3.vollständ.überarb.Aufl., Frankfurt a.M.

Bönner, Karl-Heinz (1983): Genußvolles Handeln und Therapiebedürftigkeit, in: Lutz 1983, a.a.O., S.144-147

Bossong, H./Mahrzahn, C./Scheerer, S. (Hg.) (1983): Sucht und Ordnung, Frankfurt a.M.

Bossong, Horst (1991a): Risikokontrolle durch Drogenpolitik. Programmatische Überlegungen für eine neue Drogenpolitik, in: Ludwig/Neumeyer 1991, a.a.O., S.69-91

Bossong, Horst (1991b): Perspektivenwandel in der Drogenpolitik: Taugt das Krankheitsparadigma für ein Integrationsmodell, Manuskript für den Vortrag auf dem FDR-Kongress am 11.6.1991 in Braunschweig

Bossong, Horst/Stöver, Heino (Hg.) (1992): Methadonbehandlung. Ein Leidfaden, Frankfurt und New York

Bourdieu, Pierre (1991): Die feinen Unterschiede. Kritik der gesellschaftlichen Urteilskraft, 4.Aufl., Frankfurt a.M.

Bourne, Geoffrey H. (Ed.) (1988): Sociological and Medical Aspects of Nutrition, Basel u.a.

Brand Karl-W./Büsser, Detlef/Rucht, Dieter (1986): Aufbruch in eine andere Gesellschaft. Neue soziale Bewegungen in der Bundesrepublik, Frankfurt a.M./New York

Bricken, William (1991): Cyberspace 1999. Ein Katalog zur Jahrtausendwende, in: Waffener 1991, a.a.O., S.282-293

Bröckers, Mathias (1991): Post-Symbolische Kommunikation. Cyberspace - Die Realität im Zeitalter ihrer technischen Reproduzierbarkeit, in: Kulturrevolution, Nr.25, 1991, S.5-9

Brose, Hans-Georg/Hildenbrand, Bruno (1988): Biographisierung von Erleben und Handeln: in: dies. 1988, a.a.O., S.11-30

Brose, Hans-Georg/Hildenbrand, Bruno (Hg.) (1988): Vom Ende des Individuums zur Individualität ohne Ende, Opladen

Büch, H.P./Rummel, W. (1987): Lokalanästhetika, Lokalanästesie, in: Forth u.a. 1987, a.a.O., S.490-496

Bülow, Albrecht von (1989a): Entkriminalisierung der Heroinkonsums, in: VOR-SICHT, 2/1989, S.14/15

Bülow, Albrecht von (1989b): Kontrollierter Heroingenuß - eine bisher kaum bekannte Konsumvariante, in: KrimJ (21), 1989, S.118-125

Bundesregierung (1974): Antwort der Bundesregierung auf die kleine Anfrage der Abgeord.Vogt u.a. bzgl. der Auswirkungen des Zigarettenrauchens (BT-Drs.7/2070), Bonn

Bundesregierung (1977): Antwort der Bundesregierung auf die Kleine Anfrage der Abgeord.Hasinger u.a.bzgl.der gesundheitsschädlichen Auswirkungen des Zigarettenrauchens (BT-Drs.8/662), Bonn

Bürgerschaft der Freien und Hansestadt Hamburg (1989): Mitteilung des Senats an die Bürgerschaft: Drogenproblematik im Hamburger Strafvollzug und in der Untersuchungshaft, Hamburg

Burian, Wilhelm/Eisenbach-Stangl (Hg.) (1982): Haschisch: Prohibition oder Legalisierung. Ursachen und Folgen des Cannabisverbots, Weinheim und Basel

Busch, Heiner u.a. (1985): Die Polizei in der Bundesrepublik, Frankfurt a.M. und New York

Chapin, Joanna (1990): Some Psychological Aspects of Opposition to the Concept of Legalization of Drugs, in: Trebach/Zeese 1990b, a.a.O, S.297-302

Cheung, Yuet/Erickson, Patricia/Landau, Tammy (1991): Experience of Crack Use: Findings from a Community-Based Sample in Toronto, in: The Journal of Drug Issues (1/21), 1991, S.121-140

Christie, Nils (1986): Suitable Enemies, in: Bianchi/van Swaaningen 1986, a.a.O., S.42-54

Christie, Nils/Bruun, Kettil (1991): Der nützliche Feind. Die Drogenpolitik und ihre Nutznießer, Bielefeld

Cohen, Peter (1985): Cocaine and Cannabis. An identical policy for different drugs, Manuskript

Cohen, Peter (1989): Cocain-Use in Amsterdam in Non-Deviant-Subcultures, Amsterdam

Coser, Lewis A. (1979): Einige Funktionen abweichenden Verhaltens und normativer Flexibilität, in: Sack/König 1979, a.a.O., S.21-37

Cremer-Schäfer, Helga/Stehr, Johannes (1990): Der Normen- & Werte-Verbund. Strafrecht, Medien und herrschende Moral, in: KrimJ (22), 1990, S.82-104

Daansen,Peter J./Derks, Jack (o.J.): Die Heroinverabreichungsdiskussion in der Niederlanden, unv. Manuskript, Utrecht

De Ridder, Michael (1991): Heroin. Geschichte - Legende - Fakten, in: Grözinger 1991, a.a.O., S.16-37

Derks, Jack/Daansen, Peter (1986): Injizierbare Opiatverabreichung zur Behandlung chronischer Drogenabhängiger - das Amsterdamer Morphiumexperiment, in: KrimJ (18), 1986, S.39-49

Douglas, Mary (1975): Implicit meanings. Essays in anthropology, London and Boston

Douglas, Mary (1985): Reinheit und Gefährdung. Eine Studie zu Vorstellungen von Verunreinigung und Tabu, Berlin

Douglas, Mary (Ed.) (1987): Constructive Drinking. Perspectives on Drink from Antropology, Cambridge u.a.

Douglas, Mary/Wildavsky, Aaron (1983): Risk and culture. An Essay on the Selection of Technical and Enviromental Dangers, Berkeley, Los Angeles and London

Drogenreferat Frankfurt (1990): 1. Konferenz: Europäische Städte im Zentrum des illegalen Drogenhandels, Frankfurt a.M. 20.11.-22.11.1990, Dokumentation, Frankfurt a.M.

DUDEN Etymologie (1963): Herkunftswörterbuch der deutschen Sprache, bearb. v. Günther Drosdowski, Paul Grebe u.a., Mannheim

Duerr, Hans Peter (1985): Traumzeit. Über die Grenze zwischen Wildnis und Zivilisation, Frankfurt a.M.

DuPont, R.L./Goldstein, A./O'Donell, J. (Hg.) (1979): Handbook on drug abuse, Washington

Durkheim, Emil (1979): Kriminalität als normales Phänomen, in: Sack/König 1979, a.a.O., S.3 ff.

Durkheim, Emil (1984): Die elementaren Formen des religiösen Lebens, 2.Aufl., Frankfurt a.M.

Eichler, Oskar (1976): Kaffee und Coffein, 2., völlig neu bearb. Aufl., Berlin, Heidelberg, New York

Eisenbach-Stangl, Irmgard/Pilgram, Arno (1980): Legalize it? Argumentationen für und gegen die Freigabe von Cannabis, in: KB (7), 1980, S.1-18

Elias, Norbert (1976): Über den Prozess der Zivilisation, 2 Bde., 15. Aufl., Frankfurt a.M.

Emmerlich, Alfred (1991): Drogen - Strafrecht - Polizei, in: Ludwig/Neumeyer 1991, a.a.O., S.50-58

Erickson, Patricia/Alexander, Bruce (1989): Cocaine and Addictive Liability, in: Social Pharmacology (3/3), 1989, S.249-270

Ernährungsbericht (1988): hg.v. der Deutschen Gesellschaft für Ernährung im Auftrag der Bundesministers für Jugend, Familie, Frauen und Gesundheit und des Bundesministers für Ernährung, Landwirtschaft und Forsten, Frankfurt a.M.

Evans, Richard M. (1990): The Many Forms of Legalization: Beyond 'Whether' to 'How', in: Trebach/Zeese 1990b, a.a.O., S.6-12

Fahrenkrug, Hermann (1989): Trinkgewohnheiten und Trinkstile, in: Scheerer/Vogt 1989, a.a.O., S.73-87

Fazey, Cindy (1989): The British System has not Failed, in: Trebach/Zeese 1989, a.a.O., S.195-200

Fischer, Jürgen/Kohm, Baldur (Hg.) (1990): Pharmazeutische Gesetzeskunde. Einführung in die Rechtsgebiete und Textsammlung für Studium und Praxis, 28. überarb. u. aktual. Aufl., Stuttgart

Fischler, Claude (1980): Food habits, social change ans the nature/culture dilemma, in: social science information (19), 1980, S.937-953

Forth, Wolfgang/Henschler, Dietrich/Rummel, Walter (Hg.) (1987): Pharmakologie und Toxologie, Mannheim, Wien und Zürich

Franke, Siegfried F. (1991): Grundlagen und Umrisse eines Konzeptes zur Freigabe illegaler Drogen, in: Grözinger 1991, a.a.O., S.97-124

Frehsee, Detlev/Löschper, Gabi/Schumann, Karl F. (Hg.) (1993): Strafrecht, soziale Kontrolle, soziale Disziplinierung, Jahrbuch für Rechtssoziologie und Rechtstheorie, Bd. 15, Opladen

Freud, Sigmund (1884): Über Coca, in: Centralblatt für die gesammte Therapie 1884, S.289-314

Fromberg, Erik (1993): Prohibition as a Necessary Stage in the Acculturation of Foreign Drugs, in: Heather u.a. 1993, a.a.O., S.127-136

Frühauf, Wolfgang/Giesinger, Thomas (1992): Europa ohne Grenzen. Alarm für die Umwelt (SPIEGEL-Spezial 1/1992), Hamburg

Fuchs, Werner/Klima, Rolf/Lautmann, Rüdiger/Rammstedt, Otthein/ Wienhold, Hanns (Hg.) (1988): Lexikon zur Soziologie, 2., verbesserte u. erw. Aufl., Darmstadt

Fülgraff, Georges (Hg.) (1989): Lebensmittel-Toxikologie. Inhaltsstoffe, Zusatzstoffe, Rückstände, Verunreinigungen, Stuttgart

Gable, Robert S. (1989): Risk Management Strategies for Abusable Substances, in: Trebach/Zeese 1989, a.a.O., S.152-156

Gekeler, Rudolf (1988): "Ich habs allein geschafft", in: Psychologie Heute (Hg.): Thema: Sucht. Die tägliche Versuchung, Weinheim und Basel, S.145-156

Gelpke, Rudolf (1982): Vom Rausch im Orient und Okzident, Frankfurt a.M., Berlin und Wien

Geo-Wissen (1990): Sucht & Rausch, Nr.3, 3.9.1990, Hamburg

Gerlach, Ralf (1992): Kontrollierter Gebrauch illegaler Drogen und Selbstheilung. Aktueller Stand der Forschung, in: Materialien zur Heimerziehung 3/1992, S.5-8

Gieringer, Dale (1989): Towards a Users' Rights Drug Policy, in: Trebach/Zeese 1989, a.a.O., S.138-145

Glew, George (1990): European Trends in Conviviality and Eating Out, in: Somogyi/Koskinen 1990, a.a.O., S.92-103

Gofton, Leslie (1986): The Rules of the Table - Sociological Factors Influencing Food Choice, in: Ritson u.a. 1986, a.a.O., S.127-152

Goldstein, Avram (1990): Dangers of legalizing addicting drugs, Papier der Stanford University School of Medicine, Stanford

Grimm, Gorm (1985): Die Lösung des Drogenproblems. Fakten statt Dogmen! Wissenschaftlich gesicherte Antworten zu Fragen der Abstinenz- und Medikamentenbehandlung der Drogensucht, Altenholz

Grinspoon, Lester (1989): The Harmfulness Tax. A Proposal for Regulation and Taxation of Drugs, in: Trebach/Zeese 1989, a.a.O., S.41-45

Gross, Werner (1990): Sucht ohne Drogen. Arbeiten, Spielen, Essen, Lieben..., Frankfurt a.M.

Grözinger, Gerd (Hg.) (1991): Recht auf Sucht? Drogen Markt Gesetze, Berlin

Gunkelmann, Martina (1989a): Kokain: Die Substanz und ihre Wirkungsweise, in: Scheerer/Vogt 1989, a.a.O., S.354-359

Gunkelmann, Martina (1989b): Zur Geschichte des Kokains, in: Scheerer/Vogt 1989, a.a.O., S.359-367

Günther, Sabine (1983): Warum ist Sexualtherapie so lustlos?, in: Lutz 1983, a.a.O., S.148-155

Gusfield, Joseph (1963): Symbolic Crusade: Status Politics and the American Temperance Movement, Chicago und London

Gusfield, Joseph (1975): Der Wandel moralischer Bewertungen: Devianzdefinitionen und symbolischer Prozeß, in: Stallberg 1975, a.a.O., S.167-180

Habermas, Tilmann (1990): Heißhunger. Historische Bedingungen der Bulima nervosa, Frankfurt a.M.

Haenel, Helmut (1990): Psychological Aspects of Launching New Products, in: Somogyi/Koskinen 1990, a.a.O., S.117-124

Hafner, Georg M./Kamil, Taylan (1988): Zum Beispiel Cocain, Göttingen

Hahn, Peter/Muermann, Bettina (1986): Lexikon Lebensmittelrecht, Hamburg

Hai, Heiner (o.J.): Das Definitive Deutsche Hanf Handbuch, hg.v. Werner Pieper - Die Grüne Kraft, Löhrach

Harding, Wayne M. (1982): Kontrollierter Heroingenuß - ein Widerspruch aus der Subkultur gegenüber herkömmlichem kulturellen Denken, in: Völger/Welck 1982, a.a.O., Bd.3, S.1217-1231

Harding, Wayne M. u.a. (1980): Formerly-Addict-Now-Controlled Opiat Users, in: The International Journal of the Addiction (15), 1980, S.47-60

Harris, Marvin (1991): Wohlgeschmack und Widerwillen. Die Rätsel der Nahrungstabus, Stuttgart

Hartwich, C. (1911): Die menschlichen Genußmittel. Ihre Herkunft, Verbreitung, Geschichte, Anwendung, Bestandteile und Wirkung, Leipzig

Hartwig, Karl-Hans/Pies, Ingo (o.J.): Ein ökonomisches Konzept für die Drogenpolitik, unv.Manuskript

Haves, Wolfgang/Schneider, Wolfgang (1990): Kontrollierter Gebrauch illegaler Drogen: Forschungsstand und Konsquenzen, Manuskript, Münster

Heather, Nick/Wodak, Alex/Nadelman, Ethan A./O'Hare, Pat (Eds.) (1993): Psychoaktive Drugs and Harm Reduction: From Faith to Science, London

Heidersberger, Benjamin (1991): Die digitale Droge, in: Waffener 1991, a.a.O., S.52-65

Heischkel-Artelt, Edith (Hg.) (1976): Ernährung und Ernährungslehre im 19. Jahrhundert, Göttingen

Henman, Anthony R. (1989): Coca: an Alternative to Cocaine?, in: Trebach/Zeese 1989, a.a.O., S.165-176

Herbert, Willi (1988): Wertwandel in den 80er Jahren. Entwicklung eines neuen Wertmusters, in: Luthe/Meulemann 1988, a.a.O.,, S.140-160

Herger, Claus/Prins, Marina (1990): Drogen und gesundheitspolitische Maßnahmen in Liverpool, in: die kette (16), 1990, S.7-12 u.21/22

Herz, Thomas (1988): Politische Konflikte, Wertwandel und Modernisierung, in: Luthe/Meulemann 1988, a.a.O., S.48-72

Hess, Henner (1989a): Der illegale Drogenhandel, in: Scheerer/Vogt 1989, a.a.O., S.447-485

Hess, Henner (1989b): Drogenpolitik: Schattenwirtschaft und Abenteuerkapitalismus, in: Neue Kriminalpolitik 2/1989, S.24-29

Hess, Henner (1989c): Tabak, in: Scheerer./Vogt 1989, a.a.O., S.125-158

Hess, Henner (1990): Drogenpolitik als Kunst des Möglichen, in: Forschung Frankfurt (8), 4/1990, S.59-71

Hess, Henner (1991): Drogenmarkt und Drogenpolitik. Zur Kritik der Prohibition, in: Ludwig/Neumeyer 1991, a.a.O., S.32-49

Hess, Henner (1992): Rauschgiftbekämpfung und desorganisiertes Verbrechen. Über die Chancen verschiedener Maßnahmen gegen die Drogenkriminalität, in: KJ 3/1992, S.315-334

Hilgart, Art (1990): The Real Drug Menace Is George Bush, in: Trebach/Zeese 1990b, a.a.O., S.316-318

Hippel, Eike von (1986): Verbraucherschutz, 3., neubearb. Aufl., Tübingen

Hirsch, Ferdinand (1979): Wörterbuch der Musik, Berlin

Hirsch, Joachim (1980): Der Sicherheitsstaat, Frankfurt a.M.

Hobsbawm, Eric J. (1977): Die Blütezeit des Kapitals. Eine Kulturgeschichte der Jahre 1848-1875, München

Hoffmann, Karl-Dieter (1991): Die südamerikanische Kokainhydra und die Antidrogenpolitik der USA, in: Grözinger 1991, a.a.O., S.125-191

Honecker, Martin (1992): Popanz Postmoderne. Theologische Kritik an einem inflationären Begriff, in: Evangelische Kommunikation 5/1992, S.263-266

Horst, Matthias (1988): Verbraucherinformationen bei verpackten Lebensmitteln, Köln u.a.

Hüffer, Uwe (1990): Selbstbeschränkung des Handels beim Automatenverkauf. Dargestellt am Beispiel des Erwerbs von Tabakwaren durch Jugendliche, Heidelberg

Hurrelmann, K. (1991): Konzeptionelle Ansätze der Suchtprävention im Jugendalter, in: Projektträger...(1991), a.a.O., S.17-32

Ilmonen, Kaj (1990): Food Choice in Modern Society, in: Somogyi/Koskinen 1990, a.a.O., S.30-51

Inciardi, James A. (Hg.) (1991): The Drug Legalization Debate, Studies in Crime, Law an Justice, Vol.7, Newbury Park, London und New Dehli

Inciardi, James A./McBride, Duane C. (1991): The Case Against Legalization, in: Inciardi 1991, a.a.O., S.17-44

Inglehart, R. (1977): The Silent Revolution, Princeton

Jacobs, James B. (1990): Imagining drug legalization, in: The Public Interest 101 (Fall 1990), S.28-42

Jacobs, James B. (1992): Nachdenken über die Legalisierung von Drogen, in: DVJJ-Journal 1992, Nr.138, S.110-116

Jahrbuch Sucht (1991), hg.v. der Deutschen Hauptstelle gegen die Suchtgefahren, Hamburg

Jenner, Michael (1983) Jemen. Neu entdeckt, London und New York

JES-INFO (o.J.): Leben mit Drogen. Safer Use - Weniger Risiko beim Spritzen, Faltblatt (Nr.1), Berlin

Joel, Ernst/Fränkel, F. (1924): Der Cocainismus. Ein Beitrag zur Geschichte und Psychopathologie der Rauschgifte, Berlin

Johns, Christina J. (1990): Legalization at any Cost, in: Trebach/Zeese 1990b, a.a.O., S.17-21

Jonas, Steven (1991): The U.S. Drug Problem and the U.S. Drug Culture: A Public Health Solution, in: Inciardi 1991, a.a.O., S.161-182

Joset, Pierre (1991): Drogenpolitik und Betäubungsmittelrecht: Der Status quo und Reformansätze, in: Drogalkohol (15), 1991, S.85-96

Joset, Pierre (1992): Weg vom Verbot. Skizze einer liberalen schweizerischen Drogenpolitik, in: NZZ-FOLIO 4/1992, S.28-31

Josuttis, Manfred (1982): Unbeholfene Überlegungen zu einer alternativen Drogenpolitik, in: Völger/Welck 1982, a.a.O., Bd.3, S.1284-1292

Kaiser, Günther/Kerner, Hans-Jürgen/Sack, Fritz/ Schellhoss, Hartmut (Hg.) (1993): Kleines Kriminologisches Wörterbuch, 3., völlig neubearb u. erw. Aufl., Heidelberg

Kaplan, John (1985): The Hardest Drug. Heroin And Public Policy, Chicago

Kappel, Sibylle (1980): Aspekte des "Britischen Systems" der Behandlung Opiatabhängiger, in: Wiener Zeitschrift für Suchtforschung 3/1980, S.33-35

Kappeler, Manfred (1991a): Drogen und Kolonialismus. Zur Ideologiegeschichte des Drogenkonsums, Frankfurt a.M.

Kappeler, Manfred (1991b): Odysseus bei den Lotophagen, in: Ludwig/Neumeyer 1991, a.a.O., S.21-31

Kennedy, John G. (1982): Erkenntnisse der medizinischen Qat-Forschung, in: Völger/Welck 1982, a.a.O., Bd.2, S.,861-871

Kerner, Hans-Jürgen (1993): Organisiertes Verbrechen, in: Kaiser u.a. 1993, a.a.O., S.377-381

Keupp, Heiner (1993): Von der Fremd- zur Selbstvergesellschaftung - Gesundheitsdiskurse als Identitätpolitik, in: Frehsee u.a. 1993, a.a.O., S.194-208

Kielholz, Paul/Ladewig, D. (1972): Die Drogenabhängigkeit des modernen Menschen, München

Kielholz, Paul/Ladewig, D. (1973): Die Abhängigkeit von Drogen, München

King, Rufus (1990): Legalization of Gambling as a Model for Drug-Law Reform, in: Trebach/Zeese 1990b, a.a.O., S.12-17

Klages, Helmut (1988): Wertedynamik. Über die Wandelbarkeit des Selbstverständlichen, Zürich

Kleinspehn, Thomas (1987): Warum sind wir so unersättlich? Über den Bedeutungswandel des Essens, Frankfurt a.M.

Klima, Rolf (1988): Stichwort: Sündenbock, in: Fuchs u.a. 1988, a.a.O., S.760

Knoblauch, Hubert (1989): Das unsichbare neue Zeitalter. "New Age", privatisierte Religion und kultisches Milieu, in: KZfSS (41), 1989, S.504-525

Köhler, Michael (1992): Grundsatzkritik des Betäubungsmittelstrafrechts. Das ungelöste Drogenproblem, in: Schaich-Walch/Neumeyer 1992, a.a.O., S.168-178

Koesel, Arno/Sperlich, Heinz (1975): Lebensmittel- und Bedarfsgegenständegesetz Kommentar, Stuttgart

Koppenhöfer, Eva/Lutz, Rainer (1983): Depression und Genuß, in: Lutz 1983, a.a.O., S.126-136

Körner, Heinz (1986): Heroin. Die süchtige Gesellschaft, 12.Aufl., Stuttgart

Krug, Wolfgang (1985): Der Einfluß von Koch- und Diätanleitungen auf das Ernährungsverhalten, in: Somogyi/Varela 1985, a.a.O., S.44-54

Ksir, Charles (1989): Replacing the Cultural Functions of the War on Drugs, in: Trebach/Zeese 1989, a.a.O., S.157-163

Kubelka, Peter (1981): Kochen als Kunstgattung, in: Essen und Ritual, Ergebnisse der Entwurfswoche im IDZ Berlin, Januar 1981, Berlin

Kurz, Hermann u.a. (1987): Allgemeine Pharmakologie, in: Forth u.a. 1987, a.a.O., S.1-97

Lau, Christoph (1988): Gesellschaftliche Individualisierung und Wertwandel, in: Luthe/Meulemann 1988, a.a.O., S.217-234

Leary, Timothy (1991): Das interpersonale, interaktive, interdimensionale Interface, in: Waffener 1991, a.a.O., S.275-281

Legnaro, Aldo (1982a): Ansätze zu einer Soziologie des Rausches - zur Sozialgeschichte von Rausch und Ekstase in Europa, in: Völger/ Welck 1982, a.a.O., Bd.1, S.93-114

Legnaro, Aldo (1982b): Alkoholkonsum und Verhaltenskontrolle - Bedeutungswandel zwischen Mittelalter und Neuzeit in Europa, in: Völger/Welck 1982, a.a.O., Bd.1, S.153-176

Lehofer, M. (1992): Drei Konzepte als Grundlage von Lauftherapie mit Süchtigen, in: Wiener Zeitschrift für Suchtforschung (15), 1/1992, S.61-63

Lettieri, Dan/Welz, Rainer (Hg.) (1983): Drogenabhängigkeit - Ursachen und Verlaufsformen. Ein Handbuch, Weinheim und Basel

Leu, Daniel (1984): Drogen - Sucht oder Genuß, 3.überarb.Aufl., Basel

Levine, Harry (1982a): Mäßigkeitsbewegung und Prohibition in den USA, in: Völger/Welck 1982, a.a.O., Bd.1, S.241-251

Levine, Harry (1982b): Entdeckung der Sucht, in: Völger/Welck 1982,a.a.O., Bd.1, S.212-240

Lewin, Louis (1980): Phantastica. Die betäubenden und erregenden Genußmittel. Für Ärzte und Nichtärzte, 2.erw.Aufl., Linden (Vollständige Neuauflage der Ausgabe von 1927)

Lindenberg, Michael/Schmidt-Semisch, Henning (1993): Kontrolle durch Gewährung: Drogen-"Freigabe" und elektronische Gefängnisse - Anmerkungen zum technokratischen Abschaffungsdiskurs, in: Knut Papendorf/ Karl F. Schumann (Hg.): Kein schärfer Schwert, denn das für Freiheit streitet. Festschrift für Thomas Mathiesen, Bielefeld)

Lips, Peter/ Marr, Folkert (1990): Wegweiser durch das Lebensmittelrecht, 3., neubearb.Aufl., München

Lord, Nancy (1989): A Practical Model for Drug Regulation, in: Trebach/Zeese 1989, a.a.O., S.371-399

Lord, Nancy (1990): Violence in Drug Trafficking: An Optimal Strategy for Dealers, in: Trebach/Zeese 1990b, a.a.O., S.318-325

Ludwig, Ralf/Neumeyer, Jürgen (Hg.) (1991): Die narkotisierte Gesellschaft? Neue Wege in der Drogenpolitik und akzeptierende Drogenarbeit, Marburg

Luthe, Heinz O./Meulemann, Heiner (Hg.) (1988): Wertwandel - Faktum oder Fiktion? Bestandsaufnahmen und Diagnosen aus kultursoziologischer Sicht, Frankfurt a.M. und New York

Lutz, Rainer (1983a): Genuß und Genießen, in: Lutz 1983, a.a.O., S.11-18

Lutz, Rainer (Hg.) (1983): Genuß und Genießen. Zur Psychologie des genußvollen Erlebens und Handelns, Weinheim und Basel

Lutz, Rainer/Koppenhöfer, Eva (1983): Kleine Schule des Genießens, in: Lutz 1983, a.a.O., S.112-125

Mann, P. (1985): Influence of International Trade on Nutritional Habits in Industrialized Countries, in: Somogyi/Varela 1985, a.a.O., S.17-25

Maritsch, Friedrich/Uhl, Alfred (1989): Kaffee und Tee, in: Scheerer/Vogt 1989, a.a.O., S.159-189

Marks, John A. (1987): State Rationed Drugs: An Absurd Policy?, Hektographiertes Diskussionspapier, Merseyside (als Übersetzung: Staatlich abgegebene Drogen: Eine Absurde Politk)

Marzahn, Christian (1983): Plädoyer für eine gemeine Drogenkultur, in: Beck, J. u.a. (Hg.): Das Recht auf Ungezogenheit, Reinbek, S.105-134

Mathiesen, Thomas (1979): Überwindet die Mauern!, Neuwied

Matza, David (1973): Abweichendes Verhalten. Untersuchungen zur Genese abweichender Identität, Heidelberg

McVay, Douglas (1991): Marijuana Legalization: The Time Is Now, in: Inciardi 1991, a.a.O., S.147-160

Meier-Rust, Kathrin (1992): Portrait. Timothy Leary, Alt-Drogenguru, in: NZZ Folio 4/1992, S.45-47

Metzger, Dagmar (1990): Die Lust, die nicht mehr weichen will, in: GeoWissen 1990, a.a.O., S.74-79

Meyer, Gerhard (1983): Geldspielautomaten mit Gewinnmöglichkeiten - Objekte pathologischen Glückspiels, Bochum

Meyer, Justus (1989): Produkthaftungsgesetz und Arzneimittelhaftung, in: ZRP 6/1989, S.207-210

Mino, Annie (1990): Wissenschaftliche Literaturanalyse zur kontrollierten Heroin- oder Morphinvergabe: In: Drogenreferat Frankfurt 1990, a.a.O., S.227-243

Moser-Schmidt, Erika (1982): Soziokultureller Gebrauch von Cannabis in Indien, in: Völger/Welck 1982, a.a.O., Bd.2, S.933-940

Mugford, Stephen K. (1989): Politics of Drug Law Reform in Australia: What We Should Do and Might do, but Probably Won't: Paper presented to The American Society of Criminology, Reno, Nevada.Nov 8-12, 1989

Müller, Hans-Peter (1989): Lebensstile. Ein neues Paradigma der Differenzierungs- und Ungleichheitsforschung?, in: KZfSS (41) 1989, S.53-71

Murcott, Anne (1986): You Are What You Eat - Anthropological Factors Influencing Food Choise, in: Ritson u.a. 1986, a.a.O., S.107-126

Murcott, Anne (1988): Sociological and Social Anthropological Approaches to Food and Eating, in: Bourne 1988, a.a.O., S.1-40

Murphy, Sheigla/Reinarman, Craig/Waldorf, Dan (1989): An 11-year Follow-up of a Network of Cocaine Users, in: British Journal of Addiction 1989, S.427-436

Nadelmann, Ethan A. (1988): The Case for Legalization, in: The Public Interset (Vol.92),1988, S.3-31

Nadelmann, Ethan A. (1989): Drug Prohibition in the United States: Costs, Consquences, and Alternatives, in: Science 1989, Vol.245, S.939-947

Nadelmann, Ethan A. (1990): The Solution Becomes The Problem, in: Trebach/Zeese 1990a, a.a.O., S.25-27

Nadelmann, Ethan A. (1991): The Case for Legalization, in: Inciardi 1991, a.a.O., S.7-16

Nadelman, Ethan A. (1992a): Das klägliche Scheitern der Kreuzritter. Über die widersinnige Logik der Prohibition, in: vorgänge (31), 1992, S.61-69

Nadelman, Ethan A. (1992b): Drogen-Prohibition in den Vereinigten Staaten. Kosten, Konsequenzen und Alternativen, in: DVJJ-Journal (3) 1992, Nr.138, S.100-110

Nebel, Bettina (1991): Der 'Psychoboom' als Ausdruck gesellschaftlichen Wandels. Individualisierung und Verlust traditioneller Bindungen als Entstehungsbedingungen für eine Psychologiesierung der Gesellschaft, unveröff. M.A.-Arbeit, Hamburg

Neskovic, Wolfgang (1993): Ohne Drogen geht es nicht, in: Die ZEIT vom 18.6.1993, S.40

Neuberger, Günter (1989): Zum Beispiel Tee, Göttingen

Neuloh, Otto/Teuteberg, Hans J. (1979): Ernährungsfehlverhalten im Wohlstand. Ergebnisse einer empirisch-soziologischen Untersuchung in heutigen Familienhaushalten, Paderborn

Newcombe, Russel (1989): Preventing the spread of HIV infection among and from injecting drug users in U.K., in: International Journal on Drug Policy 2/1989, S.20-27

Noller, Peter (1990): Chancen und Risiken der kontrollierten Vergabe von Heroin/Morphin, Frankfurt a.M.

NORML (1980): Der Fall Marihuana. Zur Diskussion der Cannabislegalisierung in Italien, in: KB (7), 1980, S.19-37

Nunner-Winkler, Gertrud (1988): Entwicklungslogik und Wertwandel: ein Erklärungsansatz und seine Grenzen, in: Luthe/Meulemann 1988, a.a.O., S.235-256

Oberdisse, Eckard (1983): Allgemeine und spezielle Pharmakologie und Toxikologie, Bd. 1, Berlin u.a.

Okakura, Kakuzo (1979): Das Buch vom Tee, übertragen und mit einem Nachwort versehen von Horst Hammitzsch, Baden-Baden

Ortner, Helmut (Hg.) (1986): Freiheit statt Strafe. Plädoyers für die Abschaffung der Gefängnisse, 2.erw. Aufl., Tübingen

Parry, Allan (1990): Taking Drugs Seriously: The Liverpool Experience, in: Trebach/Zeese 1990b, a.a.O., S.173-179

Paul, Th./Pudel, V. (1985): Psychologische Aspekte der Ernährung, in: Somogyi/Varela 1985, a.a.O., S.1-10

Peele, Stanton (1977): Redefining Addiction. Making Addiction a Scientifically and Socially Useful Concept, in: International Journal of Health Services (7), 1977, S.103-124

Peele, Stanton (1983): Soziale Einstellungen, Wirkungserwartungen und Drogenkonsum, in: Lettieri/Welz 1983, a.a.O., S.154-158

Pommerehne, Werner W./Hart, Albert (1991): Drogenpolitik(en) aus ökonomischer Sicht, in: Grötzinger 1991, a.a.O., S.66-96

Pommerehne, Werner W./Hart, Albert (1991): Verordneter Wahnsinn, in: Wirtschaftswoche vom 15.2.1991, S.67-70

Pommerehne, Werner W./Hartmann, Hans C. (1980): Ein ökonomischer Ansatz zur Rauschgiftkontrolle, in: Jahrbuch für Sozialwissenschaft (31), 1980, S.102-143

Popitz, Heinrich (1968): Über die Präventivwirkung des Nichtwissens. Dunkelziffer, Norm und Strafe, Tübingen

Projektgruppe TUdrop (1984): Heroinabhängigkeit unbetreuter Jugendlicher, hg. v. Wolfgang Heckmann, Weinheim und Basel

Projektträger Forschung im Dienste der Gesundheit (1991): Suchtforschung. Bestandsaufnahme und Analyse des Forschungsbedarfs, Bonn

Quensel, Stefan (1980): Unsere Einstellung zu Drogen, in: KrimJ (12), 1980, S.1-16

Quensel, Stephan (1982): Drogenelend, Frankfurt a.M., New York

Quensel, Stephan (1985): Mit Drogen leben. Erlaubtes und Verbotenes, Frankfurt a.M. und New York

Quensel, Stephan (1989): Cannabispolitik, in: Scheerer/Vogt 1989, a.a.O., S.396-404

Rath, Hans-Dieter (1984): Reste der Tafelrunde. Das Abenteuer der Eßkultur, Reinbek

Rätsch, Christian (1992): Hanf als Heilmittel. Eine ethnologische Bestandsaufnahme, Lörrach

Reccum, Hasso (1987): Die neuen Erziehungsmächte, in: Lehren und Lernen, 6/1987

Reckert, Gerald (1987): Akzeptanz-Aspekte der Fast Food Verpflegung, in: Verband der Diplom Oecotrophologen 1987, a.a.O., S.62-75

Reinarman, Craig (1979): Moral Entrepreneurs and Political Economy: Historical and Ethnographic Notes on the Constructions of the Cocain Menace, in: Contemporary Crises 3/1979, S.225-254

Remann, Micky (1991): Cyber, Cyber über alles?, in: Waffener 1991, a.a.O., S.15-19

Rewerts, Ingrid (1987): Fast Food aus der Sicht der Verbraucherberatung, in: Verband der Diplom Oecotrophologen 1987, a.a.O., S.44-61

Rheingold, Howard (1991): Teledildonik: Die totale Erotik, in: Waffener 1991, a.a.O., S.178-181

Rheingold, Howard (1992): Virtuelle Welten. Reisen im Cyberspace, Reinbek

Richardson, D.P. (1990): Acceptance of Novel Foods in the Market, in: Somogyi/Koskinen 1990, a.a.O., S.143-156

Ritson, Christopher/Gofton, Leslie/McKenzie, John (Eds.) (1986): The Food Consumer, Chichester u.a.

Roberts, James S. (1980): Der Alkoholkonsum deutscher Arbeiter im 19. Jahrhundert, in: Geschichte und Gesellschaft (6), 1980, S.220-242

Roberts, Thomas B. (1990): Cognitive Science, Religion and Academic Freedom vs. The Drug Prohibition Ideology, in: Trebach/Zeese 1990b, a.a.O., S.292-297

Römpp, Hermann/Schurz, Josef (1972): Chemische Zaubertränke. Anregung und Genuß - Rausch und Sucht, 7., völlig neubearb. und erw. Aufl., Stuttgart

Rötzer, Florian (1993) Digitaler Schein oder: In den magischen Kanälen der vernetzten Welt, in: Frankfurter Rundschau vom 17.4.1993, S. ZB 3

Rosenthal, A.M. (1990): Crack: Crime, Blood, And Monster Mothers, in: Trebach/Zeese 1990a, a.a.O., S.62-64

Roth, Lutz/Daunderer, Max/Kormann, Kurt (1984): Giftpflanzen - Pflanzengifte. Vorkommen, Wirkung, Therapie, München

Rottka, H. (1990): Health and Vegetarian Life-Style, in: Somogyi/Koskinen 1990, a.a.O., S.176-194

Rozin, Paul/Fallon, April E./Pelchat, Marcia L. (1986): Psychological Factors Influencing Food Choice, in: Ritson u.a. 1986, a.a.O., S.85-106

Ruf, Fritz (1987): Die Suppe in der Geschichte der Ernährung, in: Bitsch u.a. 1987, a.a.O., S.165-181

Rüter, C.F. (1988): Die strafrechtliche Drogenbekämpfung in den Niederlanden. Ein Königreich als Aussteiger?, in: ZStW (100), 1988, S.385-404

Rüter, C.F. (1990): Basis of Dutch Policy, in: Trebach/Zeese 1990b, a.a.O., S.191-194

Sack, Fritz/König, Rene (Hg.) (1968): Kriminalsoziologie, 3. Aufl., Frankfurt a.M.

Salerno, Ralph F. (1990): The Anger Of A Retired Chief Detective: Trebach/Zeese 1990a, a.a.O., S.208-210

Sandgruber, Roman (1984): Sehnsüchte, Güternachfrage und Industrialisierung. Beispiele zu einer Sozialgeschichte der Genussmittel in Österreich, in: Ethnologia Europaea, Vol.XIV, 1984, S.143-162

Sandgruber, Roman (1986): Bittersüße Genüsse. Kulturgeschichte der Genußmittel, Wien

Schaich-Walch, Gudrun/Neumeyer, Jürgen (Hg.) (1992): Zwischen Legalisierung und Normalisierung. Ausstiegsszenarien aus der repressiven Drogenpolitik, Marburg

Scheerer, Sebastian (1982): Die Genese der Betäubungsmittelgesetze in der Bundesrepublik Deutschland und in den Niederlanden, Göttingen

Scheerer, Sebastian (1983): Ordnungspolitik gegen Fixer: mögliche Nebenwirkung Tod?, in: Bossong u.a. 1983, a.a.O., S.14 ff.

Scheerer, Sebastian (1986a): Autonomer Drogengebrauch statt Strafjustiz, in: Ortner 1986, a.a.O., S.110-119

Scheerer, Sebastian (1986b): Drogen und Strafrecht, in: Criminal Law in Action 1986, S.199-213

Scheerer, Sebastian (1989): LSD und andere Halluzinogene, in: Scheerer/Vogt 1989, a.a.O., S.408-418

Scheerer, Sebastian (1991a): Getting Cocaine Under Control (1910-1920), Paper presented to the Pennsylvania State University conference on 'Drug Wars: Critical Issues in History and Public Policy', May 30 - June 1, 1991

Scheerer, Sebastian (1991b): Abolitionismus, in: Sieverts, R./Schneider, R., Handwörterbuch der Kriminologie, Berlin und New York, S.287-302

Scheerer, Sebastian (1992a): Ende einer Illusion. Die Alkoholprohibition in den USA, in: NZZ-FOLIO 4/1992, S.18-24

Scheerer, Sebastian (1992b): Vorwort, zu: Schmidt-Semisch 1992a, a.a.O., S.8-18

Scheerer, Sebastian (1992c): Erst Feindbild, dann Freiwild, in: Neue Kriminalpolitik 3/1992, S.17

Scheerer, Sebastian/Vogt, Irmgard (Hg.) (1989): Drogen und Drogenpolitik. Ein Handbuch, Frankfurt a.M. und New York

Scheffer, Karl-Georg (1989): Coca: Geschichte, traditioneller Gebrauch und Wirkungsweise, in: Scheerer/Vogt 1989, a.a.O., S.350-353

Schenk, Josef (1975): Droge und Gesellschaft, Berlin u.a.

Schimank, Uwe (1985): Funktionale Differenzierung und reflexiver Subjektivismus. Zum Entsprechungsverhältnis von Gesellschafts- und Identitätsform, in: Soziale Welt (36), 1985, S.447-465

Schimank, Uwe (1988): Biographie als Autopoiesis, in: Brose/Hildenbrand 1988, a.a.O., S.55-72

Schivelbusch, Wolfgang (1989): Geschichte der Eisenbahnreise. Zur Industrialisierung von Raum und Zeit im 19. Jahrhundert, Frankfurt a.M.

Schivelbusch, Wolfgang (1990): Das Paradies, der Geschmack und die Vernunft. Eine Geschichte der Genußmittel, Frankfurt a.M.

Schlaadt, Richard G./Shannon, Peter T. (1986): Drugs of Choice. Current Perspectives on Drug Use, 2.ed., Englewood Cliffs und New Jersey

Schmauderer, Eberhard (1976): Die Beziehungen zwischen Lebensmittelwissenschaft, Lebensmittelrecht und Lebensmittelversorgung im 19. Jahrhundert, problematisch betrachtet, in: Heischkel-Artelt 1976, a.a.O., S.131-197

Schmidt, Heinrich (1978): Philosophisches Wörterbuch, 20.Aufl., Stuttgart

Schmidt, Thomas (Hg.) (1988): Entstaatlichung. Neue Perspektiven auf das Gemeinwesen, Berlin

Schmidbauer, Wolfgang/vom Scheidt, Jürgen (1984): Handbuch der Rauschdrogen, Frankfurt a.M.

Schmidt-Kallert, Einhard (Hg.) (1990): Zum Beispiel Kakao, Göttingen

Schmidt-Semisch, Henning (1990a): Drogenpolitik. Zur Entkriminalisierung und Legalisierung von Heroin, München

Schmidt-Semisch, Henning (1990b): Überlegungen zu einem legalen Zugang zu Heroin für alle, in: KrimJ (22), 1990, S.122-139

Schmidt-Semisch, Henning (1992a): Drogen als Genußmittel. Ein Modell zur Freigabe illegaler Drogen, München

Schmidt-Semisch, Henning (1992b): Zwischen Sucht und Genuß. Notizen zur Drogenerziehung, in: Schaich-Walch/Neumeyer 1992, a.a.O., S.140-146

Schmidt-Semisch, Henning (1993): "Ohne Legalsierung geht es nicht", in: akzept e.V. 1993, a.a.O., S.125-132

Schmitz, Rudolf (1982): Opium als Heilmittel, in: Völger/Welck 1982, a.a.O., Bd.2, S.650-661

Schopen, Armin (1982): Qat im Jemen, in: Völger/Welck 1982, a.a.O., Bd.2, S.850-860

Schröder, Rudolf (1991): Kaffee, Tee und Kardamom: tropische Genußmittel und Gewürze: Geschichte, Verbreitung, Anbau, Ernte, Aufbereitung, Suttgart

Schuller, Klaus/Stöver, Heino (Hg.) (1990): Akzeptierende Drogenarbeit. Ein Gegenentwurf zur traditionellen Drogenhilfe, Freiburg i.B.

Schulze, Gerhard (1992): Die Erlebnisgesellschaft. Kultursoziologie der Gegenwart, Frankfurt a.M. und New York

Schweiger, Günter/ Schrattenecker, Gertraud (1989): Werbung. Eine Einführung, 2., bearb.u.erg.Aufl., Stuttgart

Seefelder, Matthias (1990): Opium. Eine Kulturgeschichte, überarbeitete Ausgabe, Frankfurt a.M.

Seidenberg, Andre (1989a): Chancen einer diversifizierten 'Opiat'-Abgabe, in: die kette (15), 1989, S.6-11

Seidenberg, Andrè (1989b): Gesünder Fixen, in: Hamburger Rundschau vom 5.10.1989

Seidenberg, André (1990): Chancen in der Drogenpolitik - diversifizierte "Opiat"-Abgabe, in: Schweizerische Ärztezeitung (71), 1990, S.1-5

Selling, Peter (1989a): Die Karriere des Drogenproblems in den USA, Pfaffenweiler

Selling, Peter (1989b): Zur Geschichte des Umgangs mit Opiaten, in: Scheerer/Vogt 1989, a.a.O., S.275-285

Senger, Horst (1990): Decriminalization Is Not Enough, in: Trebach/Zeese 1990b, a.a.O., S.36-39

Seyfarth, Constans (1988): Wertwandel und gesellschaftliche Rationalisierung: Eine theoretische Diskussion aktueller Trendaussagen, in: Luthe/Meulemann 1988, a.a.O., S.163-192

Seyfarth, Siegfried (1982): Betelkauen in Melanesien, in: Völger/Welck 1982, a.a.O., Bd.2, S.969-982

Shaffer, Howard J/Jones, Stephanie B. (1989): Quitting Cocaine. The Struggle against Impulse, Lexington und Toronto

Siede, Claudia (1983): Rhythmisch-musikalische Erziehung - Ein Beitrag zum genußvollen Erleben und Handeln, in: Lutz 1983, a.a.O., S.140-14310

Siegel, Ronald K. (1982): Suchterscheinungen bei Tieren, in: Völger/Welck 1982, a.a.O., Bd.1, S.74-84

Simmel, Georg (1957): Brücke und Tür, Stuttgart

Singhartinger, Johann (1987): Aids als Anlaß - Kontrolle als Konzept. Entwicklungen am Beispiel Strafvollzug, München

Skrodzki, Johanna (1990): Fastengetränk und Aphrodisiakum, in: Schmidt-Kallert 1990, a.a.O., S.17-21

Soeffner, Hans-Georg (1992): Die Ordnung der Rituale, Frankfurt a.M.

Somogyi, J.C. (1985): Nutrition by the Year 2000, in: Somogyi/Varela 1985, a.a.O., S.77-84

Somogyi, J.C./Koskinen, E.H. (Eds.) (1990): Nutritional Adaptation to New Life-Styles, Basel u.a.

Somogyi, J.C./Varela, G. (Eds.) (1985): Influence of Modern Style of Life on Food Habits of Man, Basel u.a.

Spotts, James E./Shontz, Franklin (1982): Forschungsergebnisse zum Kokaingebrauch, in: Völger/Welck 1982, a.a.O., Bd.3, S.1402-1409

Sprankel, Heinrich (1987): Essen in der Not: Mäuse und Ratten, in: Bitsch u.a. 1987, a.a.O., S.157-164

Stäcker, Karl-Heinz (1983): Gunst und Genuß, in: Lutz 1983, a.a.O., S.64-699

Stallberg, Friedrich (Hg.) (1975): Abweichung und Kriminalität. Konzeptionen, Kritik, Analysen, Hamburg

Stare, Frederick J./Behan, Eileen (1985): Food Fallacies and Food Faddism, in: Somogyi/Varela 1985, a.a.O., S.72-76

Staufenbiel, Gerhard (1982): Die Teezeremonie in Japan, in: Völger/Welck 1992, a.a.O., Bd.2, S.1012-1023

Stein-Hilbers, Marlene (1980): Was passiert mit Fixern? Strategien der Drogenpolitik, in: KrimJ (12), 1980, S.17-34

Stein-Hilbers, Marlene (1985): Selbstreflexive Ansätze in der Drogenforschung, in: Psychologie & Gesellschaftskritik 3/85, S.95-107

Steller, Werner (1987): Fast Food Trends in Europa und USA, in: Verband der Diplom Oecotrophologen 1987, a.a.O., S.76-93

Stevenson, Richard (1986): The Benefits of Legalising Heroin, in: The Lancet 1986, S.1269-1270

Stock, Ulrich (1993): Multikulti-Küche. Über Italogriechen, Koreapaner und Indoitaliener, in: DIE ZEIT vom 22.1.1993, S.61

Stöhr, Waldemar (1982): Betel in Südost- und Südasien, in: Völger/Welck 1982, a.a.O., Bd.2., S.952-968

Stöver, Heino (1993a): Drogenfreigabe. Plädoyer für eine integrative Drogenpolitik, Manuskript (Lambertus-Verlag: im Druck)

Stöver, Heino (1993b): HIV/AIDS-Prävention für DrogengebraucherInnen im Strafvollzug, in: KrimJ (25), 1993, S.184-201

Strahlmann, Berend (1976): Lebensmittelverarbeitung im 19. Jahrhundert - neue technische Verfahren und chemische Zusätze, in: Heischkel-Artelt 1976, a.a.O., S.198-204

Sweet, Robert W. (1990): A Federal Judge Enlists, in: Trebach/Zeese 1990a, a.a.O., S.205-208

Szasz, Thomas S. (1978): Das Ritual der Drogen, Wien

Szasz, Thomas S. (1980): Das Recht des Menschen auf sein Heroin, in: Penthouse, Juni 1980, S.52-53

Szasz, Thomas S. (1982): Der Krieg gegen Drogen, in: Völger/Welck 1982, a.a.O., Bd.3, S.1335-1347

Tangermann, Stefan (1986): Economic Factors Influencing Food Choice, in: Ritson u.a. 1986, a.a.O., S.61-84

Tannahill, R. (1979): Kulturgeschichte des Essens. Von der letzten Eiszeit bis heute, München

Täschner, Karl-Ludwig (1979): Sucht als Krankheit, in: Expertenbrief Drogen 2/1979

Teuteberg, Hans J. (1972): Studien zur Volksernährung unter sozial- und wirtschaftsgeschichtlichen Aspekten, in: Teuteberg/Wiegelmann 1972, a.a.O., S.13ff.

Teuteberg, Hans J. (1976): Die Nahrung der sozialen Unterschichten im späten 19.Jh., in: Heischkel-Artelt 1976, a.a.O., S.205-287

Teuteberg, Hans J. (1979): Die Ernährung als psychosoziales Phänomen. Überlegungen zu einem verhaltenstheoretischen Bezugsrahmen, in: Hamburger Jahrbuch für Wirtschafts- und Gesellschaftspolitik (24),1979, S.263-282

Teuteberg, Hans J./Wiegelmann, Günter (1972): Der Wandel der Nahrungsgewohnheiten unter dem Einfluß der Industrialisierung, Göttingen

Tolksdorf, Ulrich (1987): Der Schnellimbiß: eine sozio-kulturelle Betrachtung, in: Verband der Diplom-Oecotrophologen 1987, a.a.O., S.4-18

Tolksdorf, Ulrick (1976): Strukturalistische Nahrungsforschung: Versuch eines generellen Ansatzes, in: Ethnologia Europae (Vol.9), 1976, S.64-85

Tollin, Karin (1990): Trends in the Choice of Food and Indicators of Differences in Consumption Styles, in: Somogyi/Koskinen 1990, a.a.O., S.17-29

Trautmann, Franz (1992): Methadon in Amsterdam, in: Bossong/Stöver 1992, a.a.O., S.220-234

Trautwein, Elke (1987): Ernährungsphysiologische Beurteilung der Fast Food Verpflegung, in: Verband der Diplom Oecotrophologen 1987, a.a.O., S.18-43

Trebach, Arnold S. (1982): The Heroin Solution, New Haven, London

Trebach, Arnold S. (1990): The Plague Among Us, in:: Trebach/Zeese 1990a, a.a.O., S.64-69

Trebach, Arnold S./ Zeese, Kevin B. (Eds.) (1989): Drug Policy 1989-1990. A Reformer's Catalogue, Washington

Trebach, Arnold S./Zeese, Kevin B. (Eds.) (1990a): Drug Prohibition and the Conscience of Nations, Washington

Trebach, Arnold S./Zeese, Kevin B. (Eds.) (1990b): The Great Issues of Drug Policy, Washington

Treue, Wilhelm (1976): Das Aufkommen der Ernährungsindustrie, in: Heischkel-Artelt 1976, a.a.O., S.99-116

Uchtenhagen, Ambros (1980): Gutachten zuhanden des Zürcher Obergerichts zur Frage der Gefährlichkeit des Haschisch- und Heroinkonsums, in: KB (7), 1980, S.63-70

Verband der Diplom-Oecotrophologen e.V. (Hg.) (1987): "Fast-Food" - Eßunkultur oder zeitgemäßer Ernährungsstil?, Kiel

Vogt, Irmgard (1989a): Zur Geschichte des Alkohols, in: Scheerer/Vogt 1989, a.a.O., S.54-63

Vogt, Irmgard (1989b): Die Alkoholwirtschaft, in: Scheerer/Vogt 1989, a.a.O., S.63-73

Voigt, Hermann P. (1985): Zum Thema: Kokain, 2.Aufl., Basel

Völger, Gisela/Welck, Karin (Hg.) (1982): Rausch und Realität. Drogen im Kulturvergleich, 3 Bde., Reinbek

Voscherau, Henning (1990): "Die rein repressive Drogenbekämpfung ist gescheitert!", in: standpunkt: sozial 2/1990, S.4-6

Waffener, Manfred (1991) (Hg.): Cyberspace. Ausflüge in Virtuelle Wirklichkeiten, Reinbek

Wayburn, Thomas L. (1990): Fallacies and Unstated Assumptions in Prevention and Treatment, in: Trebach/Zeese 1990b, a.a.O., S.232-238

Weber, Georg/Schneider, Wolfgang (1992): Herauswachsen aus der Sucht illegaler Drogen. Selbstheilung, kontrollierter Gebrauch und therapiegestützter Ausstieg, hg.v. Ministerium für Arbeit, Gesundheit und Soziales des Landes NRW, Minden

Weber, Georg/Schneider, Wolfgang (1992a): Herauswachsen aus der Sucht illegaler Drogen. Selbstheilung, kontrollierter Gebrauch und therapiegestützter Ausstieg - Ein Resümee, in: dies. 1992, a.a.O., S.1-44

Weber, Georg/Schneider, Wolfgang (1992b): Herauswachsen aus der Sucht. Abschlußbericht, in: dies. 1992, a.a.O., S.1-789

Weber, Max (1976): Wirtschaft und Gesellschaft. Grundriß der Verstehenden Soziologie, 1.Halbband, 5. revidierte Aufl., Tübingen

Wehowsky, Stephan (1990): Ein Meer der Lust. Die Droge als kulturelles Phänomen: Verzauberung der Welt? oder Entzauberung, in: Süddeutsche Zeitung vom 25.8.1990

Wheedlock, J.Verner (1990): Consumer Attidudes Towards Processed Foods, in: Somogyi/Koskinen 1990, a.a.O., S.125-132

Wiegelmann, Günter (1972): Volkskundliche Studien zum Wandel der Speisen und Mahlzeiten, in: Teuteberg/Wiegelmann 1972, a.a.O., S.223ff.

Wiegelmann, Günter (1976): Tendenzen kulturellen Wandels in der Volksnahrung des 19. Jahrhunderts, in: Heischkel-Artelt 1976, a.a.O., S.11.21

Wilks, Jenny (1989): Drug treatment and prescribing practice: what can be learned from the past?, in: Bennett, Gerald (Hg.): Treating Drug Abusers, London, New York

Willmot, Richard/Ryan, Timothy M. (1989): The Drug License, in: Trebach/Zeese 1989, a.a.O., S.146-151

Wolf, Jean-Claude (1991): Paternalismus, Moralismus und Überkriminalisierung, in: Grözinger 1991, a.a.O., S.38-65

Wolffersdorff-Ehlert, Christian von (1989): Die Cannabis-Szenen, in: Scheerer/Vogt 1989, a.a.O., S.373-379

Wong, Linda S./Alexander, Bruce K. (1989): Cocaine-Related Deaths. Who are the Victims? What is the Cause?, in: Trebach/Zeese 1989, a.a.O., S.177-191

Zehentbauer, Josef (1992): Körpereigene Drogen. Die ungenutzten Fähigkeiten unseres Gehirns, München und Zürich

Zeller, Renè (1992): Drogen vom Staat. Grossbritanien verteilt im Kampf gegen das Drogenproblem die Gewichte anders, in: NZZ-FOLIO 4/1992, S.41-43

Zinberg, Norman E. (1983): Soziale Kontrollmechanismen und soziales Lernen im Umfeld des Rauschmittelkonsums, in: Lettieri/Welz 1983, a.a.O., S.256-266

Zinberg, Norman E. (1984): Drug, Set, and Setting. The Basis for Controlled Intoxicant Use, New Haven and London

Zinberg, Norman E. u.a. (1978): Patterns of Heroin Use, in: Annals of the New York Academy of Science (311), 1978, S.10-24

Zinberg, Norman E: (1979): Nonaddictive Opiate Use, in: DuPont u.a. 1979, a.a.O., S.303-313